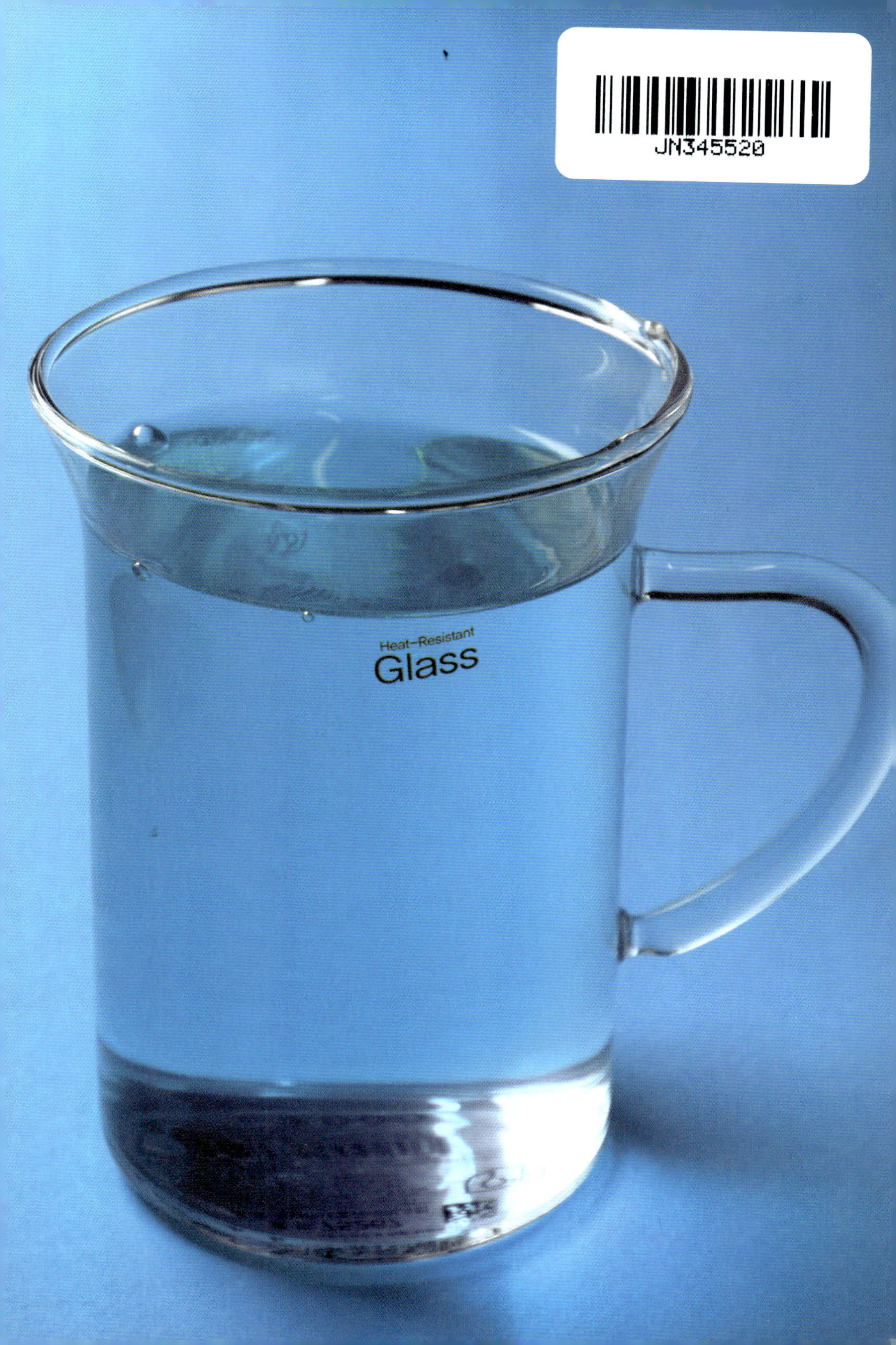

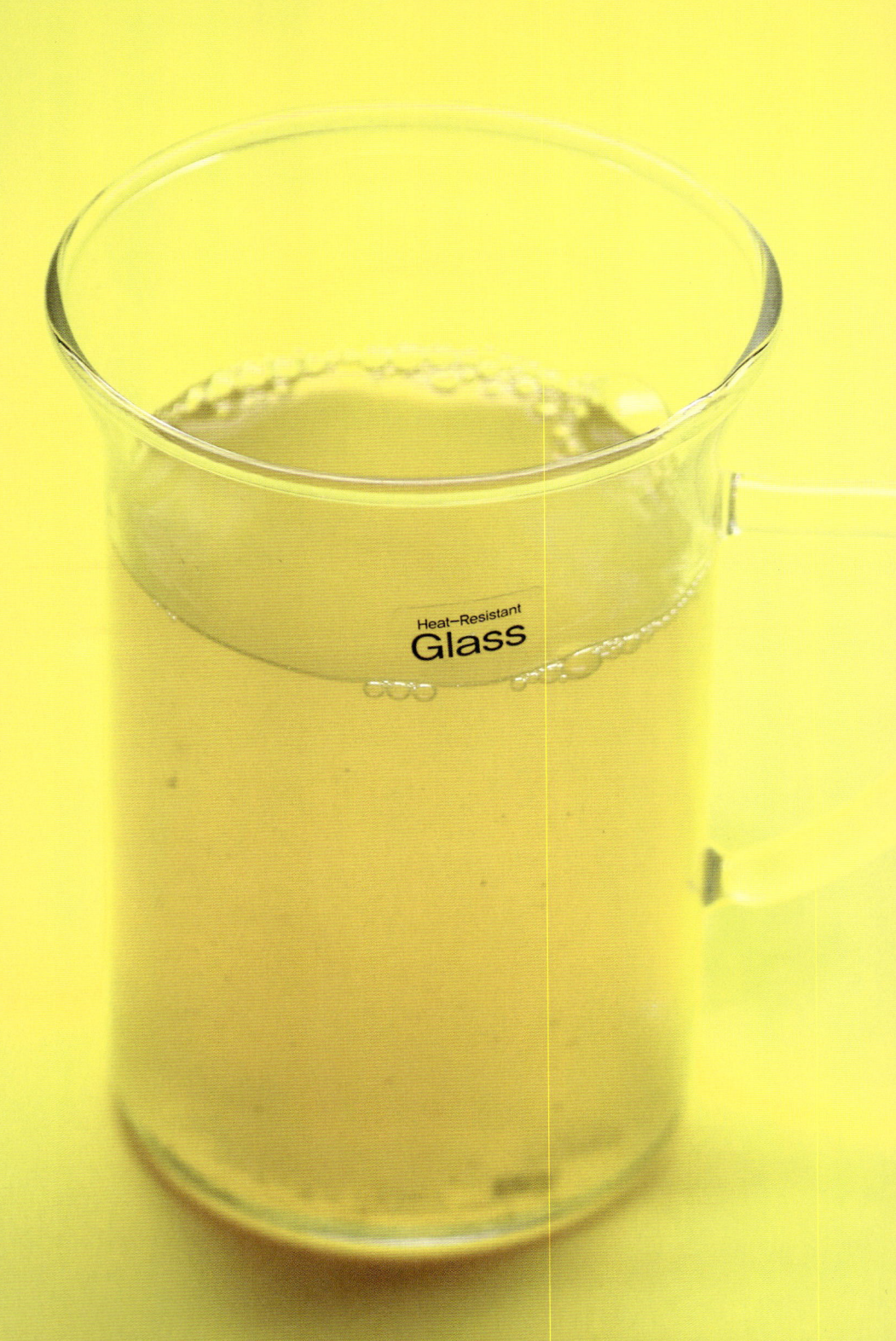

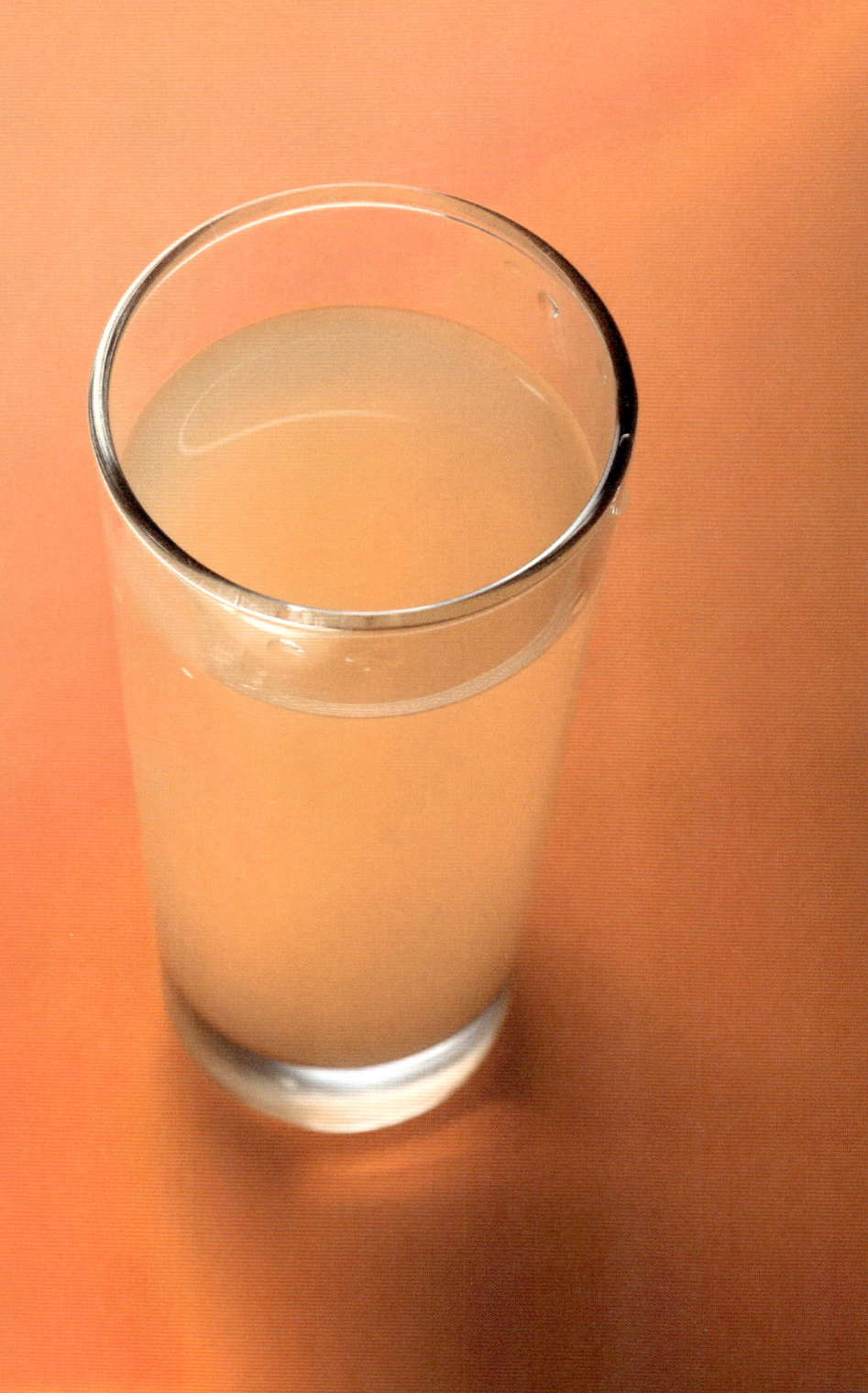

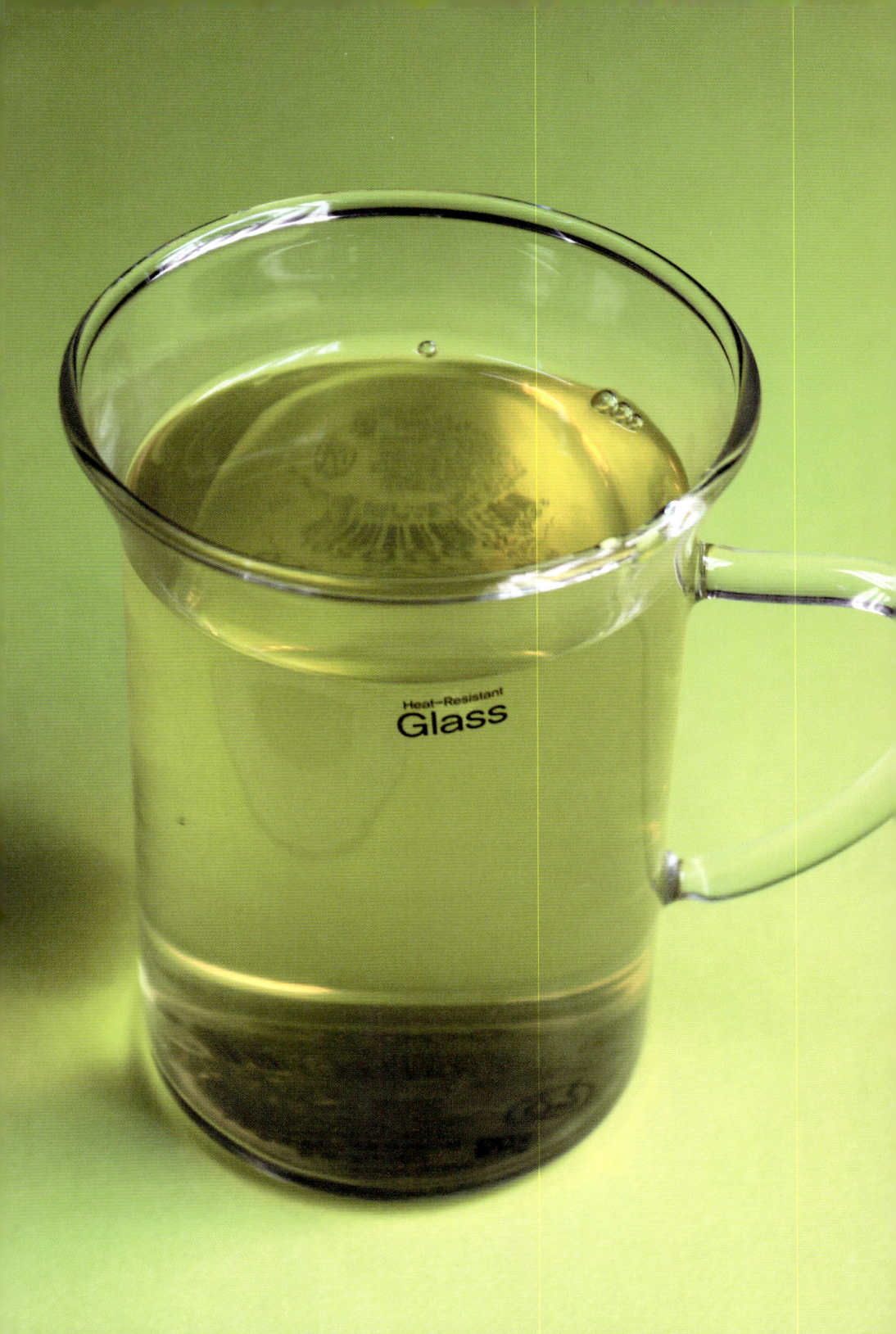

건강을 위한 음식 발효 식초와 초절임

건강을 위한 음식
발효 식초와 초절임

글 · 사진 | 자연가든 식초연구회
펴낸곳 | 도서출판 지식서관
펴낸이 | 이홍식
디자인 | 디자인 감7
등록번호 | 제38-2003-00076호
주소 | 경기도 고양시 덕양구 보광로174번길 17-7
전화 | 031)969-9311 팩스 | 031)969-9313
e-mail | jisiksa@hanmail.net

초판 1쇄 발행일 | 2017년 9월 25일

건강을 위한 음식
발효 식초와 초절임

글·사진 **자연가든 식초연구회**

지식서관

머리말

건강에 대한 관심이 날로 높아지면서 제철 쌈밥을 찾고 비타민을 골라 먹는 사람들이 많아졌다. 사실 서구 선진국에서는 비타민을 골라 먹는 현상이 이미 1950년대 이전부터 있었던 현상이다. 제대로 된 섭취야말로 건강과 활성 산소 예방에 즉효일 것이다.

최근 국내의 흐름은 제철에 수확한 채소나 산나물로 발효 효소나 발효 식초를 담그는 일이다. 이런 유행은 일반 가정에서도 유행하고 있지만 특히 농어촌에 귀농한 사람들, 농어촌에서 음식점을 운영하는 사람들 사이에서 인기를 얻다가 요즘은 번듯한 사업체를 일구어 인터넷이나 대형 마트에서 판매하는 사장님들도 생겼다.

국민 중 50대 이상의 사람이 이미 인구의 20%를 차지하는 바 건강과 직결된 먹거리를 찾는 사람은 그만큼 많아질 것이다. 옳은 먹거리만이 인간이 자연에서 치유를 받는 방법의 지름길이라고 할 수 있다.

이 책은 자연 재료로 담그는 발효 식초 이야기이지만 사실은 효소를 담그는 방법까지 같이 설명한 책이다. 자연 식초를 담그는 방법은 크게 4가지가 있는 반면, 효소를 담그는 방법은 예나 지금이나 한 가지 방법밖에 없다. 자연식 재료를 사용해 효소를 담거나 식초를 담그는 것은 개개인이 판단할 문제이다. 목적을 어느 것으로 하건 자연과 교감하는 자세에서 깨끗한 환경을 가꾸고 1~2년이라는 긴 시간을 투자해야 하는 작업이다.

그렇다면 식초란 무엇일까?

식초란 재료를 오랫동안 놓아 두면 나오는 액체 성분에서 당분, 혹은 설탕이 효모 등의 미생물의 작용으로 술(알코올)을 생성시킨다. 이 술(알코올) 성분이 공기(산소)와 결합하면 산화를 하여 초산과 물을 만들어내는데 이것이 식초이다. 이때의 식초는 원재료의 맛과 색상에 따라 조금씩 독특한 맛을 내는 동시에 공통적으로 신맛을 낸다. 공장표 합성 식초나 양조 식초와 달리 발효 식초는 오랜 기간 자연 발효를 통해 얻은 식초로서 재료 본연의 유기산과 영양분이 함유되어 공장표 식초에 비해 맛과 효능이 월등히 뛰어난 식초이다. 효능 면에서 보면 합성 식초가 가장 질이 낮은 식초이고, 가정에서 흔히 먹는 식초는 공장에서 2~3일 속성 발효로 만든 양조 식초이다. 가정에서 자연 재료를 사용해 천연 발효시킨 것이 이른바 천연 발효 식초 혹은 자연 발효 식초이다.

식초는 보통 다음과 같은 효능을 제공한다.

1. 장수의 기본 재료

식초는 노화 예방과 혈압을 낮추는 기능, 혈액 순환에 효능이 있다. 예로부터 일본이나 중국의 장수촌 사람들은 식초를 물에 희석해 음료수 대용으로 마셨다.

2. 혈압을 낮추는 식품

식초는 혈압을 낮추는 효능이 있어 고혈압 환자에게 특히 좋다. 즉, 고혈압을 예방한다.

3. 노화 예방과 뇌 기능 활성화

식초는 회춘 호로몬을 발생시켜 노화를 예방한다.

4. 노폐물을 제거하는 해독 작용

식초는 외면적인 노화 예방뿐만 아니라 몸 속의 독을 해독하고 혈액 순환을 원활하게 한다.

5. 스트레스 예방과 피로 회복

식초를 물에 희석해 음용하면 피로 유발 물질인 젖산의 생성을 막아 스트레스와 피로 회복에 효능이 있다.

6. 소화 촉진과 식욕 증진

식초를 음식물에 양념으로 사용하면 소화를 촉진하고 식용을 증진시킨다.

7. 비만 예방, 간 기능 강화
식초는 비만을 예방하고 간에 효능이 있다.

8. 살균과 방부
식초의 신맛은 육류나 해산물의 살균, 비린내를 제거한다. 절임류가 오랫동안 변질되지 않는 이유는 식초의 방부 효능 때문이다.

자연 발효 식초를 만드는 방법은 여러 가지가 있다. 농어촌에 거주하면서 충분한 시간을 가지고 있는 사람이라면 자연 발효 방식의 식초를 담글 수 있을 것이다. 만일 도시의 아파트에서 사는 사람이라면 재료와 공장표 식초를 섞어 즉석 자연 식초를 만들 수 있다. 각자 편한 방법으로 식초를 담근 뒤 건강과 노화 예방, 무병 장수를 위해 음용해 보자.

2017년 9월
자연가든 식초연구회

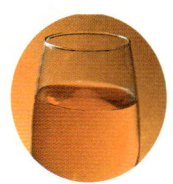

CONTENTS

머리말 _04

자연 발효 식초란 무엇일까? _14

천연 발효 효소란 무엇일까? _15

자연 발효 식초를 만드는 여러 가지 방법 _16

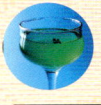 **Part 1** 잎 채소 식초 만들기

기침 등의 호흡기 질병에 좋은
갓으로 만든 갓 식초 _20

항암, 살균에 좋은
겨자 잎으로 만드는 겨자 식초 _24

신경 안정, 불면증에 좋은
달래 · 산달래로 만드는 달래 식초 _27

부인들의 상비약, 혈액 순환에 좋은
왜당귀(일당귀) · 당귀로 만드는 당귀 식초 _31

기침, 거담에 좋은
대파 · 쪽파로 만드는 대파 · 쪽파 식초 _35

간 해독에 좋은
돌나물(돈나물) 식초 _40

수종, 어혈, 이뇨를 위한
머위로 만드는 머위 식초 _43

감기, 해열에 좋은
미나리로 만드는 미나리 식초 _46

각종 내부 염증에 좋은
민들레로 담그는 민들레 식초 _49

기침, 비염에 좋은
배암차즈기(곰보배추) 식초 _53

면역력 증진에 좋은
배추로 만드는 배추 식초 _56

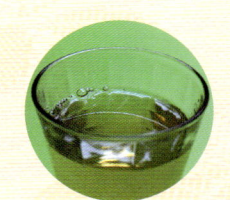

혈압 강하, 피부 미용에 좋은
청경채로 만드는 청경채 식초 _59

이뇨, 부종에 좋은
보리 식초 _62

배앓이에 좋은
비름나물로 만드는 비름나물 식초 _65

노화 예방에 좋은
아마란스로 만드는 아마란스 식초 _68

고혈압, 당뇨에 좋은
삼채 뿌리나 잎으로 만드는 삼채 식초 _71

불면증에 좋은
상추로 만드는 상추 식초 _74

부인병에 좋은
쑥으로 만드는 쑥 식초 _78

위통, 식욕 부진에 좋은
쑥갓 식초 _82

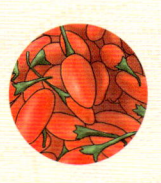

항당뇨, 항암 성분이 있는
시금치로 만드는 시금치 식초 _86

당뇨에 좋은
아욱으로 만드는 아욱 식초 _89

항암, 노화 예방에 좋은
양배추로 만드는 양배추 식초 _92

기관지염, 혈액 순환에 좋은
영양부추(조선부추)로 만드는 영양부추 식초 _96

Part 2 뿌리 채소 식초 만들기

체력을 보하고 혈액 순환에 좋은
고구마로 만드는 고구마 식초 _100

시력과 간에 좋은
당근으로 만드는 당근 식초 _103

기관지염, 노화 예방에 좋은
더덕 뿌리로 만드는 더덕 식초 _106

호흡기 질환, 고혈압에 좋은
도라지로 담그는 도라지 식초 _109

당뇨, 고혈압에 좋은
뚱딴지 뿌리로 만드는 돼지감자 식초 _112

강장, 정력, 고혈압에 좋은
마늘이나 마늘쫑으로 만드는 마늘 식초 _116

기침, 가래에 좋은
무 뿌리로 만드는 무 식초 _120

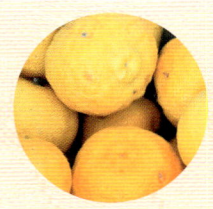

당뇨, 노화 예방에 좋은
야콘으로 만드는 야콘 식초 _123

혈액 순환에 좋은
양파로 만드는 양파 식초 _126

항암, 노화 예방에 좋은
울금으로 담그는 울금 식초 _129

부종, 피부 미용에 좋은
율무로 만드는 율무 식초 _132

기억력, 체력 회복에 좋은
인삼 뿌리로 만드는 인삼 식초 _136

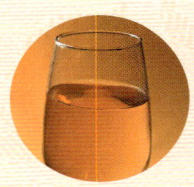

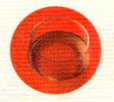

Part 3 열매 식초 만들기

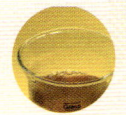

눈에 좋은 식초
가지로 만드는 가지 식초 _140

체중 감소, 항염에 좋은
청고추로 만드는 고추 식초 _143

기침, 항암에 좋은
귤로 만드는 귤 식초 _146

이뇨, 소염, 부종에 좋은
동아로 만드는 동아 식초 _149

피부 미용, 노화 예방, 기억력에 좋은
딸기 & 산딸기 식초 _152

이뇨에 좋은
멜론으로 만드는 멜론 식초 _155

비염에 좋은
**목련 꽃봉오리로 만드는
목련 식초** _158

항암, 항염, 노화 예방에 좋은
**무화과 열매로 만드는
무화과 식초** _161

고혈압 예방에 좋은
**바나나 열매로 만드는
바나나 식초** _164

고혈압, 피부 미용에 좋은
사과 식초 _167

부인병, 출혈, 갱년기에 좋은
**석류 열매로 만드는
석류 식초** _170

부종, 신장 결석에 좋은
수박으로 만드는 수박 식초 _173

주독에 좋은
수세미로 만드는 수세미 식초 _176

당뇨에 유명한
여주로 만드는 여주 식초 _179

기억력, 정력에 좋은
**오미자 열매로 만드는
오미자 식초** _182

당뇨 예방, 이뇨, 부종에 좋은
옥수수로 만드는 옥수수 식초 _185

이뇨, 해독에 좋은
오이로 만드는 오이 식초 _189

술독과 노화 예방에 좋은
유자 · 자몽 식초 _192

머리가 나오게 하는
참외 잎으로 담그는 참외 식초 _195

항암, 노화 예방에 좋은
토마토 & 방울토마토 식초 _198

부종, 이뇨, 뼈에 좋은
**포도 잎이나 포도 열매로 만드는
포도 식초** _202

약성에 맞게 식초를 담글 수 있는
피망 · 파프리카 식초 _205

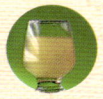 **Part 4** 산약초 식초 만들기

부인병, 불임에 효능이 있는
구절초 전초로 담그는 구절초 식초 _210

부인병에 좋은
익모초 지상부로 담그는 익모초 식초 _213

기관지염, 당뇨에 좋은
맥문동 뿌리로 담그는 맥문동 식초 _216

감기, 기침에 좋은
지상부로 담그는 배초향 식초 _220

항암에 좋은
백선 뿌리로 담그는 백선 식초 _223

허약 체질, 당뇨에 좋은
황기 뿌리로 담그는 황기 식초 _226

기침, 가래, 천식에 좋은
쇠뜨기 꽃으로 담그는 쇠뜨기 식초 _229

항암, 종기에 좋은
뱀딸기 전초로 담그는 뱀딸기 식초 _232

지혈과 시력에 좋은
질경이 전초로 담그는 질경이 식초 _235

땀을 나게 하고 종기를 치료하는
석잠풀 전초로 담그는 석잠풀 식초 _238

열을 내리게 하고 눈을 밝게 하는
꿀풀 전초로 담그는 꿀풀 식초 _241

정력과 시력에 좋은
비수리 지상부로 담그는 비수리 식초 _244

항암, 지혈에 좋은
짚신나물 지상부로 담그는 짚신나물 식초 _247

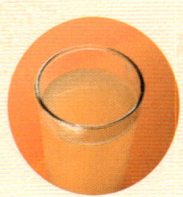

혈액 순환, 마비 증세에 좋은
천궁·궁궁이로 담그는 천궁 식초 _250

천연 항생제인
약모밀로 담그는 약모밀(어성초) 식초 _253

혈액 순환, 마비 증세에 좋은
우산나물로 담그는 우산나물 식초 _256

피로 회복, 고혈압에 효능이 있는
구기자 열매로 담그는 구기자 식초 _259
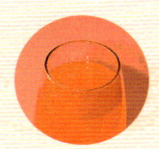

강장, 폐결핵에 효능이 있는
마가목 열매로 담그는 마가목 식초 _263

지혈, 간장병에 좋은
맨드라미 꽃으로 담그는 맨드라미 식초 _267

비만증, 노화 예방에 좋은
달맞이꽃 열매로 담그는 달맞이꽃 식초 _270

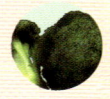 Part 5 초절임 만들기

항균, 항암에 좋은 반찬 깻잎 초절임 _274

기억력 증진, 두뇌에 좋은 땅콩 초절임 _277

근골통, 두통, 풍을 예방하는 방풍 초절임 _280

항암, 혈액 순환에 좋은
브로콜리 초절임 & 브로콜리 식초 _284

항암에 좋은 신선초 초절임 _288

혈액 순환, 해독에 좋은 참나물(파드득나물) 초절임 _291

찾아보기 _295

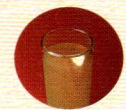

자연 발효 식초란 무엇일까?

식초는 크게 합성 식초와 양조 식초로 나뉜다. 가정에서 흔히 식용하는 양조 식초는 에탄올과 초산균을 혼합하여 1~2일 동안 속성 발효시킨 후 제품화한 식초이다. 이때 식초에 각종 과일 농축액을 넣는데 농축액에 따라 사과 식초, 현미 식초 등의 이름이 된다. 사과 식초 같은 양조 식초의 문제점은 사과에 함유된 유기산 등의 다양한 성분이 식초에 포함되지 않는다는 점이다.

합성 식초는 물과 빙초산을 혼합하여 만든 식초이다. 이 역시 식물체에서 볼 수 있는 다양한 유기산이 포함되지 않는다. 저렴한 가격의 합성 식초는 단무지 등을 만드는 절임 업체에 보급된다.

자연 발효 식초는 원재료인 과일이나 채소에 설탕과 종초를 넣어 적정 온도를 유지하여 발효시킨 식초를 말한다. 대부분의 과일류는 종초 없이 재료와 설탕을 가지고도 몇 달 뒤 식초로 자연 발효될 수 있다. 원재료에서 식초가 발효되기 때문에 원재료의 좋은 유기산이 함께 포함되어 있는 건강식 식초이다.

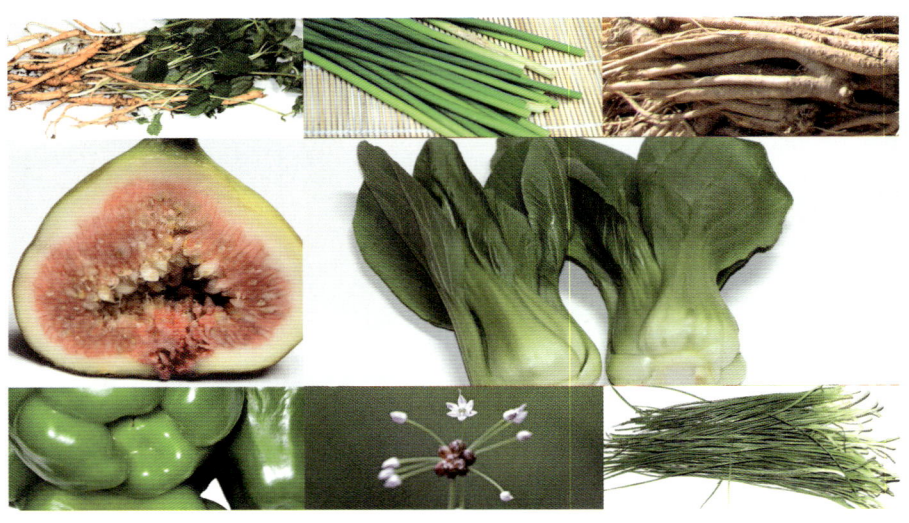

천연 발효 효소란 무엇일까?

천연 발효 효소는 과일이나 채소 같은 천연 재료와 설탕을 버무린 후 1년 이상 장기간 숙성시키면서 만든 천연 방식의 효소이다. 설탕의 양과 보관 방법, 온도에 따라 1년 뒤에는 효소가 될 수도 있고 청이 될 수도 있고 식초가 될 수도 있다. 천연 효소의 장점은 원재료에 함유된 각종 영양 성분인 각종 비타민, 무기질이 포함되어 효소화된다는 점에 있다.

효소는 몸 속에 들어와 각종 화학 반응의 촉매가 되어 우리 몸의 생명력을 유지시킨다. 특히 질 좋은 효소는 재료의 고유 영양분을 옳바르게 흡수할 수 있게 만들 뿐 아니라 몸 속 건강을 활기차게 유지하고 노화를 예방한다.

천연 효소가 되지 않고 조청 같은 청이나 식초가 되었다고 해서 식용이 불가능한 것은 아니다. 효소는 물론이거니와 청이나 식초가 되어도 7~20배의 물에 희석해 마시면 좋은 음료수가 된다. 또한 각종 찌개나 반찬 등에 넣을 수 있는 건강식 조미료로 사용할 수 있다.

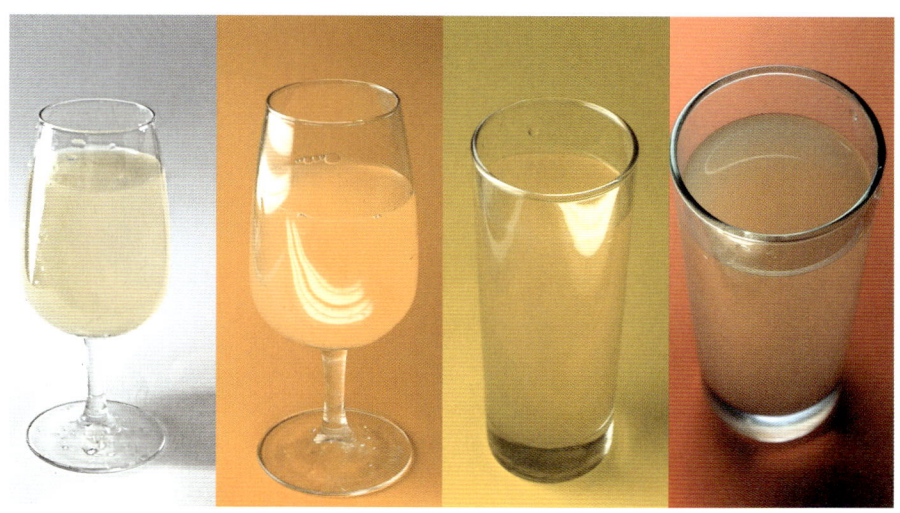

자연 발효 식초를 만드는 여러 가지 방법

식초를 만드는 방법은 여러 가지가 있지만 초보자가 하기에는 번거로운 점이 많다. 여기서는 1번 발효 효소와 식초를 같이 만드는 방법과 4번 간이 식초를 만드는 방법을 추천한다.

1. 발효 효소와 식초를 함께 만들기 – 막걸리 사용

재료(싱싱한 과일, 채소, 약재 뿌리 등) 1, 설탕 1 비율로 발효 효소를 먼저 만든 뒤 이 효소액으로 식초를 만드는 방법이다. 식초를 만들 때 발효 막걸리 0.3, 생수 2 비율이 필요하다.

1. 곰팡이가 생기지 않도록 유리 단지를 열탕에 소독한다.
2. 재료를 1 비율만큼 깨끗이 세척하고 물기를 제거한다.
3. 재료를 적당한 크기로 토막낸 뒤 설탕으로 잘 버무린다.
4. 유리 단지에 넣고 뚜껑으로 막되 공기가 통하도록 살짝 막는다.
5. 바람이 통하는 건냉 암소에 보관한다.
6. 3개월 뒤 건더기를 걸러내고 액상을 받아낸 후 다시 숙성시킨다.
7. 1년 정도 더 숙성시키면 천연 효소액이 된다.
8. 천연 효소액에 발효 막걸리 0.3과 생수 2 비율로 넣고 1년간 숙성시킨다.
9. 맑은 식초가 위로 떠오르면 이를 받아낸 뒤 냉장 보관한다.
10. 냉장 보관한 식초는 필요할 때 7~20배 물에 희석하여 음용한다.

2. 간이식 천연 식초 만드는 방법 – 설탕 사용

재료 10, 설탕 1~3 비율로 준비한다. 당이 많은 베리류는 설탕을 1 정도 비율로 사용한다.

1. 곰팡이가 생기지 않도록 유리 단지를 열탕에 소독한다.
2. 재료를 적당한 크기로 토막낸 뒤 설탕으로 잘 버무린다.
3. 유리 단지에 넣고 그 위에 공기가 통하도록 천으로 뚜껑을 만들어 준다.
4. 26~30도의 따뜻한 곳에 보관한다.
5. 3개월 뒤 건더기는 걸러내고 막걸리를 받아낸다.
6. 받아낸 막걸리를 1년 정도 더 숙성시키면 발효 식초가 된다.
   (때에 따라 종초를 넣고 숙성시키는데 이럴 경우 식초가 더 잘 된다.)

3. 발효 식초 만드는 방법 – 누룩과 종초 사용

현미 진밥, 누룩, 재료(과일이나 채소)를 1:0.5:1 비율로 준비해 효모를 생성시키면서 식초를 만드는 방법이다.

1. 현미 진밥 1, 누룩 0.5, 재료 1을 준비한다.
2. 세 가지를 빈틈없이 섞어서 손으로 잘 으깨어 준다.
3. 단지에 집어넣고 천 뚜껑으로 막고 26~30도의 따뜻한 곳에 2~3일 동안 매일 구석구석 저어서 섞어 준다.
4. 3일 뒤 천 뚜껑을 벗기고 비닐이나 랩으로 막고 바늘 구멍을 몇 개 내어 공기가 통하도록 한 뒤 10~20일간 숙성시킨다.
5. 채에 걸러서 막걸리를 받아낸다.
6. 받아낸 막걸리에 종초를 30% 넣고 3개월~1년 간 숙성시킨다.
7. 식초가 떠오르면 받아서 냉장 보관한 뒤 물에 타 음용한다.

4. 간이식 식초 만드는 방법 – 발효 식초 사용

과일 또는 채소 재료 5, 발효 식초(재료를 덮을 만한 분량), 설탕 1 비율로 준비한다. 공장표 발효 식초를 사용하기 때문에 별도의 종초가 필요하지 않다.

1. 곰팡이가 생기지 않도록 유리 단지를 열탕에 소독한다.
2. 재료를 5 비율만큼 깨끗이 세척하고 작은 크기로 자른다.
3. 준비한 발효 식초를 갈색 설탕 1 비율에 섞는다.
4. 유리 단지에 재료를 넣고 그 위에 설탕과 섞은 식초를 부어 주되 재료를 덮을 만큼만 사용한다. 천으로 뚜껑을 만들어서 막는다.
5. 26~30도의 따뜻한 곳에 보관한다.
6. 10~20일 뒤 식초가 나오면 건더기는 걸러낸다.
7. 걸러낸 식초를 냉장 보관한다.
8. 필요할 때마다 7~10배의 물에 희석하여 음용한다.
9. 이 식초는 공장표 발효 식초를 사용하기 때문에 천연 식초라고 볼 수 없지만 재료의 색깔이 식초에 반영되기 때문에 식초가 예쁜 색으로 만들어진다.

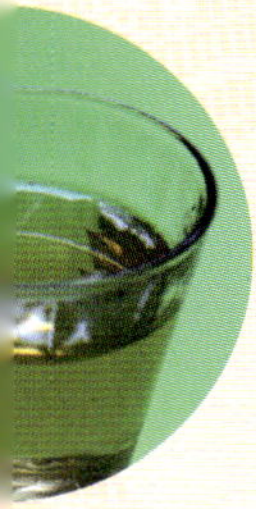

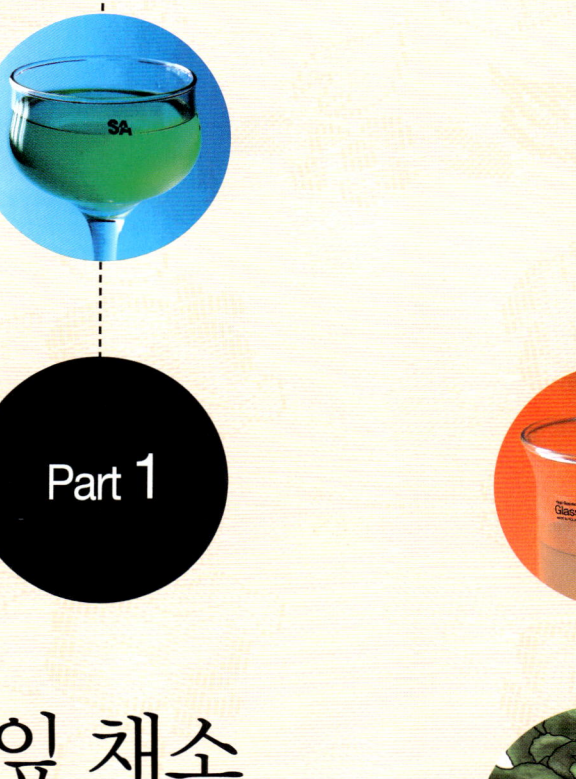
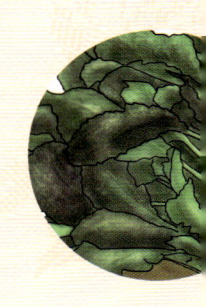

Part 1

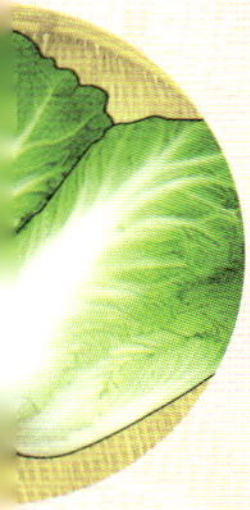

잎 채소 식초 만들기

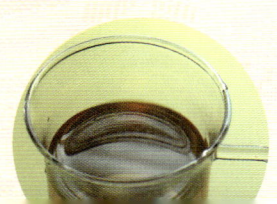

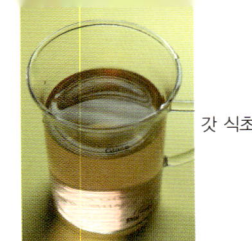

갓 식초

기침 등의 호흡기 질병에 좋은
갓으로 만든 갓 식초

십자화과 한/두해살이풀　　Brassica juncea　　꽃 : 4~6월　　높이 : 1~1.5m

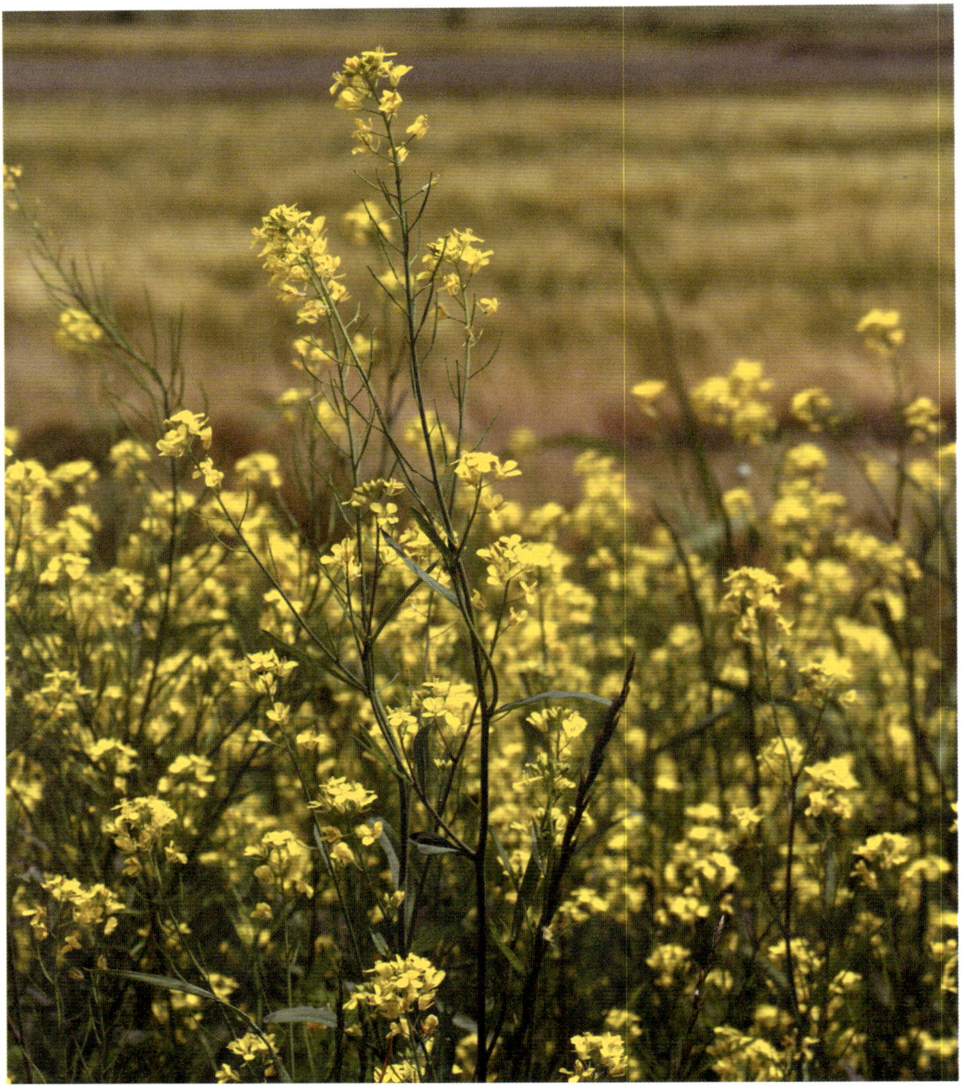

꽃

1. 유래

중국 원산으로 삼국 시대에 국내에 들어온 것으로 추정된다. 생물학적으로는 유채와 비슷한 식물이다. 품종에 따라 적갓, 청갓이 있다.

돌산갓은 잎의 색이 청색인 갓으로 여수 돌산도에서 흔히 재배한다.

2. 형태

밭에서 재배하던 갓이 널리 퍼져서 농촌 지역의 논두렁, 밭두렁, 하천변에서 흔히 자란다. 꽃은 4~6월에 개화한다. 뿌리에서 올라온 잎은 무우 잎처럼 가장자리가 물결 모양으로 갈라져 있고 줄기 상단에 달린 잎은 기다란 주걱 모양이다. 잎자루는 짧고 잎자루 밑이 원줄기를 감싸지 않는다. 거의 비슷한 외관의 유채는 줄기 하단 잎의 잎자루가 원줄기를 감싸므로 구별할 수 있다.

3. 효능

한방에서 갓의 열매를 개(芥), 개자(芥子)라고 부르며 약용한다. 이뇨, 강심, 소화 불량, 진통, 요통, 관절염, 폐렴, 기관지염, 소담, 감기에 좋고, 미약하나마 자연 항생제로서의 효능이 있다.

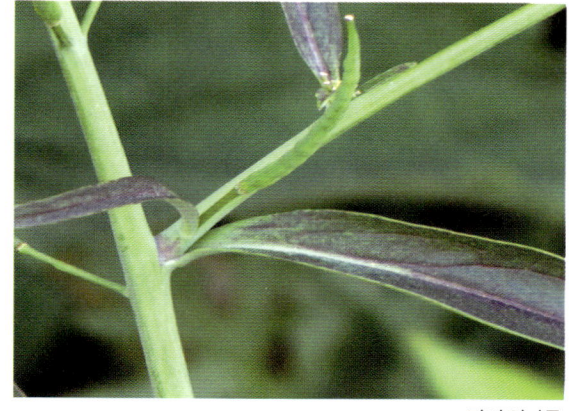

갓의 잎자루

4. 이용

5월에 파종하면 30~40일 뒤에, 9월에 파종하면 55~70일 뒤에 부드러운 잎을 수확한다. 어린 잎은 날것으로 섭취할 수 있다. 돌산갓은 갓김치로 담가 먹고, 일반 청갓이나 적갓은 김치속을 만든다. 종자는 겨자 대용의 조미료로 만든다.

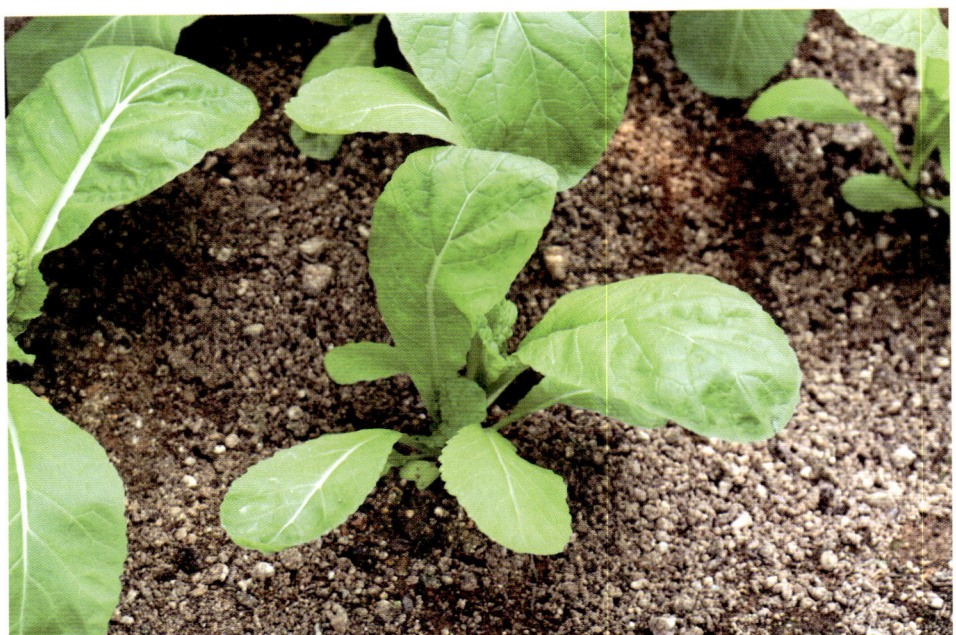

갓의 뿌리잎

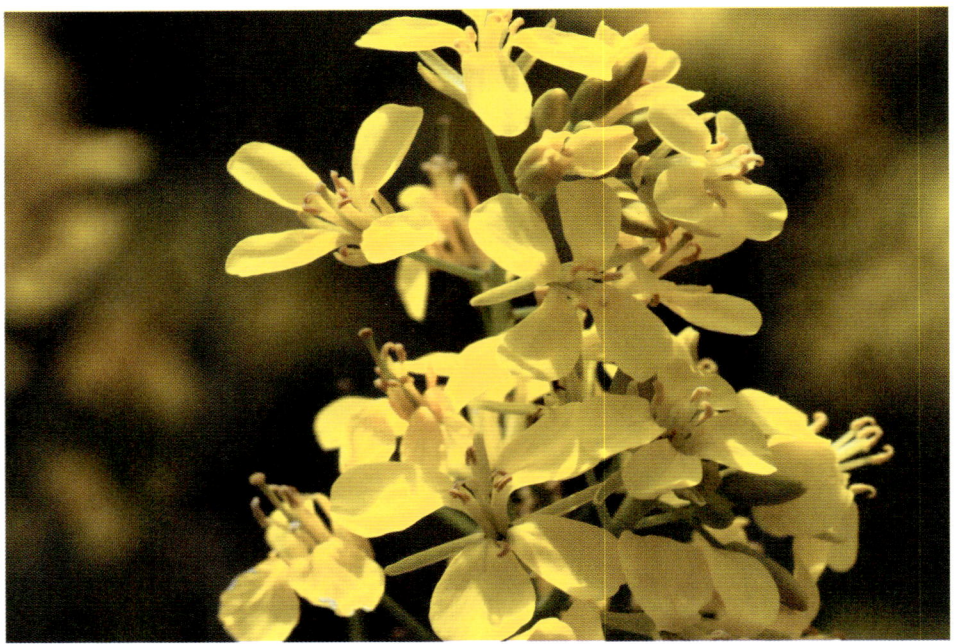

갓 꽃

갓 발효 식초 만드는 순서

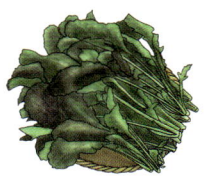

1. 재료 준비

들판에서 공기에 오염되지 않은 갓을 뿌리째 수확한다. 혹은 시장에서 구입한 싱싱한 갓을 사용한다.

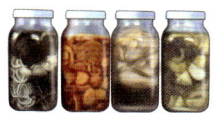

2. 세척 및 준비

흐르는 물에 깨끗이 세척한 뒤 대충 물기를 털어낸다. 물기가 조금 있는 상태에서 듬성듬성 썰어서 동량의 설탕의 절반으로 버무린 뒤 유리 단지나 항아리에 넣은 다음 그 위를 남아 있는 설탕으로 덮고 뚜껑을 밀봉한다.

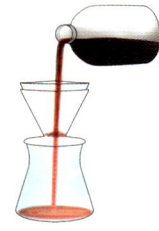

3. 숙성 과정

3~6개월 뒤 효소액이 나오면 건더기를 걸러낸 뒤 효소액을 밀봉하고 6~12개월 간 숙성시킨다. 몇 개월 간격으로 곰팡이가 보이면 제때 제거한다.

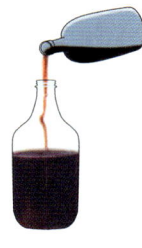

4. 혼합 비율 및 관리 방법

숙성된 효소액을 효소액 1, 발효주 막걸리 0.3, 생수 2 비율로 섞은 뒤 유리병에 넣어 천을 덮고 숨구멍이 있도록 완전 밀봉하지 않는다. 3~6개월 간 숙성시키면 식초가 서서히 떠오른다.

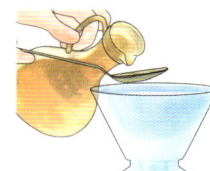

5. 음복 방법

1년 뒤 걸러낸 식초를 병에 넣어 냉장 보관한 뒤 필요할 때마다 생수 7배를 섞어서 음용한다.

항암, 살균에 좋은
겨자 잎으로 만드는 겨자 식초

십자화과 한/두해살이풀　　Brassica juncea　　꽃 : 6~9월　　높이 : 1.5m

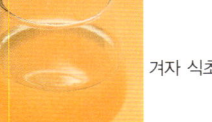
겨자 식초

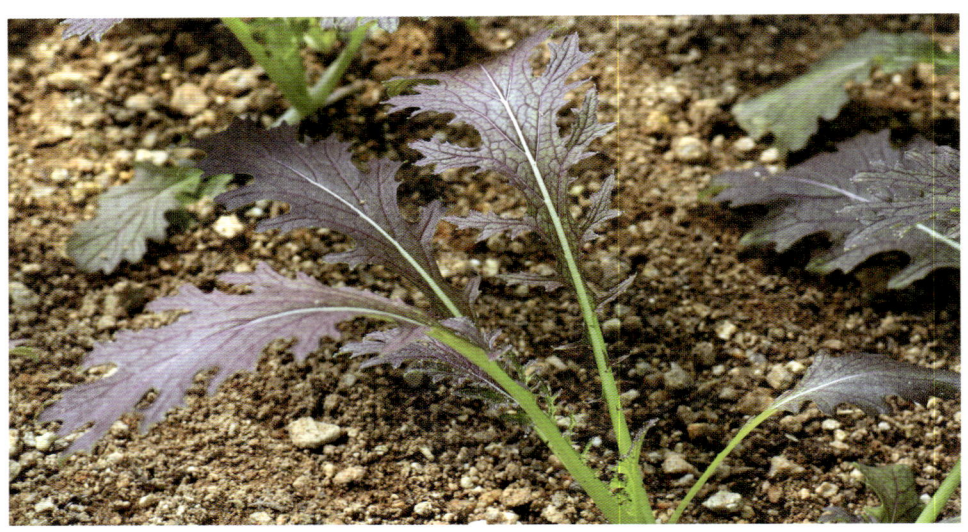
적겨자

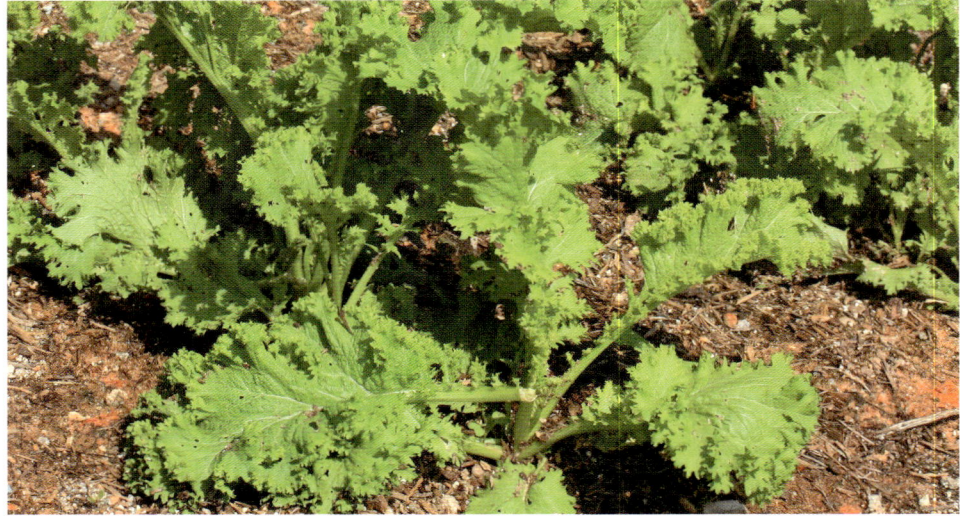
청겨자

1. 유래

중앙아시아 원산 아시아겨자, 지중해 원산 화이트겨자, 남미 원산의 블랙겨자가 있다. 국내에서 키우는 겨자는 대개 이들 겨자 식물의 개량 품종이다. 여러 가지 품종의 겨자 종자를 분말로 갈아서 혼합한 것이 흔히 알고 있는 겨자 분말이다.

2. 형태

잎이 창백색인 백겨자, 적색인 적겨자, 잎의 생김새가 곱슬한 곱슬겨자 등의 다양한 품종이 있다. 잎을 씹으면 공통적으로 겨자 향과 함께 약간 매운맛이 난다. 꽃은 품종에 따라 3~6월에 피고 모양은 갓꽃과 비슷하다. 줄기는 높이 1~2m, 줄기 하단부 잎은 무우 잎처럼 잎의 가장자리가 갈라져 있다.

3. 효능

겨자 종자를 약용하지만 잎에도 겨자 성분이 있으므로 종자처럼 약용 효능이 있을 것으로 보인다. 식욕 증진, 이뇨, 구토, 소화, 치통, 간질, 항암, 살균 효능이 있다. 류머티즘에는 겨자 분말을 개어서 찜질로 바르되 과다하게 사용하면 염증이 발생할 수 있다.

4. 이용

어린 잎은 쌈으로 식용한다. 생것을 식용하면 겨자 향에 조금 매운맛이 난다. 각종 볶음 요리에 채소 대용으로 넣는다. 종자를 분말로 만들어 겨자 향신료로 사용한다.

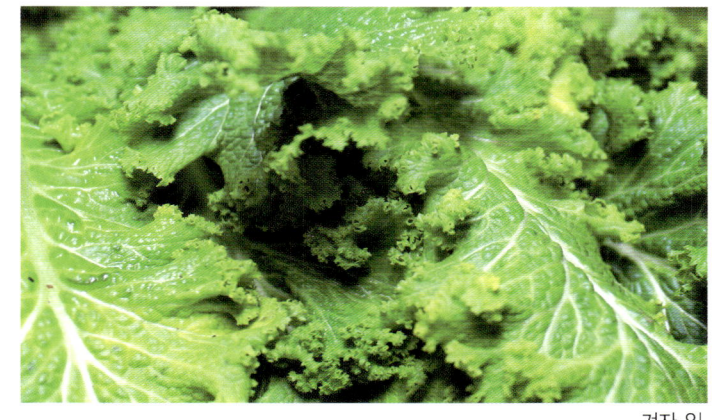

겨자 잎

겨자 발효 식초 만드는 순서

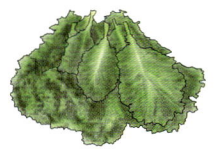

1. 재료 준비
재배한, 혹은 시장에서 구입한 싱싱한 겨자 잎을 사용한다. 뿌리째 준비해도 상관없다.

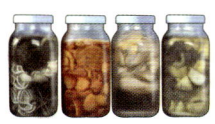

2. 세척 및 준비
흐르는 물에 깨끗이 세척한 뒤 대충 물기를 털어낸다. 물기가 조금 있는 상태에서 듬성듬성 썰어서 동량의 설탕의 절반으로 버무린 뒤 유리 단지나 항아리에 넣고 그 위를 남아 있는 설탕으로 덮고 뚜껑을 밀봉한다.

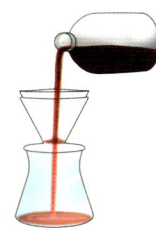

3. 숙성 과정
3개월 뒤 효소액이 나오면 건더기를 걸러낸 뒤 효소액을 밀봉하고 12개월 간 숙성시킨다. 몇 개월 간격으로 곰팡이가 보이면 제때 제거한다.

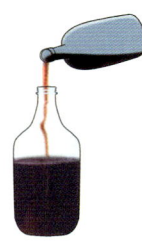

4. 혼합 비율 및 관리 방법
숙성된 효소액을 효소액 1, 발효주 막걸리 0.3, 생수 2 비율로 섞은 뒤 유리병에 넣어 천을 덮고 숨구멍이 있도록 완전 밀봉하지 않는다. 3~6개월 간 숙성시키면 식초가 서서히 떠오른다.

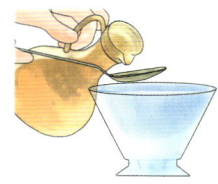

5. 음복 방법
걸러낸 식초를 병에 넣어서 냉장 보관하고, 필요할 때마다 생수 10~20배를 섞어서 음용한다.

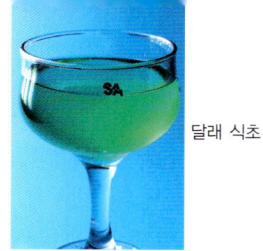
달래 식초

신경 안정, 불면증에 좋은
달래·산달래로 만드는 달래 식초

백합과 여러해살이풀 *Allium monanthum* 꽃 : 5월 높이 : 10~20cm

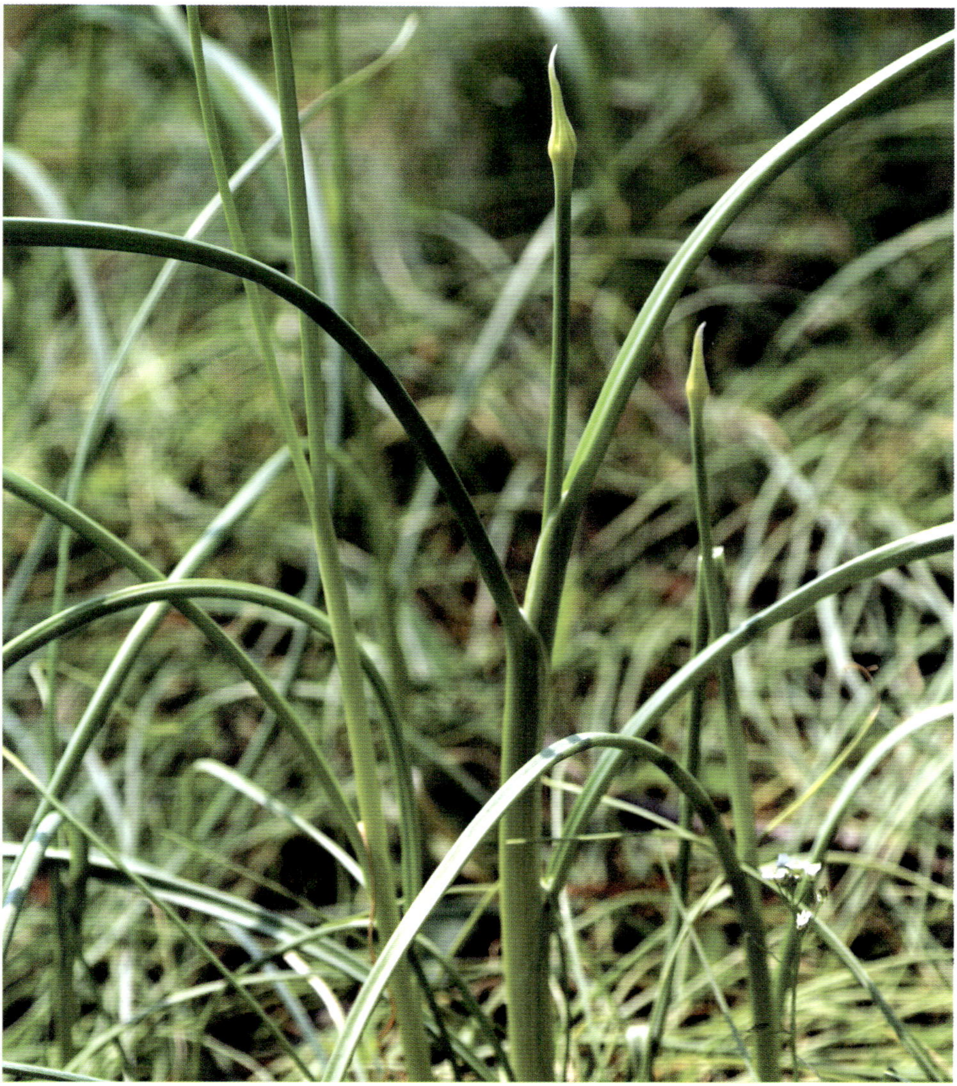

산달래

1. 유래

'달래'는 밭에서 재배하지만 산과 들에서도 흔히 자란다. 이른 봄인 4월에 포기당 1송이의 꽃이 달린다. 산에서 자라는 달래 품종 중에는 '산달래'가 있는데 용도는 똑같지만 꽃의 모양이 다르다. 산달래의 꽃은 5~6월에 개화하고 자잘한 꽃들이 둥글게 모여서 달린다.

2. 형태

달래의 꽃대는 높이 10cm 내외, 잎의 길이는 10~20cm, 잎의 개수는 1~2개이다. 산달래의 꽃대는 높이 50~100cm, 잎의 길이는 20~30cm, 잎의 개수는 2~9개이다.

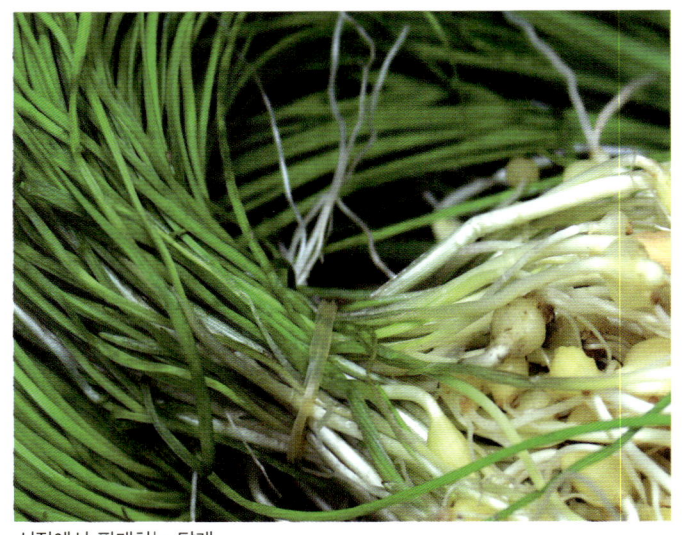

시장에서 판매하는 달래

3. 효능

달래의 뿌리를 포함한 전초를 약용하거나 식용한다. 불면증, 항균, 위암, 소화 불량, 설사, 구토에 효능이 있다. 달래를 우려낸 물은 부스럼 같은 피부염에 좋다.

4. 이용

가식 부위는 꽃, 잎, 뿌리이지만 보통은 잎과 뿌리를 함께 먹는다. 생으로 초장에 찍어 먹거나 비빔밥에 넣어 먹는다. 달래된장국을 끓여 먹기도 한다.

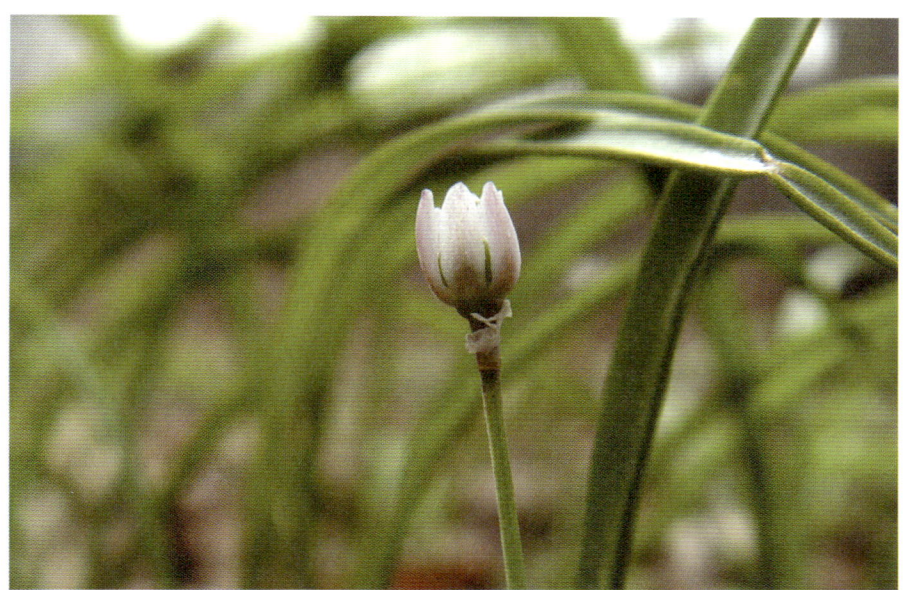
달래 꽃

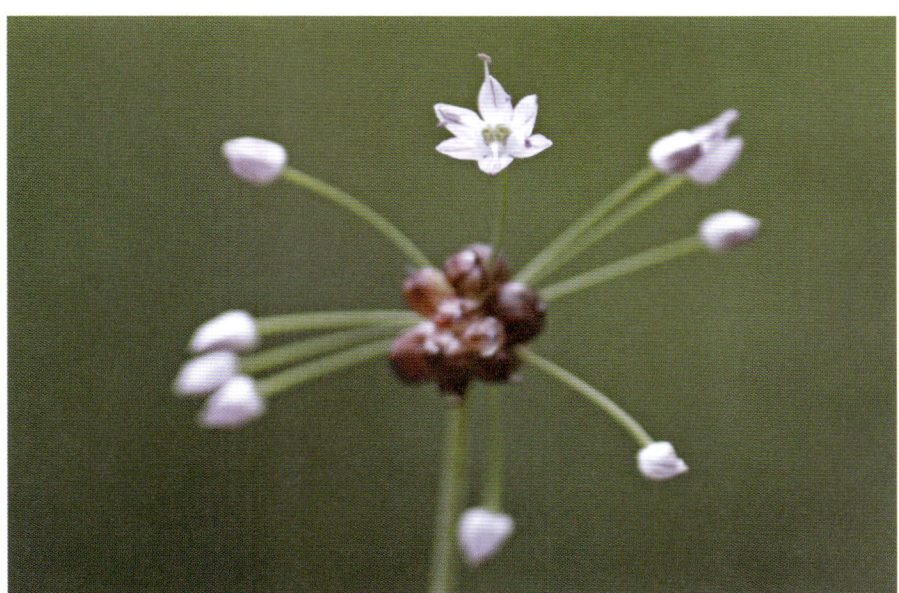
산달래 꽃

달래·산달래 발효 식초 만드는 순서

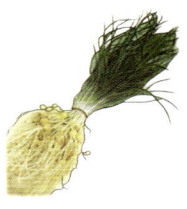

1. 재료 준비
산에서 채취한, 혹은 시장에서 구입한 달래나 산달래를 뿌리째 준비하되 싱싱한 재료를 준비한다.

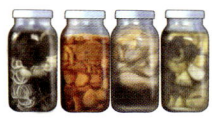

2. 세척 및 준비
흐르는 물에 깨끗이 세척한 뒤 대충 물기를 털어낸다. 물기가 조금 있는 상태에서 듬성듬성 썰어서 설탕에 버무린 뒤 유리 단지나 항아리에 넣고 그 위를 남아 있는 설탕으로 채우고 밀봉한다.

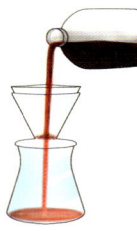

3. 숙성 과정
6개월 뒤 효소액이 나오면 건더기를 걸러낸 뒤 효소액을 밀봉하고 6개월 간 숙성시킨다. 곰팡이가 보이면 제때 제거한다.

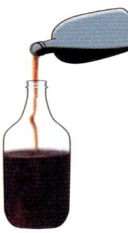

4. 혼합 비율 및 관리 방법
숙성된 효소액을 효소액 1, 발효주 막걸리 0.3, 생수 2 비율로 섞은 뒤 유리병에 넣어 천을 덮고 숨구멍이 있도록 완전 밀봉하지 않는다. 3~12개월 간 발효 및 숙성시키면 식초가 서서히 떠오른다.

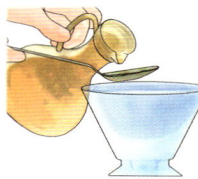

5. 음복 방법
걸러낸 식초를 병에 넣어서 냉장 보관하고, 필요할 때마다 생수 7~10배를 섞어서 음용한다.

부인들의 상비약, 혈액 순환에 좋은
왜당귀(일당귀)·당귀로 만드는 당귀 식초

산형과 여러해살이풀 *Angelica acutiloba* 꽃 : 8월 높이 : 0.5~1m

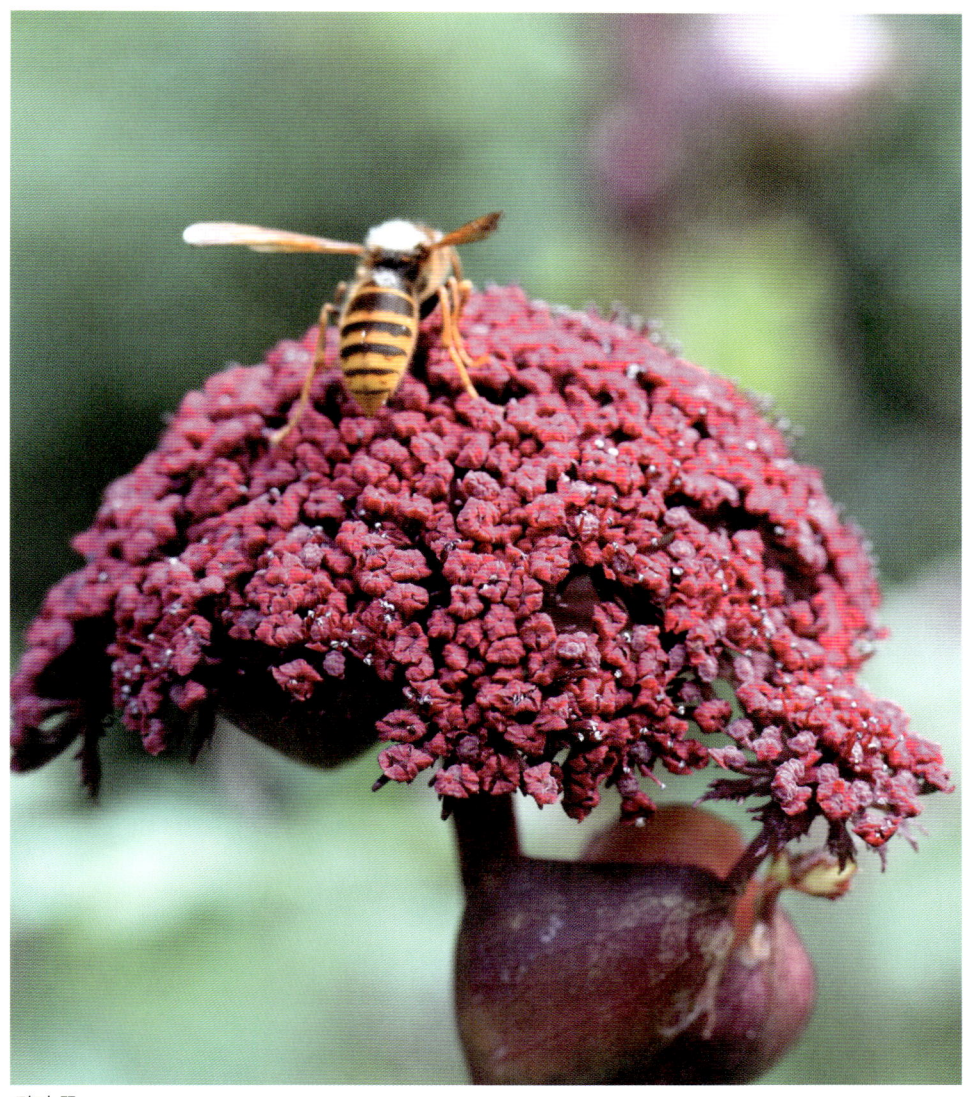

당귀 식초

당귀 꽃

1. 유래

당귀는 국내의 깊은 산 습한 곳에서 자라는 '당귀(참당귀)'와 일본에서 전래된 '왜당귀(일당귀)'가 있다. 당귀의 뿌리는 '당귀'라고 부르며 약용한다. 공통적으로 어린 잎을 쌈으로 먹는다.

2. 형태

당귀는 높이 1~2m로 자라고 왜당귀는 높이 1m로 자란다. 당귀는 강건해 보이고 왜당귀는 상대적으로 왜소하다. 왜당귀 잎은 길이 10~25cm, 1~3회 깃꼴로 갈라지고 꽃은 8~9월에 겹우산모양화서로 30~40개의 자잘한 꽃이 모여서 달린다. 당귀의 잎은 왜당귀에 비해 넓으며 꽃은 8~9월에 자주색으로 핀다.

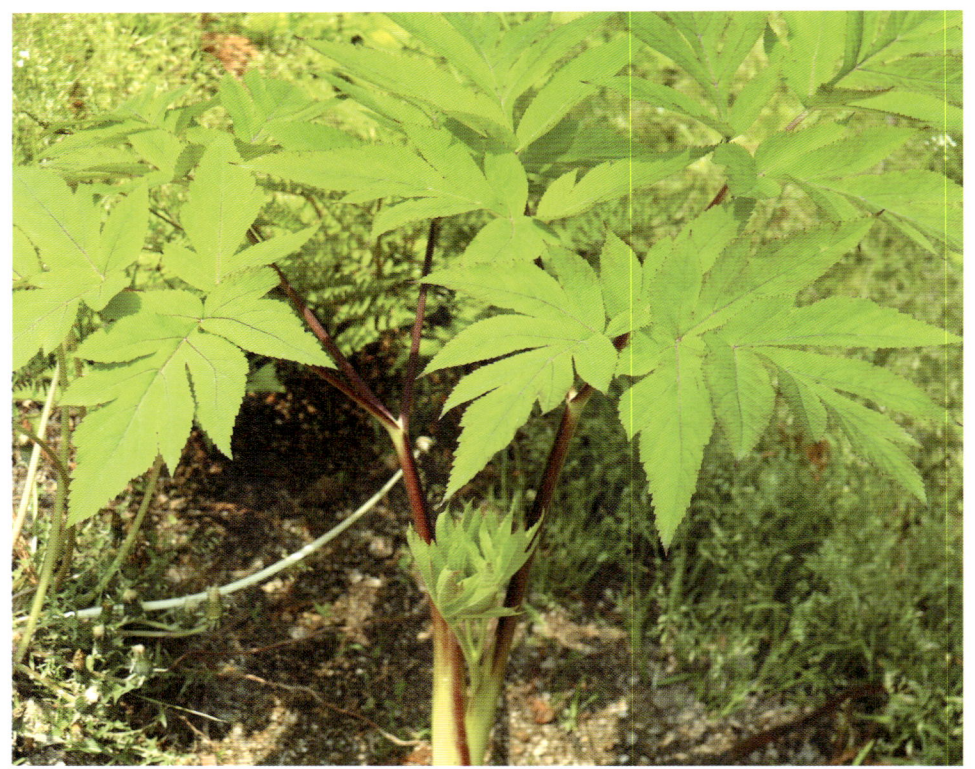

당귀 전초

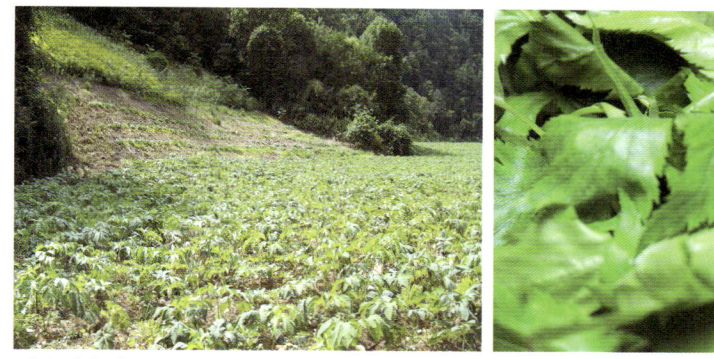

당귀 재배 밭   왜당귀 어린 잎

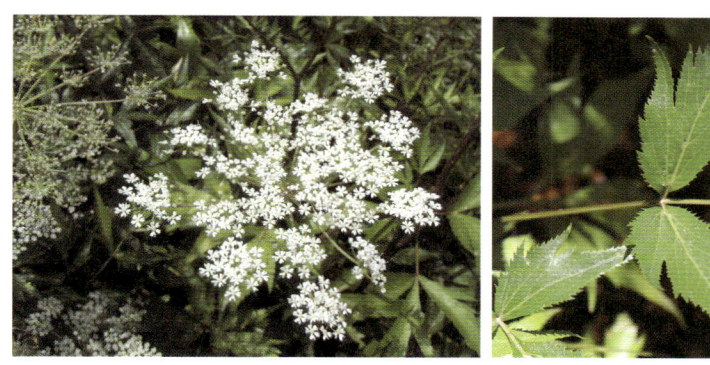

왜당귀 꽃   왜당귀 잎

3. 효능

주로 당귀의 뿌리를 약용한다. 허약증, 월경 불순, 관절통, 변비, 두통에 효능이 있고 피를 보하고 혈액 순환에 좋다.

4. 이용

당귀와 왜당귀의 어린 잎을 생으로 식용하되 주로 고추장에 찍어 쌈으로 먹는다. 씹는 질감은 당귀가 더 좋고 당귀 향도 더 좋다. 보통은 밭에서 재배한 뒤 출하하는 왜당귀를 쌈거리로 식용한다.

당귀·왜당귀 발효 식초 만드는 순서

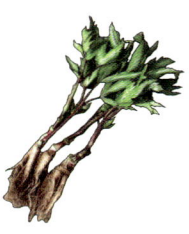

1. 재료 준비

산에서 채취한 당귀 혹은 시장에서 구입한 왜당귀를 싱싱한 상태일 때 뿌리째 준비하거나 잎만 준비한다.
말린 당귀 뿌리를 사용할 경우 수분이 없어 효소액이 나오지 않으므로 동량의 생수와 혼합해야 한다.

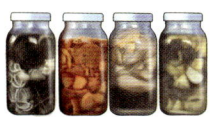

2. 세척 및 준비

뿌리를 포함한 전초를 흐르는 물에 세척한 뒤 대충 물기를 털어낸다. 물기가 조금 있는 상태에서 듬성듬성 썰어서 동량의 설탕 절반으로 버무린 뒤 유리단지나 항아리에 넣고 그 위를 남아 있는 설탕으로 덮고 뚜껑을 밀봉한다.

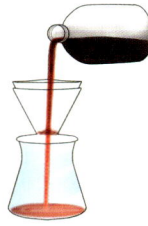

3. 숙성 과정

3개월 뒤 효소액이 나오면 건더기를 걸러낸 뒤 효소액을 밀봉하고 12개월 간 숙성시킨다. 몇 개월 간격으로 곰팡이가 보이면 제때 제거한다.

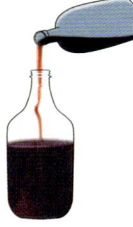

4. 혼합 비율 및 관리 방법

숙성된 효소액을 효소액 1, 발효주 막걸리 0.3, 생수 2 비율로 섞은 뒤 유리병에 넣어 천을 덮고 숨구멍이 있도록 완전 밀봉하지 않는다. 3~12개월 간 발효 및 숙성시키면 식초가 서서히 떠오른다.

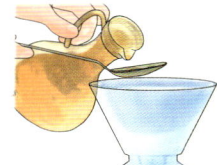

5. 음복 방법

걸러낸 식초를 병에 넣어서 냉장 보관하고, 필요할 때마다 생수 7배를 섞어서 음용한다.

기침, 거담에 좋은
대파·쪽파로 만드는 대파·쪽파 식초

백합과 여러해살이풀 *Allium fistulosum* 꽃 : 6~7월 높이 : 60cm

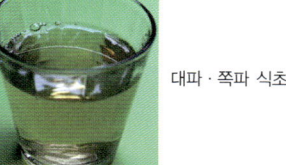
대파·쪽파 식초

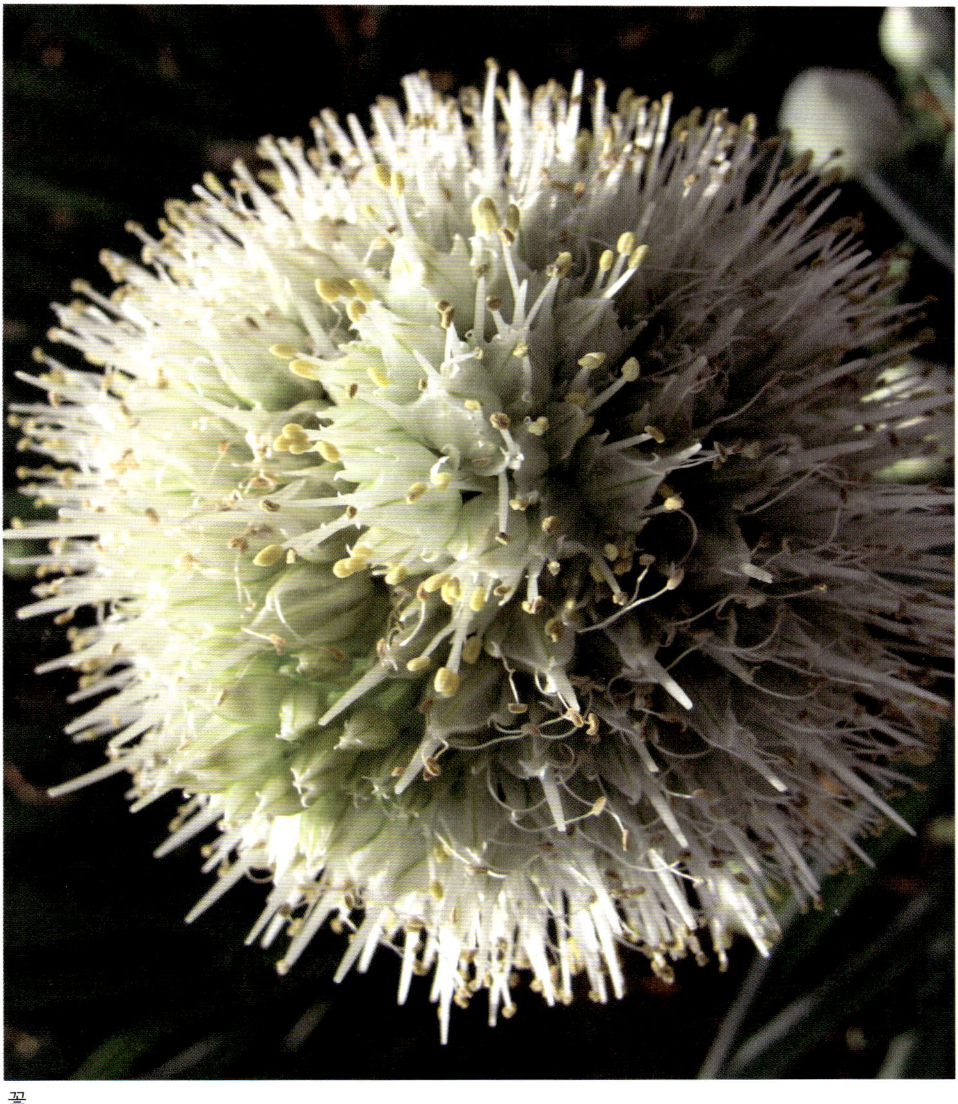

꽃

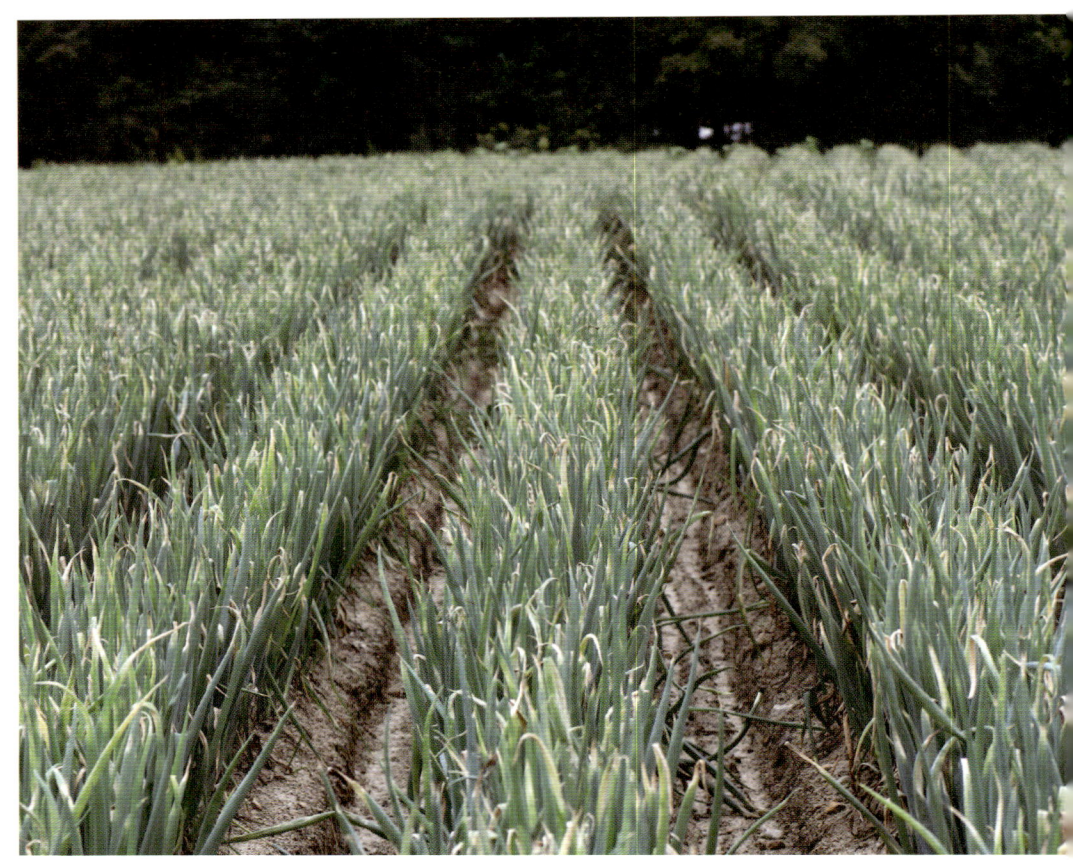
대파 재배 밭

1. 유래

대파의 자생지는 중국, 시베리아로 추정되고 국내에서는 삼국시대에 재배 기록이 있다. 쪽파의 원산지는 중앙아시아로 추정된다. 파를 즐겨 먹는 나라는 동아시아 및 동남아시아 등이지만 서양에서도 요즘은 먹기 시작하였다.

2. 형태

대파는 높이 60cm로 자라고 쪽파는 높이 30cm로 자란다. 생김새는 거의

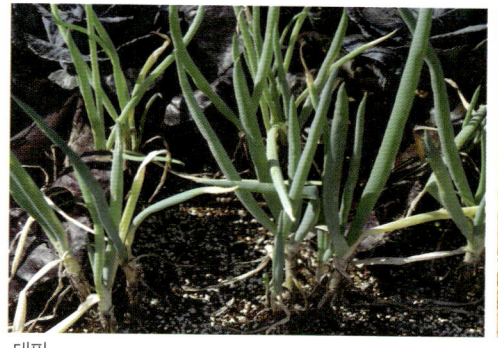
대파

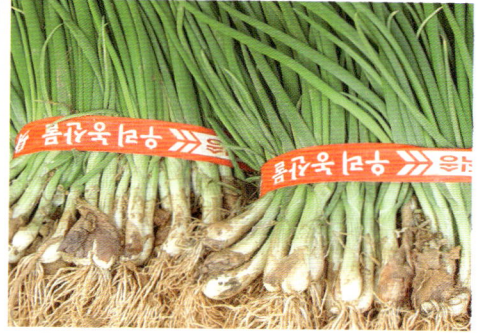
쪽파 농산물

비슷하지만 대파가 굵고 크다. 뿌리에서 원줄기가 올라오고 원줄기 밑둥에서 속이 비어 있는 대롱 모양의 잎이 달린다. 꽃은 6~7월에 원줄기 상단에 자잘한 꽃이 공처럼 모여 핀다.

3. 효능

마늘처럼 알리신 성분이 함유되어 있다. 피로 회복, 살균, 거담, 두통, 발한, 해열, 이뇨, 위염에 효능이 있다. 파 뿌리로 만든 차는 감기에 효능이 있다. 피부 염증이나 종기에는 잎을 짓이겨 찜질팩으로 바른다.

4. 이용

대파는 볶음 요리, 나물 요리, 국물 요리에 넣어 먹는다. 쪽파 역시 각종 요리에 넣어 먹거나 파김치, 피클로 담가 먹는다. 둘 다 날것을 샐러드처럼 섭취할 수 있다. 중앙아시아의 쪽파가 유럽에 퍼지면서 서양은 쪽파를 즐겨 먹는다.

대파·쪽파 발효 식초 만드는 순서

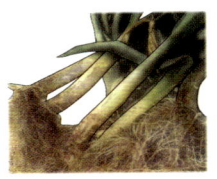

1. 재료 준비
밭에서 재배한 대파·쪽파를 준비한다. 혹은 시장에서 대파·쪽파를 뿌리째 구입한다. 줄기와 잎을 제거한 파 뿌리만 준비해도 상관없다. 가급적 싱싱한 것을 준비한다.

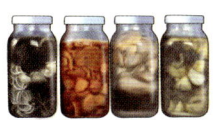

2. 세척 및 준비
뿌리를 포함한 전초를 흐르는 물에 세척하되 이물질이 없도록 잘 세척한 뒤 물기를 털어낸다. 물기가 조금 있는 상태에서 듬성듬성 썰어서 동량의 설탕의 절반으로 버무린 뒤 유리 단지나 항아리에 넣고 그 위를 남아 있는 설탕으로 덮고 뚜껑을 밀봉한다.

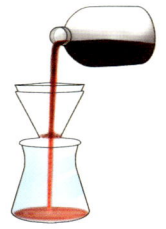

3. 숙성 과정
3개월 뒤 효소액이 나오면 건더기를 걸러낸 뒤 효소액을 밀봉하고 12개월 간 숙성시킨다. 몇 개월 간격으로 곰팡이가 보이면 제때 제거한다.

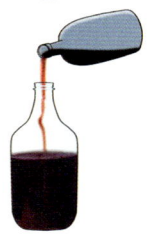

4. 혼합 비율 및 관리 방법
숙성된 효소액을 효소액 1, 발효주 막걸리 0.3, 생수 2 비율로 섞은 뒤 유리 단지에 넣고 천을 덮는데 완전 밀봉하지 않는다. 3~12개월 간 발효 및 숙성시키면 식초가 서서히 떠오른다.

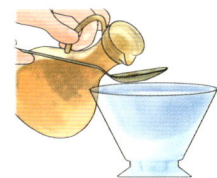

5. 음복 방법
걸러낸 식초를 병에 넣어서 냉장 보관하고, 기침·가래가 많이 낄 때 생수 10~20배를 희석해서 음용한다.

대파 · 쪽파 뿌리로 간이 식초 만드는 순서

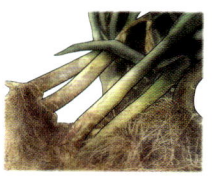

1. 재료 준비
대파 또는 쪽파의 파 뿌리를 준비하되 가급적 싱싱한 것을 준비한다. 준비한 파 뿌리가 잠길 수 있는 양만큼 현미 식초 또는 일반 식초를 준비한다.

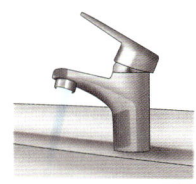

2. 세척 및 준비
파 뿌리를 흐르는 물에 세척하되 이물질이 없도록 잘 세척한 뒤 물기를 털어낸다.

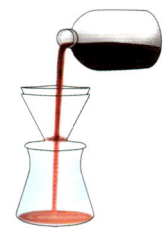

3. 숙성 과정
유리 단지에 파 뿌리를 넣고 그 위에 파 뿌리가 모두 잠기도록 식초를 붓는다. 유리 단지를 밀봉한다.

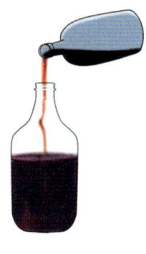

4. 혼합 비율 및 관리 방법
밀봉한 유리 단지를 건냉암소에서 1개월 간 보관하면 식초 색깔이 점점 진해진다. 1개월 뒤 건더기를 걸러내고 냉장 보관한다.

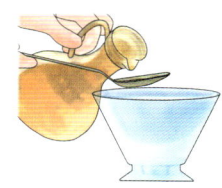

5. 음복 방법
필요할 때마다 식초를 생수 10~20배로 희석해서 음용한다. 기침 · 가래에 좋다.

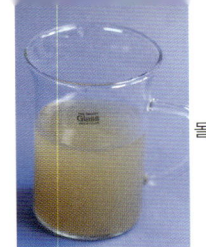
돌나물(돈나물) 식초

간 해독에 좋은
돌나물(돈나물) 식초

돌나물과 여러해살이풀   Sedum sarmentosum   꽃 : 5~6월   높이 : 10~15cm

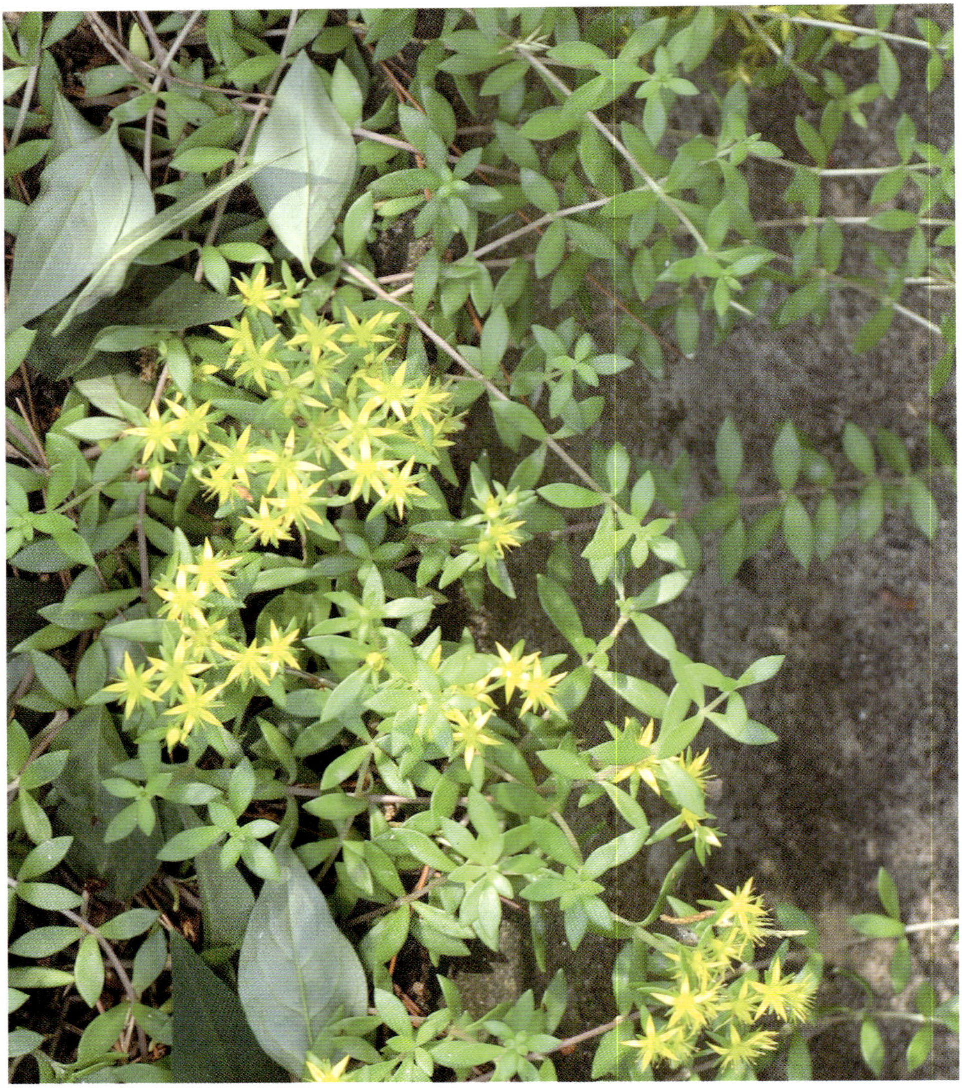

돌나물 꽃과 잎

1. 유래

돌나물(돈나물)은 우리나라의 야산, 들판, 논두렁, 시골 담장가, 왕릉, 풀밭, 정원 주변, 길가의 축축한 장소에서 흔히 자라는, 지면에 붙어 자라는 식물이다. 주자생지는 한국, 중국, 일본이다.

2. 형태

꽃은 5~6월에 노란색으로 개화하고 줄기는 땅을 긴다. 꼿꼿이 선 꽃대는 높이 10~15cm이다. 줄기는 땅을 기면서 땅과 닿은 부분에서 뿌리를 내린다. 잎은 긴타원형이고 3개씩 돌려난다. 돌나물과 유사한 품종으로는 남부 지방에서 자라는 비품종이 있다.

3. 효능

해독 및 간 해독에 효능이 좋다. 또한 인후통, 식욕 부진, 숙취 해소에 좋다. 전초에 함유된 Sarmentosin 성분이 간염 치료에 유용하다. 피부 습진에는 돌나물 액을 바르면 효능이 있다.

4. 이용

어린 잎과 줄기를 초고추장에 무쳐서 반찬으로 섭취한다. 튀김 요리로도 먹는다. 약간 구토를 유발할 수 있으므로 한 번에 다량으로 섭취하는 것을 피한다.

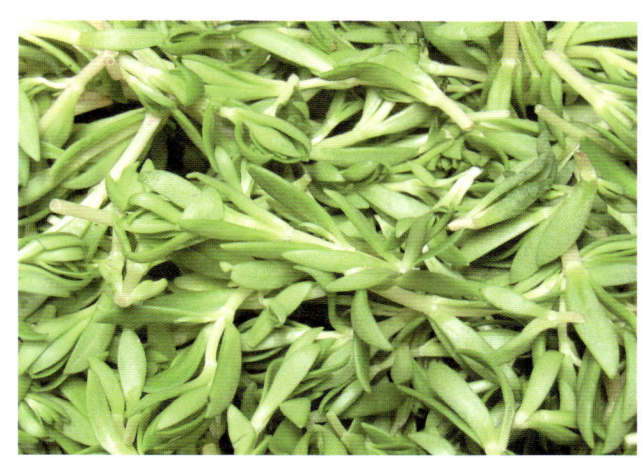

채취한 돌나물

돌나물(돈나물) 발효 식초 만드는 순서

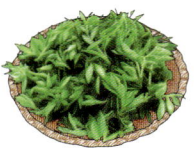

1. 재료 준비
산과 들판에서 매연에 오염되지 않은 자연산 돌나물을 채취하되 뿌리는 제거하고 상단부만 준비한다. 싱싱한 상태일 때 사용한다.

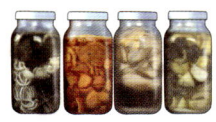

2. 세척 및 준비
뿌리를 제거한 전초를 흐르는 물에 세척한 뒤 대충 물기를 털어낸다. 물기가 조금 있는 상태에서 듬성듬성 썰어서 동량의 설탕의 절반으로 버무린 뒤 유리 단지나 항아리에 넣고 그 위를 남아 있는 설탕으로 덮고 뚜껑을 밀봉한다.

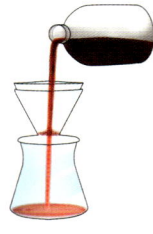

3. 숙성 과정
3개월 뒤 효소액이 나오면 건더기를 걸러낸 뒤 효소액을 밀봉하고 12개월 간 숙성시킨다. 몇 개월 간격으로 곰팡이가 보이면 제때 제거한다.

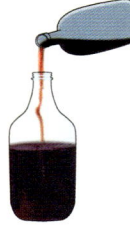

4. 혼합 비율 및 관리 방법
숙성된 효소액을 효소액 1, 발효주 막걸리 0.3, 생수 2 비율로 섞은 뒤 유리병에 넣어 천을 덮고 숨구멍이 있도록 완전 밀봉하지 않는다. 3~12개월 간 발효 및 숙성시키면 식초가 서서히 떠오른다.

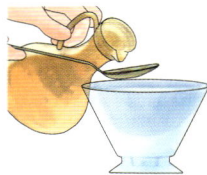

5. 음복 방법
걸러낸 식초를 병에 넣어서 냉장 보관하고, 필요할 때마다 식초 1, 생수 10~20배로 희석해 음용한다.

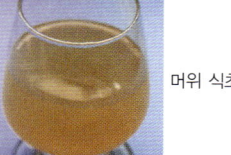

머위 식초

수종, 어혈, 이뇨를 위한
머위로 만드는 **머위 식초**

국화과 여러해살이풀　Petasites japonicus　꽃 : 3~4월　높이 : 50cm

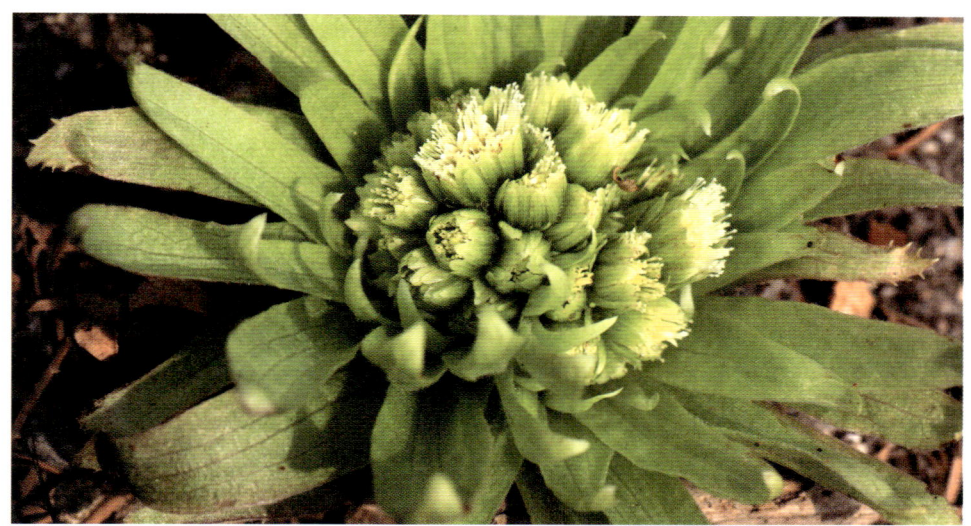

머위 꽃

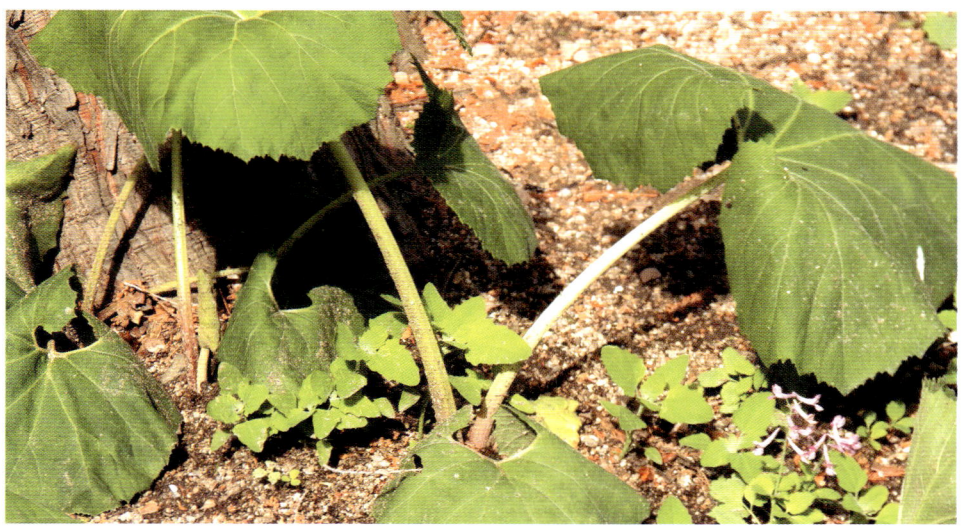

머위 잎

1. 유래

우리나라 깊은 산 촉촉한 토양에서 흔히 자라는 여러해살이풀이다. '머구대'라고도 불린다.

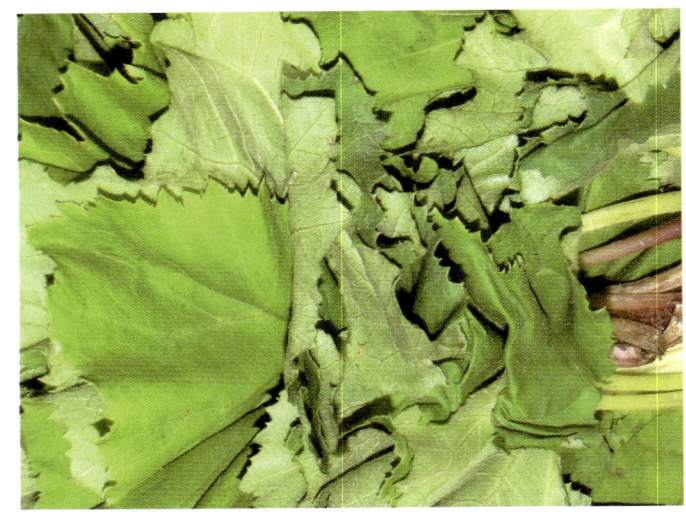

채취한 머위 잎

2. 형태

3~4월에 꽃대가 올라온 뒤 높이 50cm로 자란다. 꽃대 위에는 흰색의 깨알 같은 꽃들이 타원형으로 난다. 꽃이 질 무렵이면 뿌리에서 잎이 올라오면서 여름이면 잎자루 포함 50cm 크기로 큰 잎이 달린다. 머위대는 이 잎의 잎자루를 말한다.

3. 효능

약용 부위는 뿌리이다. 기침, 가래, 천식에 효능이 있고 종기, 수종, 어혈, 이뇨, 식욕 증진, 소화에 좋다. 뿌리에 항암 성분이 함유되어 있다. 흔히 치매에 좋은 음식이라고 알려져 있다.

4. 이용

어린 잎은 머우 나물로 무쳐 먹는데 쌉싸름한 맛이 난다. 성숙한 잎은 묵나물로 만든 뒤 무쳐 먹는다. 싱싱한 잎자루는 머위대 나물로 팔리는데, 데친 후 볶아서 먹는다.

머위 발효 식초 만드는 순서

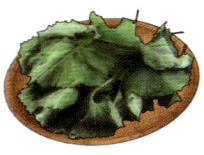

1. 재료 준비

머위는 뿌리의 약성이 더 좋으므로 채취할 경우 뿌리째 채취를 한다. 마트에서는 뿌리를 판매하지 않으므로 머위대와 잎을 구입해 준비한다. 싱싱한 상태일 때 사용한다.

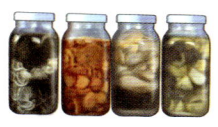

2. 세척 및 준비

뿌리를 포함한 전초를 흐르는 물에 세척한 뒤 물기를 털어낸다. 물기가 조금 있는 상태에서 듬성듬성 썰어서 동량의 설탕의 절반으로 버무린 뒤 유리 단지나 항아리에 넣고 그 위를 남아 있는 설탕으로 덮고 뚜껑을 밀봉한다.

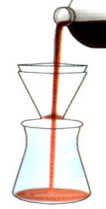

3. 숙성 과정

머위 잎은 1~2개월, 머위 뿌리는 3개월 뒤 효소액이 나오면 건더기를 걸러낸 뒤 효소액을 밀봉하고 12개월 간 숙성시킨다. 곰팡이가 보이면 제때 제거한다.

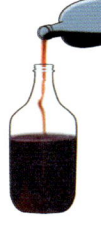

4. 혼합 비율 및 관리 방법

숙성된 효소액을 효소액 1, 발효주 막걸리 0.3, 생수 2 비율로 섞은 뒤 유리병에 넣어 천을 덮고 숨구멍이 있도록 완전 밀봉하지 않는다. 3~12개월 간 발효 및 숙성시키면 식초가 서서히 떠오른다.

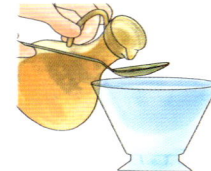

5. 음복 방법

걸러낸 식초를 병에 넣어서 냉장 보관하고, 필요할 때마다 생수를 7~10배 섞어서 음용한다.

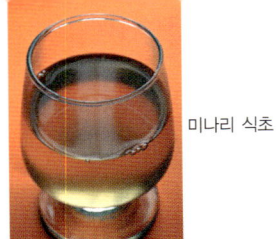
미나리 식초

감기, 해열에 좋은
미나리로 만드는 미나리 식초

산형과 여러해살이풀   *Oenanthe javanica*   꽃 : 7~9월   높이 : 20~50cm

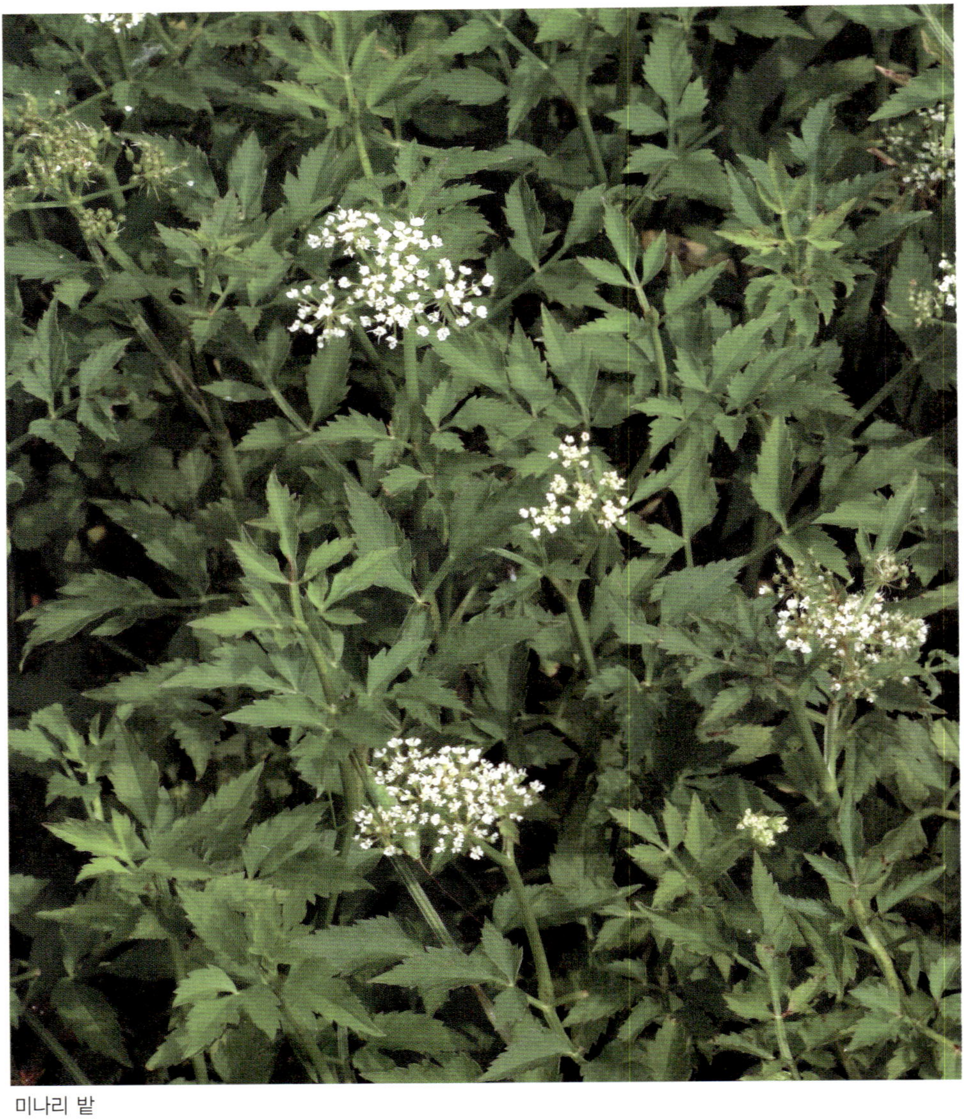

미나리 밭

1. 유래

동아시아~동남아시아에서 자생하며 주로 동아시아~동남아시아에서 식용하다가 이태리까지 전파되었다. 한때는 후추에 비견되는 향신료 식물이라고 하여 유럽에서 대접을 받았다. 유럽에서는 남유럽 일부 지역에서 미나리를 채소처럼 식용한다.

2. 형태

꽃은 7~9월에 흰색으로 깨알같이 핀다. 원줄기는 높이 50cm까지 자라고 줄기 속은 비어 있다. 잎은 어긋나게 달리고 잎의 가장자리는 1~2회 깃꼴겹잎으로 갈라진다. 잎자루 밑에 잎집이 있다.

3. 효능

뿌리를 제외하고 건조시킨 지상부를 약용한다. 감기, 해열, 신경통, 황달, 임질, 대하, 간, 혈압 강하에 효능이 있다. 약으로 달여 복용하지만 때에 따라 생즙을 내어 약용하기도 한다.

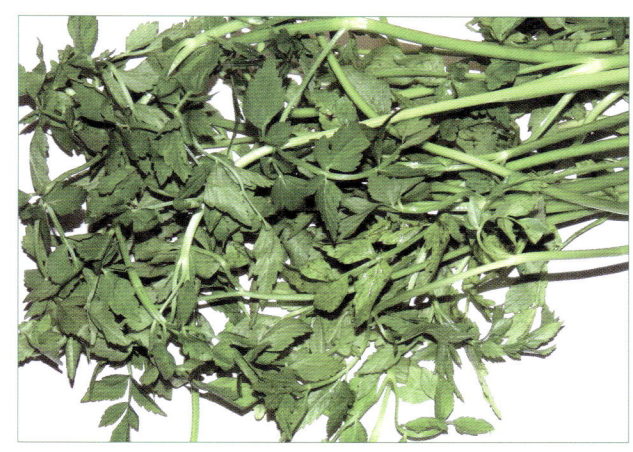

채취한 미나리 잎

4. 이용

꽃이 개화하기 전의 어린 잎을 각종 국거리나 찌게에 넣어 식용한다. 끓는 물에 데친 후 나물로 무쳐 먹는다. 묵무침에 채소로 넣어서 버무려 먹는다.

미나리 발효 식초 만드는 순서

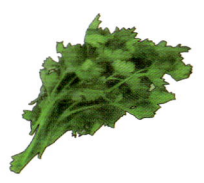

1. 재료 준비
뿌리를 제외한 지상부를 밭에서 채취하거나 마트에서 구입해 준비한다. 싱싱한 상태일 때 사용한다.

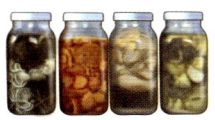

2. 세척 및 준비
재료를 흐르는 물에 세척한 뒤 물기를 털어낸다. 물기가 조금 있는 상태에서 듬성듬성 썰어서 동량의 설탕의 절반으로 버무린 뒤 유리 단지나 항아리에 넣고 그 위를 남아 있는 설탕으로 덮고 뚜껑을 밀봉한다.

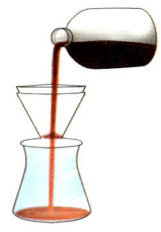

3. 숙성 과정
2~3개월 뒤 효소액이 나오면 건더기를 걸러낸 뒤 효소액을 밀봉하고 12개월 간 숙성시킨다. 몇 개월 간격으로 곰팡이가 보이면 제때 제거한다.

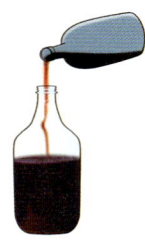

4. 혼합 비율 및 관리 방법
숙성된 효소액을 효소액 1, 발효주 막걸리 0.3, 생수 2 비율로 섞은 뒤 유리병에 넣어 천을 덮고 숨구멍이 있도록 완전 밀봉하지 않는다. 3~12개월 간 발효 및 숙성시키면 식초가 서서히 떠오른다.

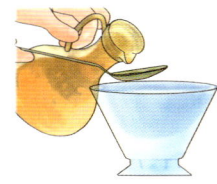

5. 음복 방법
걸러낸 식초를 병에 넣어서 냉장 보관하고, 필요할 때마다 생수를 7~10배 섞어서 음용한다.

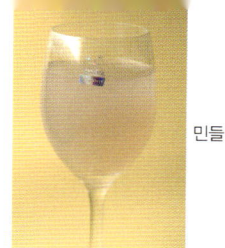
민들레 식초

각종 내부 염증에 좋은
민들레로 담그는 **민들레 식초**

국화과 여러해살이풀　*Taraxacum platycarpum*　꽃 : 4~5월　높이 : 30cm

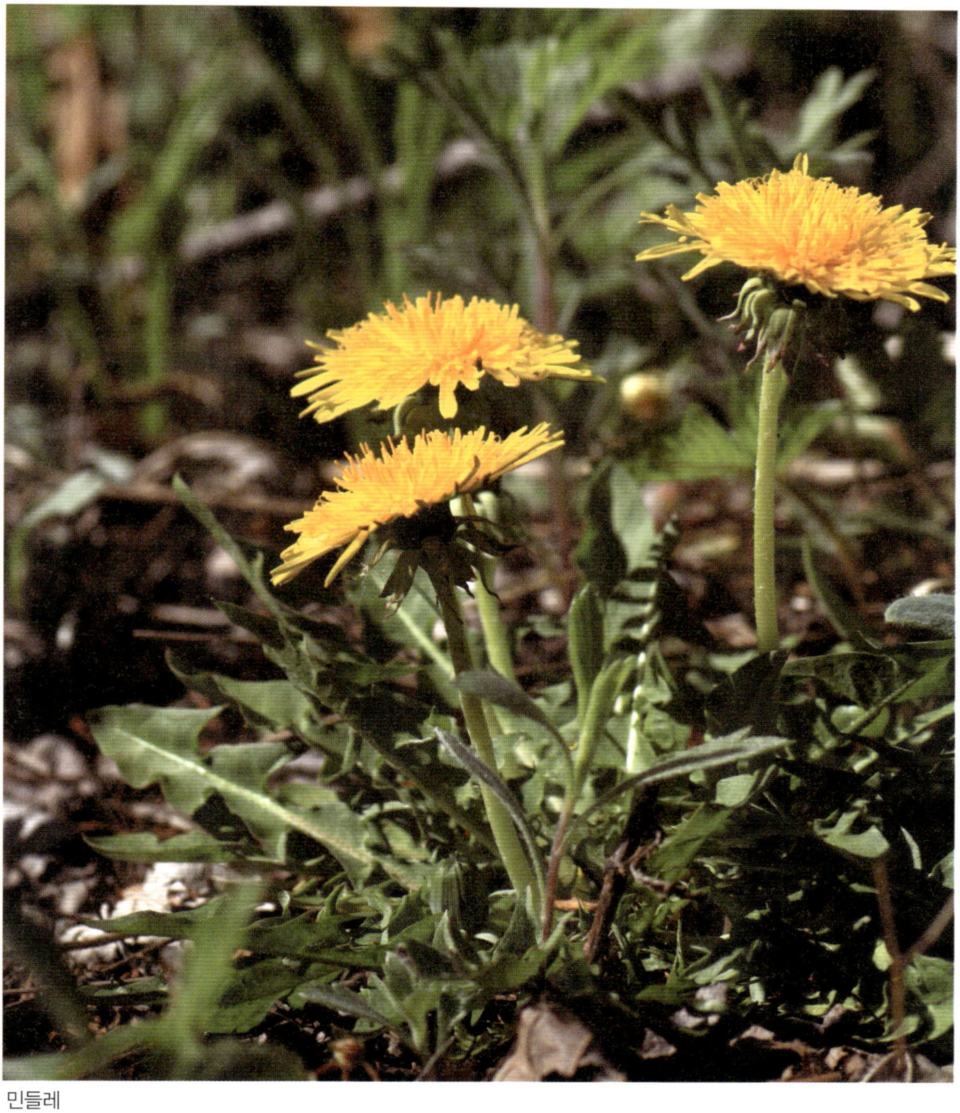

민들레

1. 유래

우리나라에서 자생하는 토종민들레를 '민들레'라고 부르는데 중국, 일본 등지에도 분포하고 있다. 이와 달리 유럽 등지에서 자생하는 민들레는 서양민들레라고 한다. 토종민들레는 시골 산과 들판에서 볼 수 있는 반면 서양민들레는 아파트 풀밭에서도 흔히 볼 수 있다. 효소나 식초로 담글 때는 둘 다 동일 약초로 취급한다.

2. 형태

뿌리에서 올라온 줄기는 방석처럼 퍼지고 꽃대가 30cm 높이로 올라온다. 꽃은 4~5월과 10월에 핀다. 잎은 주걱 모양의 긴 타원형이고 잎의 가장자리

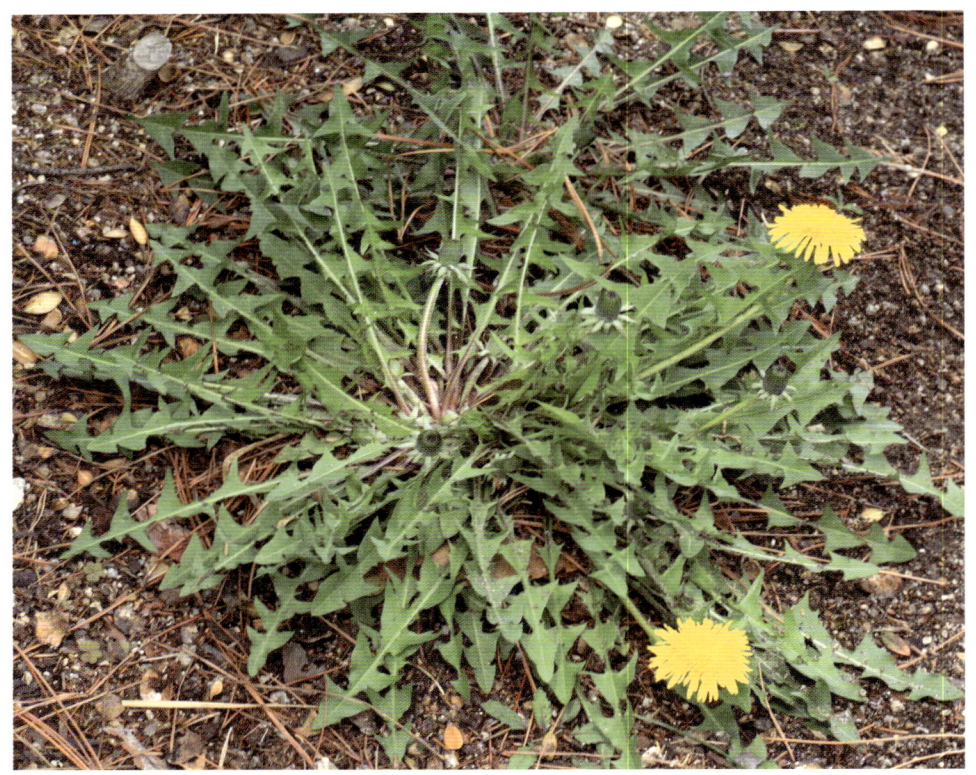

민들레

는 불규칙하게 갈라진다. 꽃이 지면 둥근 공처럼 생긴 솜털 열매가 생긴 뒤 바람에 날아가 번식한다.

3. 효능

꽃이 개화하기 전 전초와 뿌리를 약용한다. 한방에서는 '포공영(浦公英)'이라 한다. 감기, 해열, 소염, 임파선염, 간염, 이뇨, 소화 불량, 변비, 건위 등에 효능이 있다.

4. 이용

꽃이 피기 전 잎을 수확해 나물로 무쳐 먹거나 국거리로 사용한다. 뿌리는 약용한다. 식초로 담글 경우 싱싱한 민들레를 사용한다.

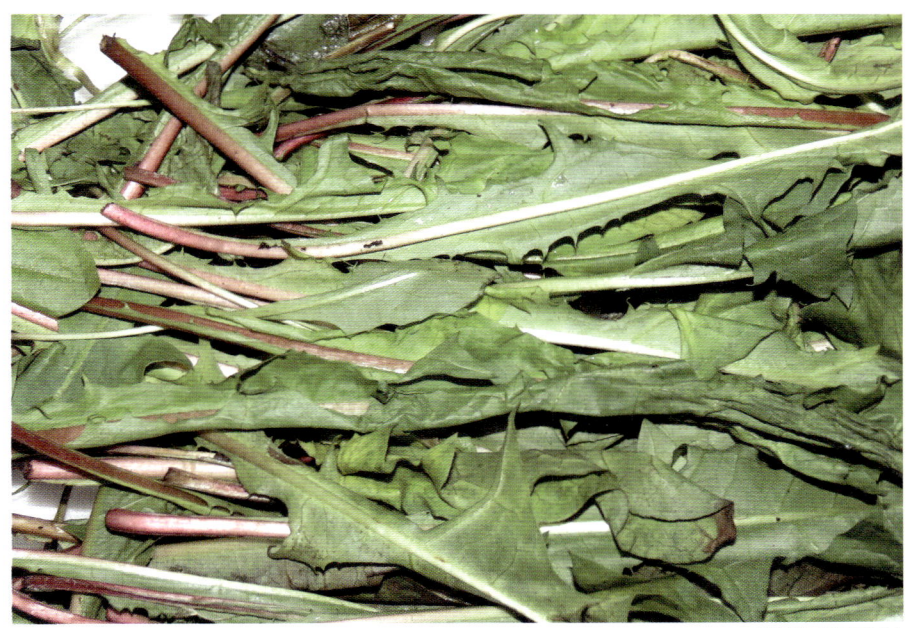

채취한 민들레 잎

민들레 발효 식초 만드는 순서

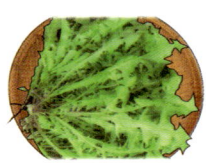

1. 재료 준비
꽃이 개화하기 전 민들레 전초·뿌리를 수확해 준비한다. 마트에서 판매하는 민들레 잎을 구입해도 상관없다. 가급적 싱싱한 것을 사용한다.

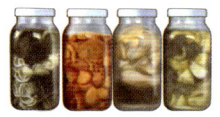

2. 세척 및 준비
재료를 흐르는 물에 세척한 뒤 물기를 털어낸다. 물기가 조금 있는 상태에서 듬성듬성 썰어서 동량의 설탕과 버무린 뒤 유리 단지나 항아리에 밀봉한다. 약간 수분을 첨가하는 것이 좋다.

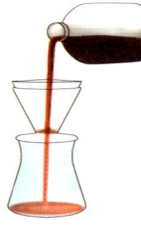

3. 숙성 과정
2~3개월 뒤 효소액이 나오면 건더기를 걸러낸 뒤 효소액을 밀봉하고 12개월 간 숙성시킨다. 몇 개월 간격으로 곰팡이가 보이면 제때 제거한다.

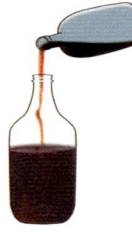

4. 혼합 비율 및 관리 방법
숙성된 효소액을 효소액 1, 발효주 막걸리 0.3, 생수 2 비율로 섞은 뒤 유리병에 넣어 천을 덮고 숨구멍이 있도록 완전 밀봉하지 않는다. 3~12개월 간 발효 및 숙성시키면 식초가 서서히 떠오른다.

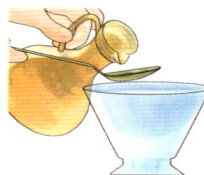

5. 음복 방법
걸러낸 식초를 병에 넣어서 냉장 보관하고, 필요할 때마다 생수를 7~10배 섞어서 음용한다.

기침, 비염에 좋은
배암차즈기(곰보배추) 식초

꿀풀과 두해살이풀   *Salvia plebeia*   꽃 : 5~7월   높이 : 30~100cm

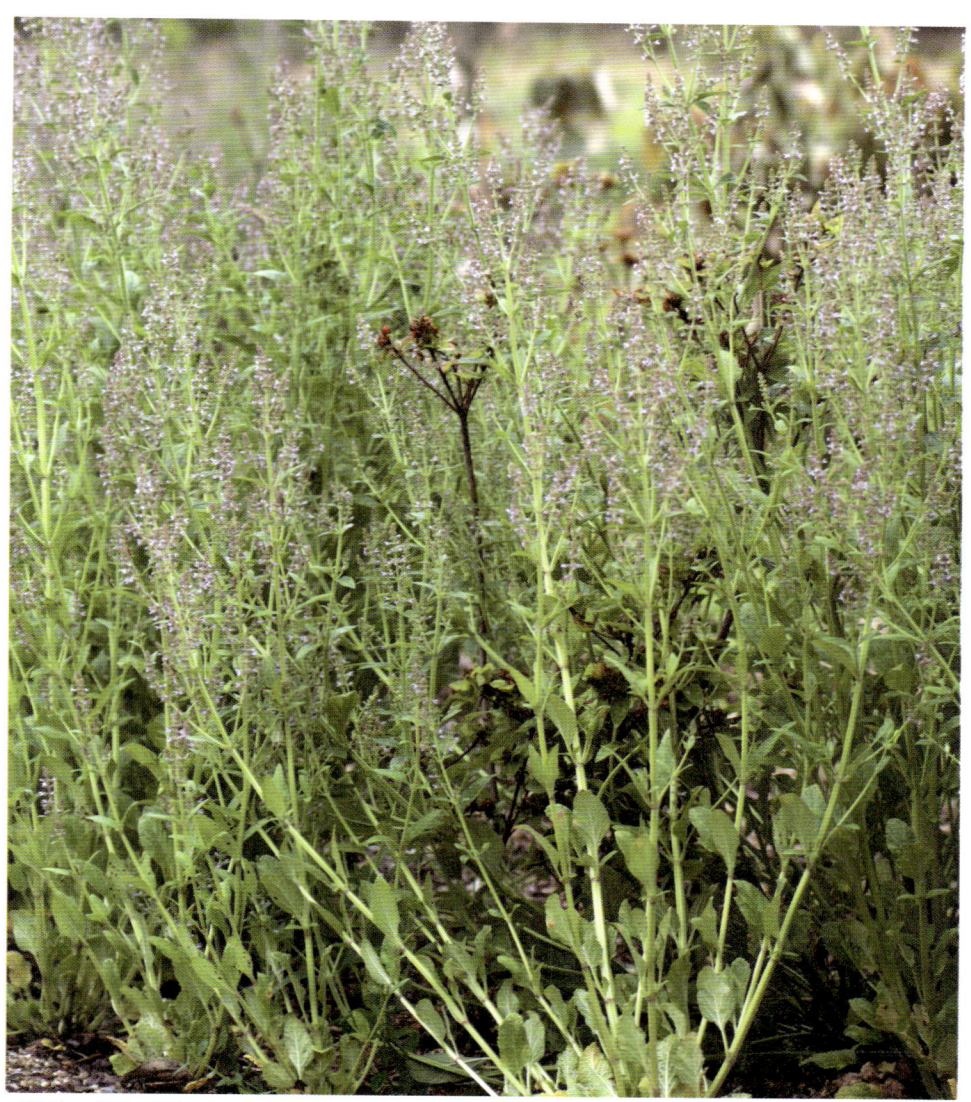

배암차즈기(곰보배추) 식초

배암차즈기(곰보배추)

1. 유래

우리나라와 동남아시아, 호주 등에서 자생하는 꿀풀과의 식물이다. 약간 축축한 들판, 습지 주변, 논둑, 강변, 개울가 등에서 자란다. 잎의 표면이 곰보처럼 쪼글쪼글하다고 해서 '곰보배추'라고도 불린다. 가래에 효능이 있다는 소문 때문에 민간에서 인기 있는 약초가 되었다.

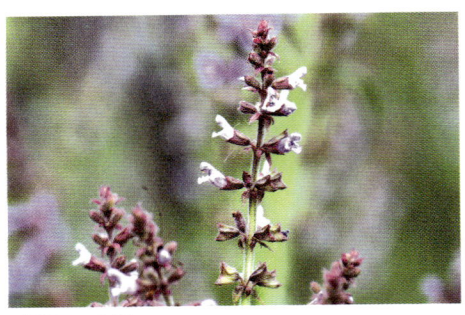

배암차즈기 꽃

2. 형태

원줄기는 높이 30~100cm로 자란다. 줄기는 네모지고 대체적으로 곧게 서고 강건하다. 꽃은 5~7월경 총상화서로 자잘한 크기의 연한 자주색 꽃이 핀다. 뿌리에서 올라온 잎은 어린 배추 잎을 닮았다. 뿌리잎은 꽃이 개화할 무렵 시들고 사라진다. 줄기잎은 마주나고 표면이 쪼글쪼글하다.

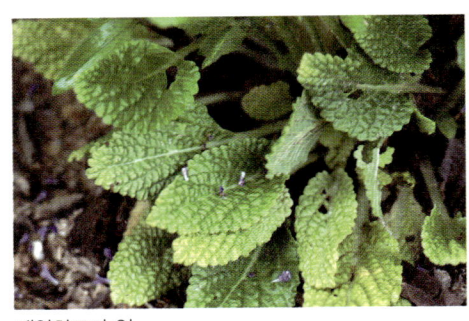

배암차즈기 잎

3. 효능

뿌리를 포함한 전초를 약용한다. 지상부는 기침, 가래, 비염, 해독, 양혈, 지혈, 종기, 백탁, 인후통에 효능이 있다. 뿌리는 지상부와 효능이 비슷한데 특히 혈액 순환에 효능이 좋다. 최근 연구에 의하면 항암에도 좋은 성분이 있다고 밝혀졌다.

4. 이용

약용 및 염료 식물로 사용하지만 약용 목적의 효소나 식초를 담글 수 있다. 민간에서는 곰보배추의 어린 잎을 뜯어서 김치를 담가 먹거나 차로 우려 마신다.

배암차즈기(곰보배추) 발효 식초 만드는 순서

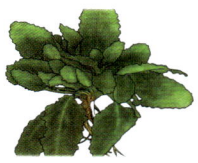

1. 재료 준비
뿌리를 포함한 전초를 들이나 습지 주변에서 채취하되 겨울부터 꽃이 개화하기 전에 채취한다.

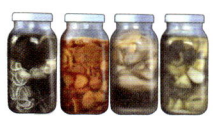

2. 세척 및 준비
재료를 흐르는 물에 깨끗이 세척한 뒤 물기를 털어낸다. 물기가 조금 있는 상태에서 듬성듬성 썰어서 재료와 같은 동량의 설탕, 설탕 절반의 수분을 넣어 버무린 뒤 유리 단지나 항아리에 밀봉한다. 뿌리로 담글 경우에는 설탕과 같은 양의 수분을 넣어 혼합한다.

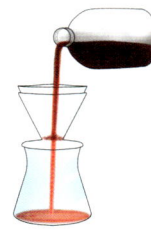

3. 숙성 과정
2~3개월 뒤 효소액이 나오면 건더기를 걸러낸 뒤 효소액을 밀봉하고 12개월 간 숙성시킨다. 몇 개월 간격으로 곰팡이가 보이면 제때 제거한다.

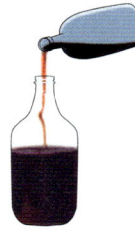

4. 혼합 비율 및 관리 방법
숙성된 효소액을 효소액 1, 발효주 막걸리 0.3, 생수 2 비율로 섞은 뒤 유리병에 넣어 천을 덮고 숨구멍이 있도록 완전 밀봉하지 않는다. 3~12개월 간 발효 및 숙성시키면 식초가 서서히 떠오른다.

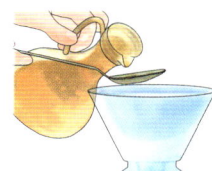

5. 음복 방법
걸러낸 식초를 병에 넣어서 냉장 보관하고, 필요할 때마다 생수를 7~10배 섞어서 음용하되 임산부는 남용을 금한다.

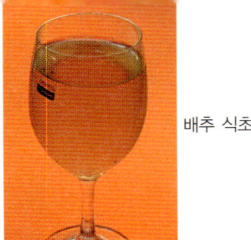
배추 식초

면역력 증진에 좋은
배추로 만드는 **배추 식초**

십자화과 두해살이풀　*Brassica rapa*　꽃 : 3~5월　높이 : 1.3m

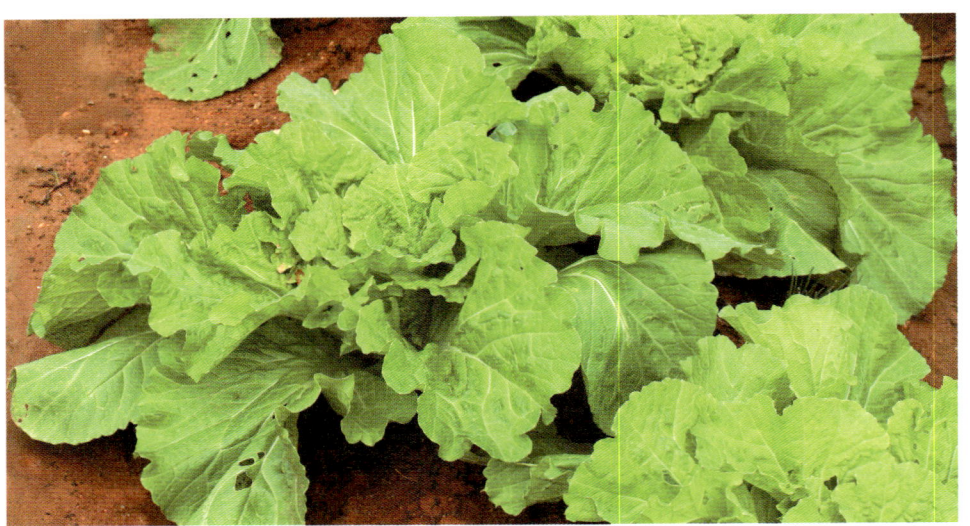
배추

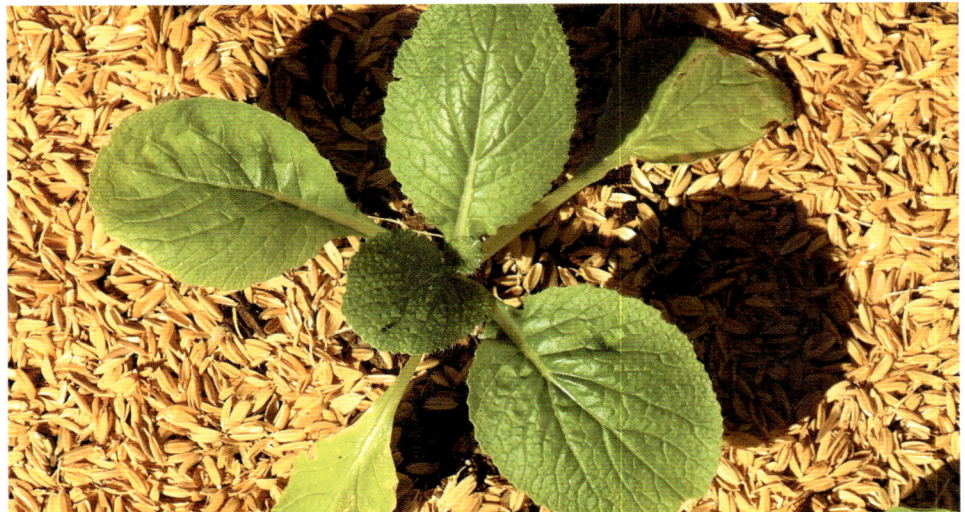
배추 모종

1. 유래

배추의 원산지는 중국이고 중국에서는 '대백체(大白菜)' 라고 부른다. '백체' 라는 말이 우리나라에 들어오면서 비슷한 발음인 '배추' 로 변했다. 대략 7세기경 전후 배추 잡종들이 교잡종을 하여 현재의 배추 품종이 탄생한 것으로 추정한다.

2. 형태

무에 비해 뿌리의 크기가 작고 뿌리 위 지상부는 결구 형태를 이룬다. 뿌리에서 꽃대가 높이 1m로 자라고 꽃대 위에 노란색 꽃이 핀다. 꽃의 모양은 유채꽃이나 갓꽃과 비슷하다. 뿌리에서 올라온 잎은 결구를 이루고 잎의 길이는 30~50cm이다. 품종에 따라 다양한 품종이 있는데 보통은 종자를 뿌린 뒤 50~90일 후 수확한다.

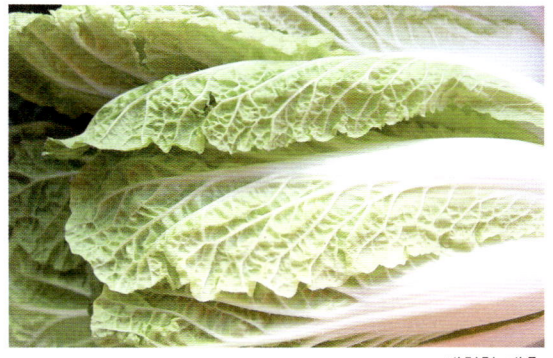

채취한 배추

3. 효능

식이 섬유가 많이 함유되어 있지만 효소 상태에서는 건더기를 걸러내므로 식이 섬유 함량이 적다. 배추에는 '몰리브덴(Molybdenum)', '칼륨', '비타민 C' 성분이 함유되어 피로, 빈혈, 노화 예방, 면역력 증진, 항암, 몸 속의 독성 물질을 없애 준다.

4. 이용

잎을 배추 김치로 담가 먹거나 된장국으로 끓여 먹는다. 각종 영양소를 파괴하지 않으려면 익혀서 섭취하는 것을 피하고 가급적 날것을 조리해 섭취하는 것이 좋다. 효소로 담글 경우 뿌리를 함께 담가도 무방하다.

배추 발효 식초 만드는 순서

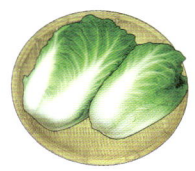

1. 재료 준비
시장에서 구입한 배추를 싱싱한 상태일 때 사용한다.

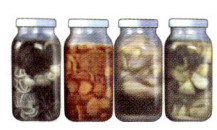

2. 세척 및 준비
뿌리를 포함한 전초를 듬성듬성 썰어서 준비한다. 흐르는 물에 깨끗이 세척한 뒤 물기를 털어낸다. 물기가 조금 있는 상태에서 듬성듬성 썰어서 동량의 설탕의 절반으로 버무린 뒤 유리 단지나 항아리에 넣고 그 위를 남아 있는 설탕으로 덮고 뚜껑을 밀봉한다.

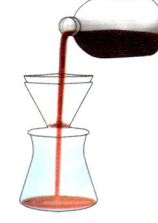

3. 숙성 과정
2~3개월 뒤 효소액이 나오면 건더기를 걸러낸 뒤 효소액을 밀봉하고 12개월 간 숙성시킨다. 몇 개월 간격으로 곰팡이가 보이면 제때 제거한다.

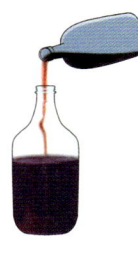

4. 혼합 비율 및 관리 방법
숙성된 효소액을 효소액 1, 발효주 막걸리 0.3, 생수 2 비율로 섞은 뒤 유리병에 넣어 천을 덮고 숨구멍이 있도록 완전 밀봉하지 않는다. 3~12개월 간 발효 및 숙성시키면 식초가 서서히 떠오른다.

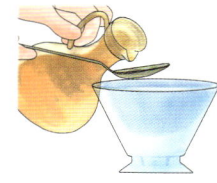

5. 음복 방법
걸러낸 식초를 병에 넣어서 냉장 보관하고, 필요할 때마다 생수를 7배 섞어서 음용한다.

혈압 강하, 피부 미용에 좋은
청경채로 만드는 **청경채 식초**

십자화과 한해살이풀　*Brassica campestris*　꽃 : 3~5월　높이 : 1m

청경채 식초

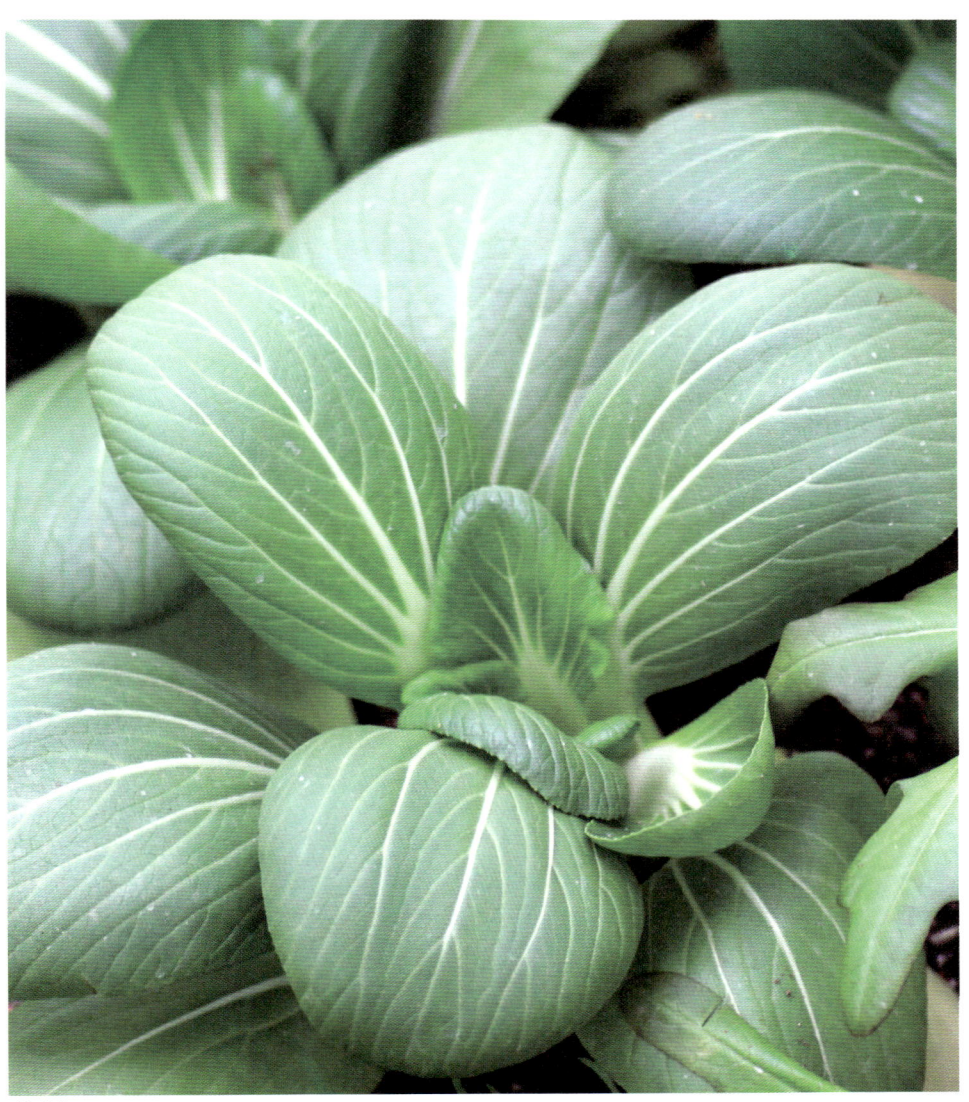

청경채

1. 유래

청경채의 원산지는 중국이고 중국에서는 '백체(白菜)'라고 부른다. 배추를 중국에서는 '대백체'라고 칭하듯 청경채와 배추는 유사한 식물이다. 배추에 비해 청경채는 크기가 작고 육질이 부드럽고 육즙이 많다. 씹는 맛은 아삭하고 상큼하다. 품종에 따라 잎의 색상이 녹색인 품종과 적색인 품종이 있다. 국내에서는 경기도에서 많이 재배한다.

2. 형태

뿌리는 작고 지상부는 결구 형태를 이루지 않는다. 포기는 작지만 긴 꽃대가 높이 1m로 자라고 꽃대 위에 노란색 꽃이 핀다. 뿌리에서 올라온 잎은 대략 10~30cm로 자라고 배추와 마찬가지로 다양한 품종이 있다. 청경채는 종자를 뿌린 뒤 봄에는 50~70일, 여름에는 40~50일 후에 수확한다.

3. 효능

잎에 비타민 A, 비타민 C, 칼륨, 칼슘 등이 함유되어 있다. 고혈압, 염증, 피부 미용, 변비, 위염에 효능이 있고 면역력을 강화시킨다. 종자는 탈모 치료에 사용한다.

4. 이용

청경채는 날것을 바로 섭취할 수 있다. 고추장에 찍어 먹거나 비빔밥의 재료로 사용할 수 있다. 중국집에서는 청경채를 각종 볶음 요리의 야채로 사용할 뿐 아니라 우동,

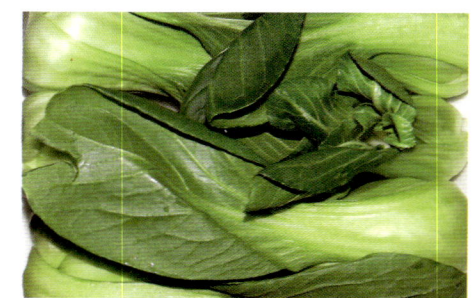

청경채

짬뽕 같은 국물 요리에 넣는다. 국물 요리에 청경채를 넣으면 매운 맛이 조금 사라진다.

청경채 발효 식초 만드는 순서

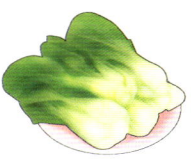

1. 재료 준비
마트에서 청경채를 구입하되 싱싱한 것을 구입한다.

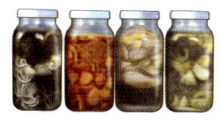

2. 세척 및 준비
흐르는 물에 깨끗이 세척한 뒤 물기를 털어낸다. 적당한 크기로 자른 뒤 동량의 설탕과 버무려 유리 단지나 항아리에 밀봉한다.

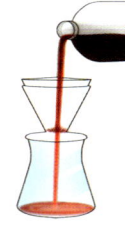

3. 숙성 과정
1~2개월 뒤 효소액이 나오면 건더기를 걸러낸 뒤 효소액을 밀봉하고 12개월 간 숙성시킨다. 몇 개월 간격으로 곰팡이가 보이면 제때 제거한다.

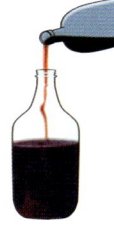

4. 혼합 비율 및 관리 방법
숙성된 효소액을 효소액 1, 발효주 막걸리 0.3, 생수 2 비율로 섞은 뒤 유리병에 넣어 천을 덮고 숨구멍이 있도록 완전 밀봉하지 않는다. 3~12개월 간 발효 및 숙성시키면 식초가 서서히 떠오른다.

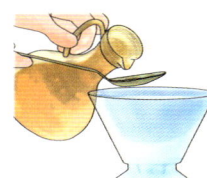

5. 음복 방법
걸러낸 식초를 병에 넣어서 냉장 보관하고, 필요할 때마다 생수를 7배 섞어서 음용한다.

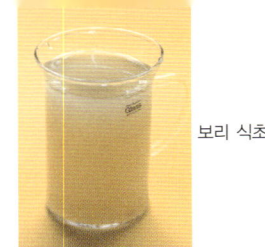
보리 식초

이뇨, 부종에 좋은
보리 식초

벼과 두해살이풀　*Hordeum vulgare*　꽃 : 4~5월　높이 : 50~100cm

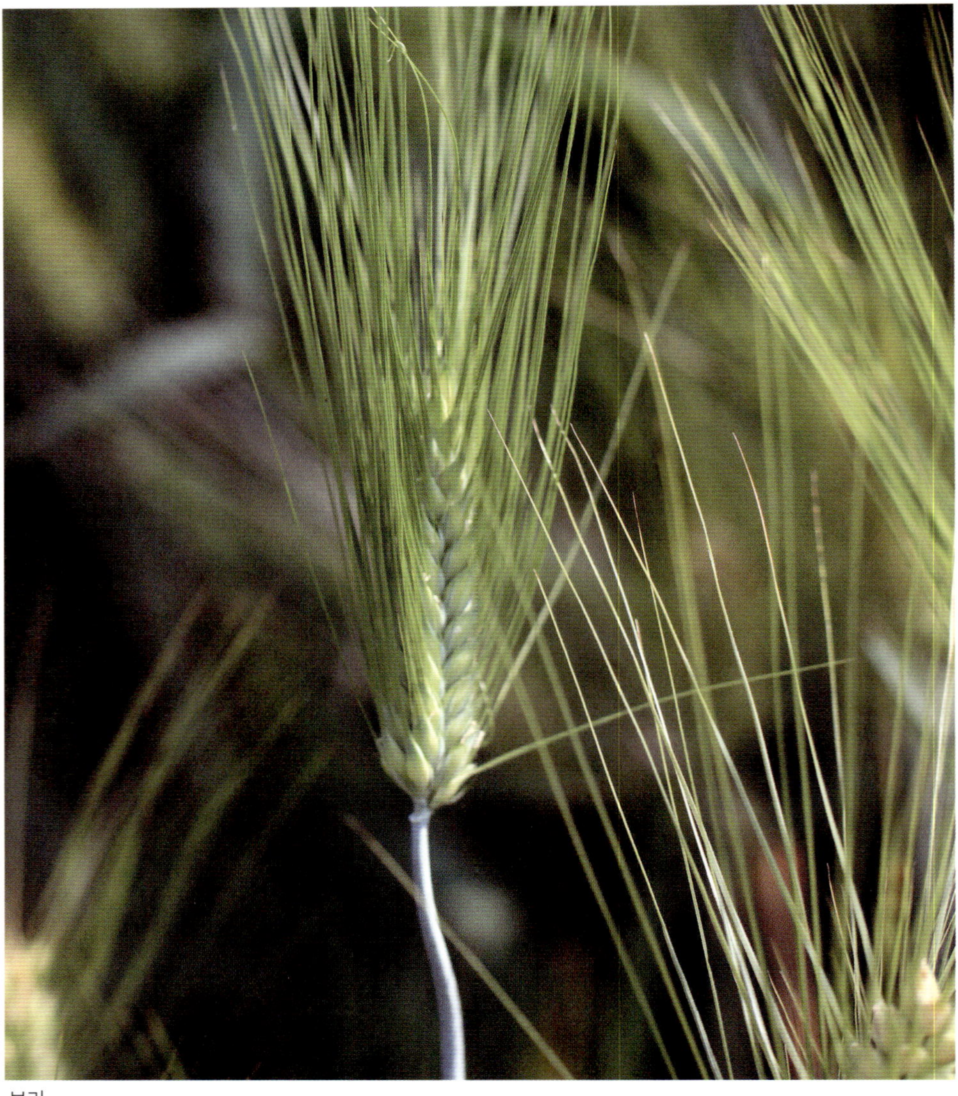

보리

1. 유래

원산지는 중동의 메소포타미아 일대이고 기원전 7,000년부터 재배한 식량자원이다. 유럽에서는 가축의 사료로 키웠으나 훗날에는 유럽인들도 보리를 식량으로 먹기 시작했다. 한자로는 '대맥(大麥)'이라고도 부른다. 국내에는 중국을 통해 유래된 것으로 보이며 대략 삼국시대 직전부터 재배한 것으로 추정된다.

2. 형태

4~5월에 이삭 모양으로 꽃이 개화한다. 원줄기는 높이 50~100cm이고 줄기에는 마디가 있다. 어긋난 잎은 피침형이고 길이 5~20cm이다.

3. 효능

어린 싹, 줄기, 종자(보리)를 섭취하거나 약용한다. 어린 싹과 줄기 즙은 노화 예방, 이뇨에 약용하고 동상에는 즙을 바른다. 발아 씨앗은 노화 예방, 소화 촉진, 강장, 당뇨에 좋다. 종자(보리)는 부종, 식체, 변비, 이질에 효능이 있다.

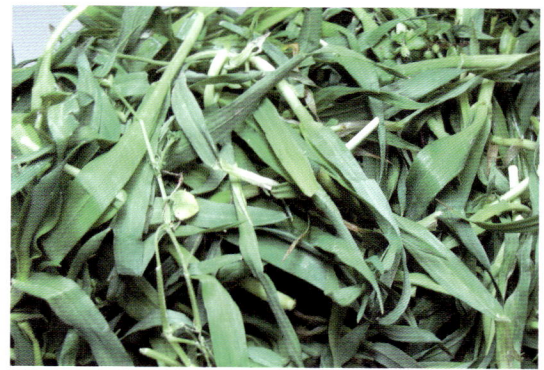

보리 잎

4. 이용

보리의 어린 싹 전초를 효소로 담그거나 보리 발아 씨앗, 보리 이삭을 효소로 담근다. 보리는 전초가 이뇨, 부종에 좋으므로 뿌리를 제외한 전초를 어렸을 때 수확한 뒤 효소로 담그는 것이 가장 좋다.

보리 발효 식초 만드는 순서

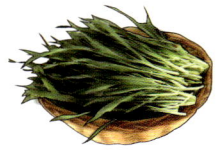

1. 재료 준비
어린 보리 싹을 뿌리를 제외한 지상부를 채취한다. 혹은 마트에서 보리순이나 보리 발아 씨앗을 구입해 준비한다.

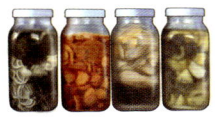

2. 세척 및 준비
준비한 재료를 흐르는 물에 세척한 뒤 대충 물기를 털어낸다. 지상부는 물기가 조금 있는 상태에서 듬성듬성 썰어서 동량의 설탕에 버무린 뒤 유리 단지나 항아리에 밀봉한다. 보리 발아 씨앗도 약간 물기가 있는 상태로 담가야 한다.

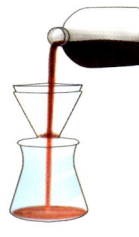

3. 숙성 과정
2~3개월 뒤 효소액이 나오면 건더기를 걸러낸 뒤 효소액을 밀봉하고 12개월 간 숙성시킨다. 몇 개월 간격으로 곰팡이가 보이면 제때 제거한다.

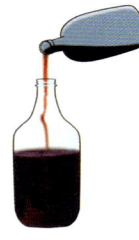

4. 혼합 비율 및 관리 방법
숙성된 효소액을 효소액 1, 발효주 막걸리 0.3, 생수 2 비율로 섞은 뒤 유리병에 넣어 천을 덮고 숨구멍이 있도록 완전 밀봉하지 않는다. 3~12개월 간 발효 및 숙성시키면 식초가 서서히 떠오른다.

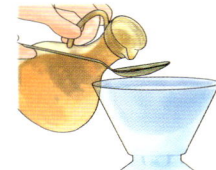

5. 음복 방법
걸러낸 식초를 병에 넣어서 냉장 보관하고, 필요할 때마다 생수를 7배 희석해서 음용한다.

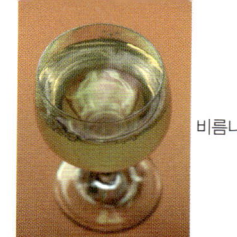
비름나물 식초

배앓이에 좋은
비름나물로 만드는 비름나물 식초

비름과 한해살이풀　*Amaranthus mangostanus*　꽃 : 7~9월　높이 : 50~100cm

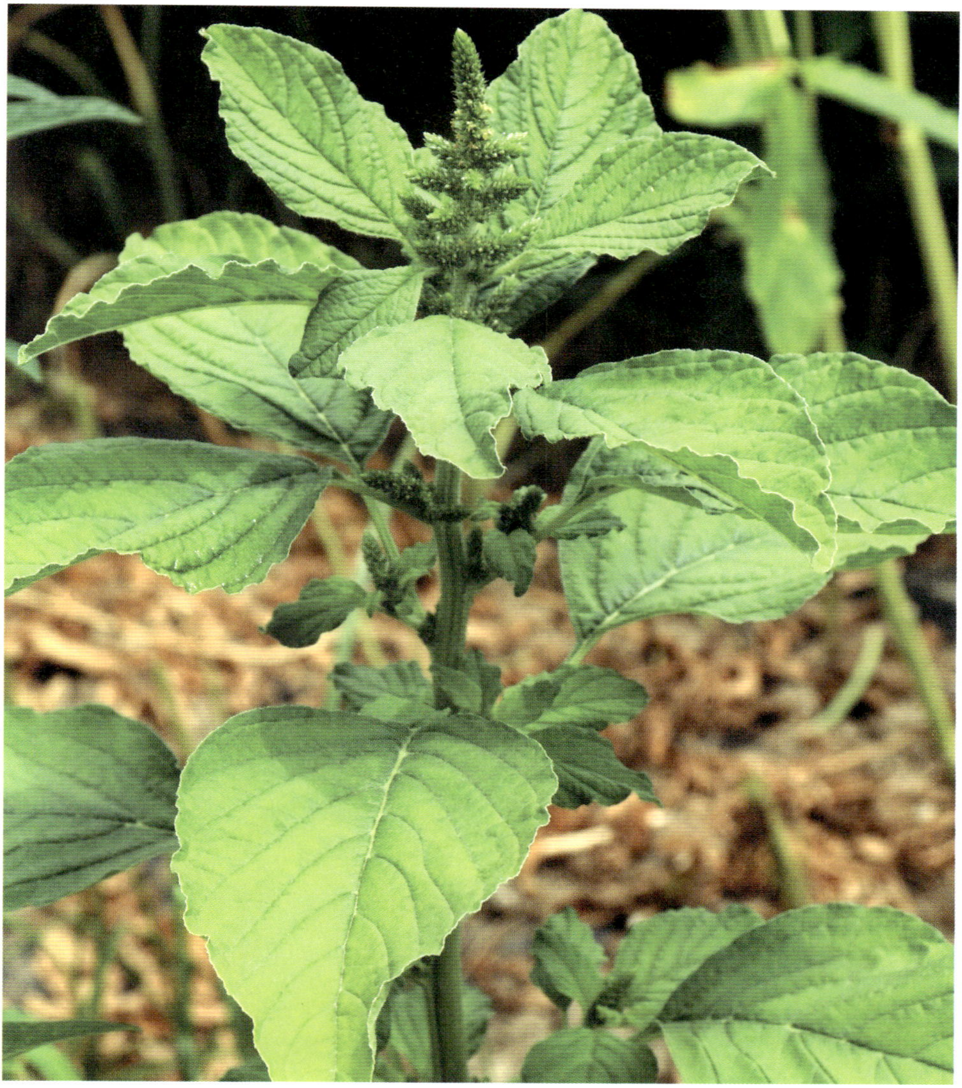

비름

1. 유래

인도 원산의 한해살이풀이다. 밭에서 재배하던 것이 들판에 퍼져 도시의 텃밭 주변에서도 흔히 볼 수 있다. 꽃이 피기 전 어린 잎과 줄기를 식용하거나 약용한다. 시장에 출하되는 비름나물은 대개 하우스에서 재배한 것들이다.

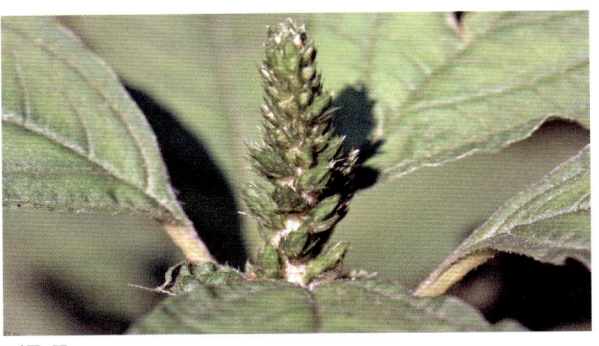

비름 꽃

2. 형태

원줄기는 높이 50~100cm이다. 꽃은 7~9월에 이삭꽃차례로 개화하는데 왜소한 모양이기 때문에 꽃처럼 보이지 않는다. 잎의 생김새는 달걀형이고 잎의 길이는 3~10cm이다.

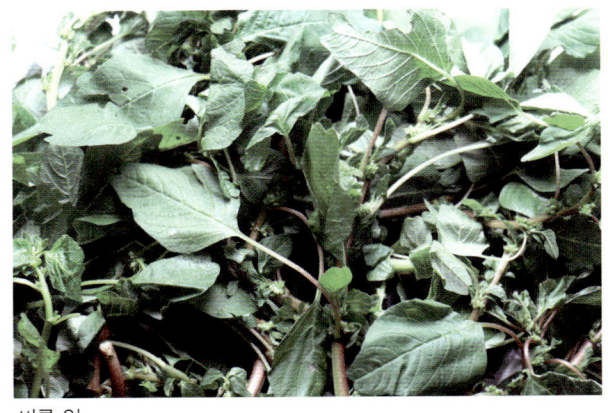

비름 잎

3. 효능

전초에 각종 비타민이 함유되어 있다. 잎, 씨앗, 뿌리를 약용한다. 해열, 설사, 복통, 부종, 종기, 치질, 대하에 효능이 있다. 잎을 짓이겨 벌레 물린 상처에 바르면 효능이 있다.

4. 이용

잎을 생즙으로 먹을 수 있다. 잎을 포함한 줄기를 데친 후 비름나물로 무쳐 먹거나 된장국으로 먹는다. 식초를 담글 경우 뿌리를 포함한 전초를 준비한다.

비름나물 발효 식초 만드는 순서

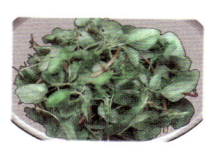

1. 재료 준비
들판에서 비름나물의 전초를 채취하되 뿌리를 포함해 채취해도 무방하다. 싱싱한 것을 준비한다.

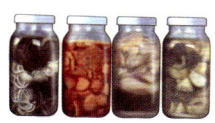

2. 세척 및 준비
뿌리를 포함한 전초를 흐르는 물에 세척한 뒤 물기를 털어낸다. 물기가 조금 있는 상태에서 듬성듬성 썰어서 동량의 설탕에 버무린 뒤 유리 단지나 항아리에 밀봉한다.

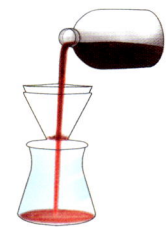

3. 숙성 과정
2~3개월 뒤 효소액이 나오면 건더기를 걸러낸 뒤 효소액을 밀봉하고 12개월 간 숙성시킨다. 몇 개월 간격으로 곰팡이가 보이면 제때 제거한다.

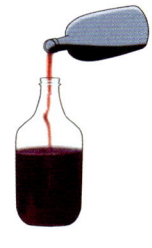

4. 혼합 비율 및 관리 방법
숙성된 효소액을 효소액 1, 발효주 막걸리 0.3, 생수 2 비율로 섞은 뒤 유리병에 넣어 천을 덮고 숨구멍이 있도록 완전 밀봉하지 않는다. 3~12개월 간 발효 및 숙성시키면 식초가 서서히 떠오른다.

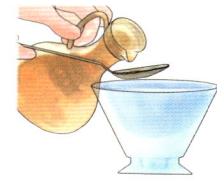

5. 음복 방법
걸러낸 식초를 병에 넣어서 냉장 보관하고, 필요할 때마다 생수를 10~20배 희석해 음용한다.

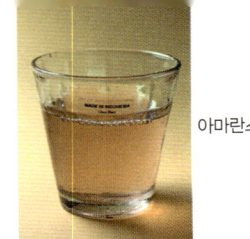
아마란스 식초

노화 예방에 좋은
아마란스로 만드는 아마란스 식초

비름과 한해/여러해살이풀   Amaranthus L.   꽃 : 4~8월   높이 : 50~150cm

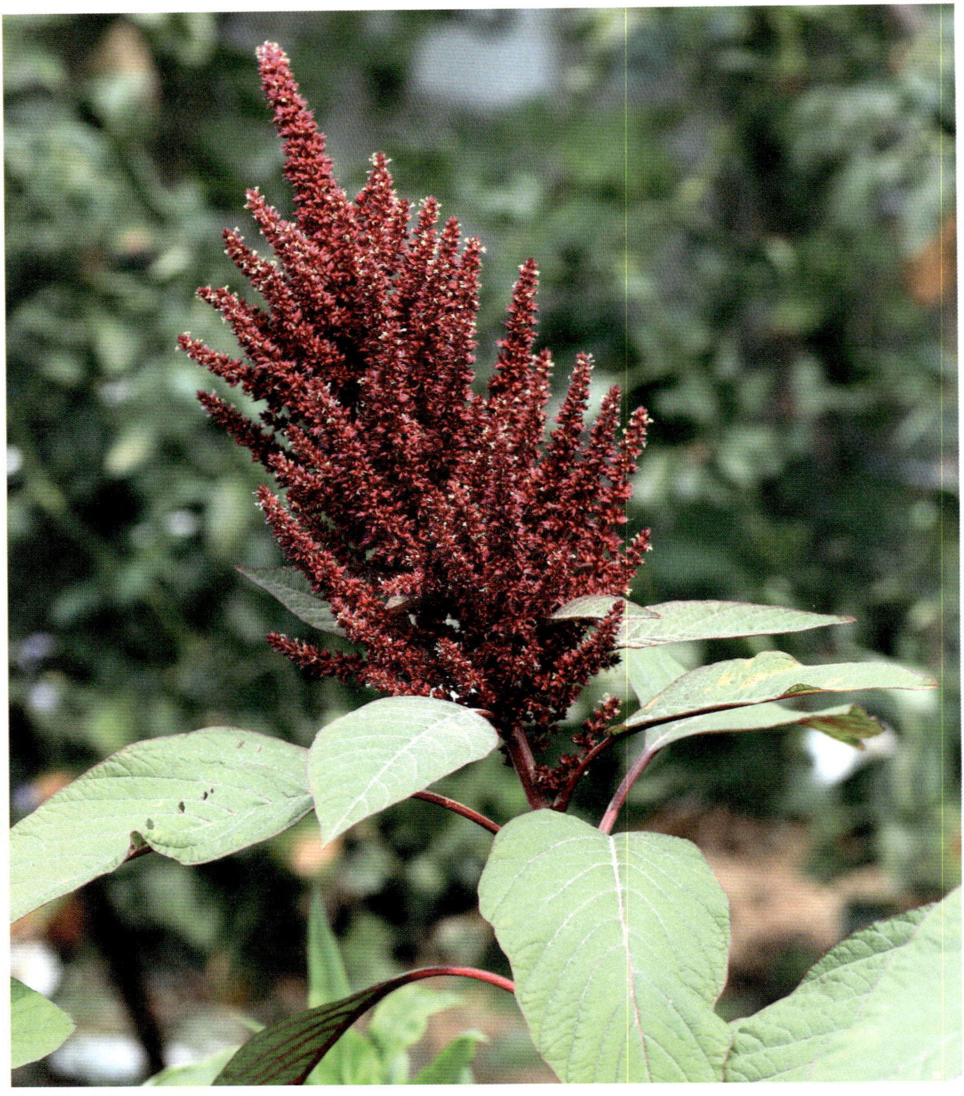

아마란스 꽃

1. 유래

페루 원산지인 아마란스는 전세계에 60여 품종이 분포하고 있다. 우리나라의 경우 강원도에서 많이 재배하는 특용 작물이다. 신대륙이 발견되기 전 아즈텍 문명은 아마란스를 주식으로 섭취했는데 보통 종자를 곡식처럼 섭취하였다. 지금은 슈퍼푸드라는 별명으로 전세계에서 건강식으로 인기를 얻고 있다. 예로부터 종자를 채취할 목적으로 재배해 온 품종은 3품종인데 모두 중남미에서 자생하는 Amaranthus caudatus, Amaranthus cruentus, Amaranthus hypochondriacus 품종이다.

2. 형태

비름과 유사한 외형이지만 더 강건하고 꽃색이 화려하다. 국내에서 나물로 즐겨 먹는 비름도 따지고 보면 아마란스의 일종이다.

3. 효능

잎은 수렴에 효능이 있다. 뿌리는 두통에 외부 연고로 사용한다. 아마란스의 종자는 20%가 단백질일 정도로 단백질 함량이 높다. 나이신을 비롯한 항산화 성분이 다른 식물들에 비해 상대적으로 함유량이 높다. 종자는 노화 예방, 간, 항암에 좋다.

4. 이용

노란색 염료를 얻을 수 있는 염료 식물로 사용한다. 어린 잎은 식용하고 종자는 식용 및 약용한다. 종자는 밀가루처럼 분말을 낸 뒤 그루텐프리 밀가루 대용으로 식용한다. 종자를 볶아서 참깨 대용으로 음식물에 넣거나 각종 음식에 토핑용으로 사용한다. 밥을 지을 때 잡곡 밥처럼 혼합해 밥을 지을 수 있는데 대략 쌀과 아마란스를 20:1 비율로 섞어서 밥을 짓는다.

아마란스 발효 식초 만드는 순서

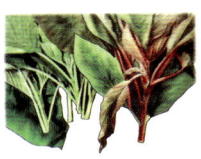

1. 재료 준비
밭에서 채취하되 뿌리를 제외한 지상부나 잎을 꽃이 피기 전의 싱싱한 상태로 준비한다.
종자로 효소를 담글 경우 수분이 없어 효소액이 나오지 않으므로 동량의 물을 혼합해야 한다.

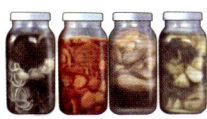

2. 세척 및 준비
전초를 흐르는 물에 세척한 뒤 대충 물기를 털어 낸다. 물기가 조금 있는 상태에서 듬성듬성 썰어서 동량의 설탕의 절반으로 버무린 뒤 유리 단지나 항아리에 넣고 그 위를 남아 있는 설탕으로 덮고 뚜껑을 밀봉한다.

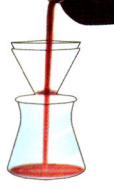

3. 숙성 과정
2~3개월 뒤 효소액이 나오면 건더기를 걸러낸 뒤 효소액을 밀봉하고 12개월 간 숙성시킨다. 몇 개월 간격으로 곰팡이가 보이면 제때 제거한다.

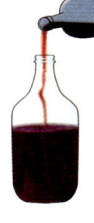

4. 혼합 비율 및 관리 방법
숙성된 효소액을 효소액 1, 발효주 막걸리 0.3, 생수 2 비율로 섞은 뒤 유리병에 넣어 천을 덮고 숨구멍이 있도록 완전 밀봉하지 않는다. 3~12개월 간 발효 및 숙성시키면 식초가 서서히 떠오른다.

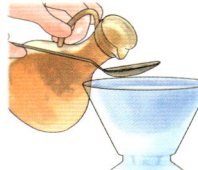

5. 음복 방법
걸러낸 식초를 병에 넣어서 냉장 보관하고, 필요할 때마다 생수를 10배 섞어서 음용한다.

고혈압, 당뇨에 좋은
삼채 뿌리나 잎으로 만드는 **삼채 식초**

백합과 여러해살이풀　*Allium hookeri*　꽃 7~9월　20~60cm

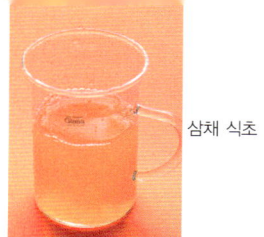
삼채 식초

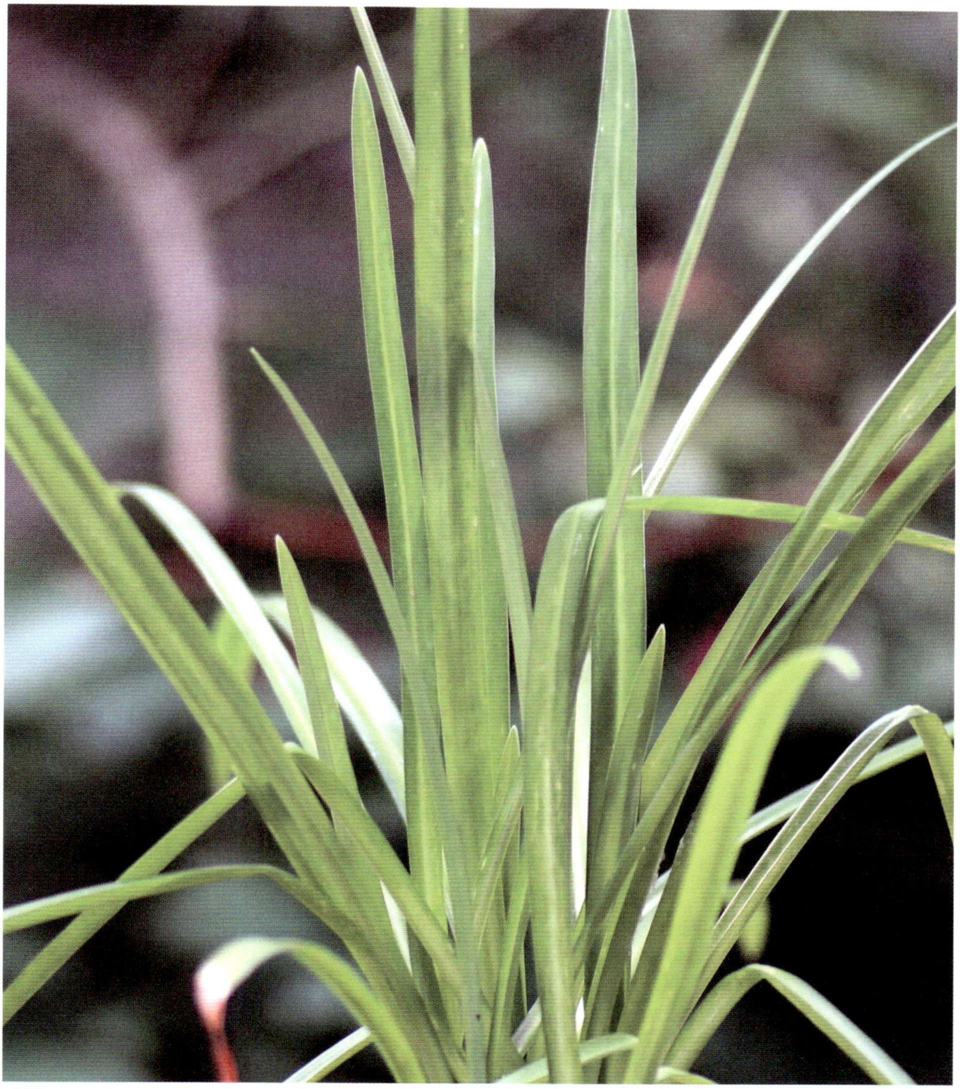

삼채

1. 유래

삼채의 원산지는 동남아 지역이다. 우리나라의 영양부추와 비슷하되 잎의 폭이 더 넓고 더 길다. 맛은 영양부추와 비슷하다. 국내에서는 고혈압에 좋다고 하여 최근 대규모로 도입되어 삼채 농장에서 대량 재배되고 있다.

2. 형태

뿌리는 가느다란 뿌리 형태이다. 뿌리에서 올라온 잎은 길이 60cm까지 자라고 꽃대에서는 6~9월에 파 꽃과 비슷한 모양의 꽃이 개화하고 꽃의 색상은 연록색이다. 잎은 길고 넓적하되 약간 두툼하다. 화원에서 봄이면 삼채 모종을 판매할 정도로 최근 많이 보급되고 있는 텃밭 작물이다.

3. 효능

삼채에는 마늘에 함유된 유황 성분이 다량으로 함유되어 있다. 일반적으로 고혈압에 좋을 뿐만 아니라 당뇨에도 효능이 있는 것으로 알려져 있다.

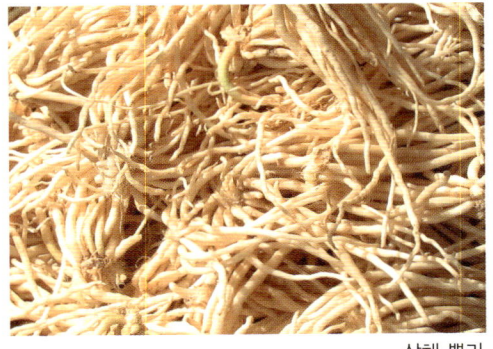

삼채 뿌리

4. 이용

잎은 생채로 먹거나 고추장에 찍어 먹는다. 또는 초고추장에 버무려 먹을 수 있다. 뿌리는 씀바귀 나물처럼 무쳐 먹는데 씀바귀 나물보다는 뿌리가 두툼하고 쓴맛은 덜하다. 약용할 경우 뿌리를 약용한다. 식초를 만들 경우 뿌리를 포함한 전초를 식초로 담글 수 있다.

삼채 발효 식초 만드는 순서

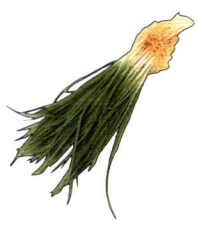

1. 재료 준비
삼채를 뿌리를 포함한 전초를 밭에서 수확한다. 혹은 지역별 약재 도매상에서 구입한다. 뿌리 따로, 잎 따로 효소를 담그는 것이 더 좋지만 함께 효소로 만들어도 상관없다.

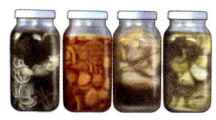

2. 세척 및 준비
뿌리를 포함한 전초를 흐르는 물에 세척한 뒤 물기를 털어낸다. 물기가 조금 있는 상태에서 듬성듬성 썰어서 동량의 설탕에 버무린 뒤 유리 단지나 항아리에 밀봉한다. 뿌리만 담글 경우 뿌리와 1대 1 비율의 수분을 넣어서 효소를 담근다.

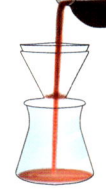

3. 숙성 과정
2~3개월 뒤 효소액이 나오면 건더기를 걸러낸 뒤 효소액을 밀봉하고 12개월 간 숙성시킨다. 몇 개월 간격으로 곰팡이가 보이면 제때 제거한다.

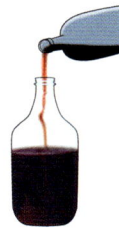

4. 혼합 비율 및 관리 방법
숙성된 효소액을 효소액 1, 발효주 막걸리 0.3, 생수 2 비율로 섞은 뒤 유리병에 넣어 천을 덮고 숨구멍이 있도록 완전 밀봉하지 않는다. 3~12개월 간 발효 및 숙성시키면 식초가 서서히 떠오른다.

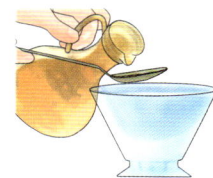

5. 음복 방법
걸러낸 식초를 병에 넣어서 냉장 보관하고, 필요할 때마다 생수를 7배 섞어서 음용한다.

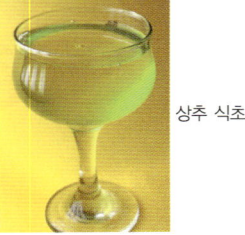
상추 식초

불면증에 좋은
상추로 만드는 상추 식초

국화과 한/두해살이풀   *Lactuca sativa*   꽃 : 6~7월   높이 : 1m

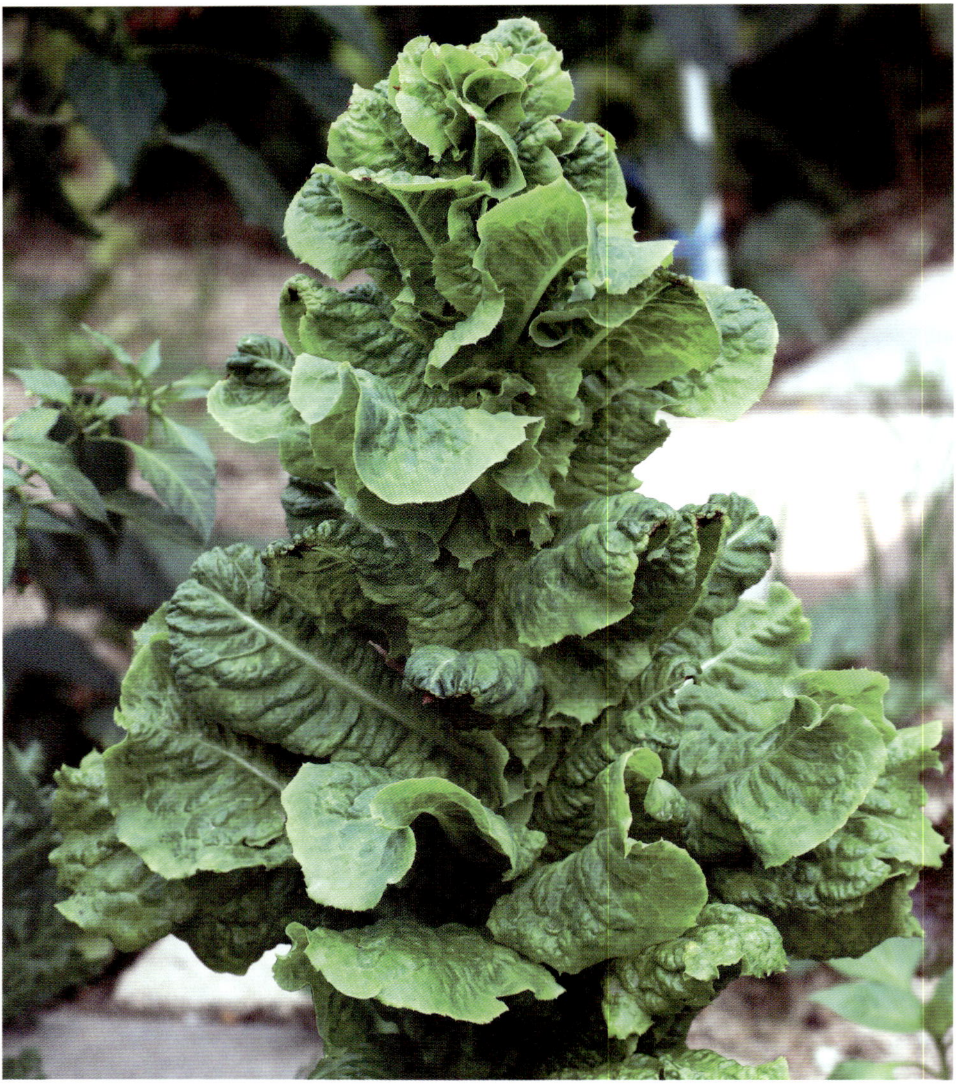

상추

1. 유래

상추의 원산지는 유럽이고 기원전 3,000년 전후부터 인간이 재배를 하였다. 로마 시대 전후 이미 품종별 재배가 되었던 상추는 국내에는 삼국시대 전후 중국을 경유해 전래되었다. 우리나라의 경우 상추를 날것으로 먹는 식습관이 고구려 시대부터 있었던 것으로 추정된다.

2. 형태

상추는 배추처럼 결구를 이루는 결구상추, 잎이 치마처럼 펼쳐지면서 자라는 치마상추 품종, 잎이 곱슬 형태인 곱슬상추, 잎의 가장자리가 깊게 갈라진 품종들이 있다. 모양은 달라도 대부분 같은 맛을 가지고 있다.

상추의 줄기는 높이 1m로 자란다. 6~7월에 국화 꽃 비슷한 노란색 꽃이 줄기 끝에서 무리지어 개화한다. 우리가 먹는 상추는 꽃이 피기 전 수확한 어린 잎이고 꽃이 개화한 이후에는 식용 가치가 없다. 상추는 다양한 품종이 있지만 공통적으로 잎을 씹으면 약간 흰 즙과 함께 미세한 쓴맛이 난다.

3. 효능

상추의 대표 성분은 상추 잎을 자르면 나오는 하얀 즙에 함유된 Lactucarium 성분이다. 이 성분은 최면 효능이 있어 불면증과 신경 불안, 진정에 좋다. 이 성분이 가장 많이 함유된 품종은 양상추 품종이고 일반 상추는 양상추에 비해 함유량이 적은 편이다. 그 외 이뇨, 소화, 해열, 진통에 효능이 있다. 상추를 다량으로 섭취하면 약간의 마취 효과와 불면증에 도움이 되어 불면증으로 밤잠을 설칠 때 도움이 된다. 양상추의 경우에는 수면제 효능이 매우 탁월하므로 한꺼번에 다량 섭취를 피하는 것이

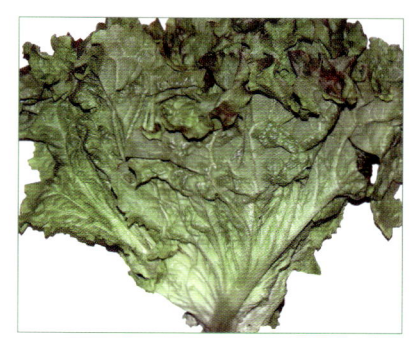

상추

좋지만 불면증이 심할 때 섭취하면 바로 잠을 잘 수 있다.

4. 이용

상추의 잎은 날것으로 섭취하는데 보통은 쌈밥으로 많이 먹는다. 유럽에서는 샐러드, 샌드위치 등에 상추를 사용한다. 우리나라에서는 겉절이 김치를 만들어 먹는다. 발아 종자도 식용할 수 있다.

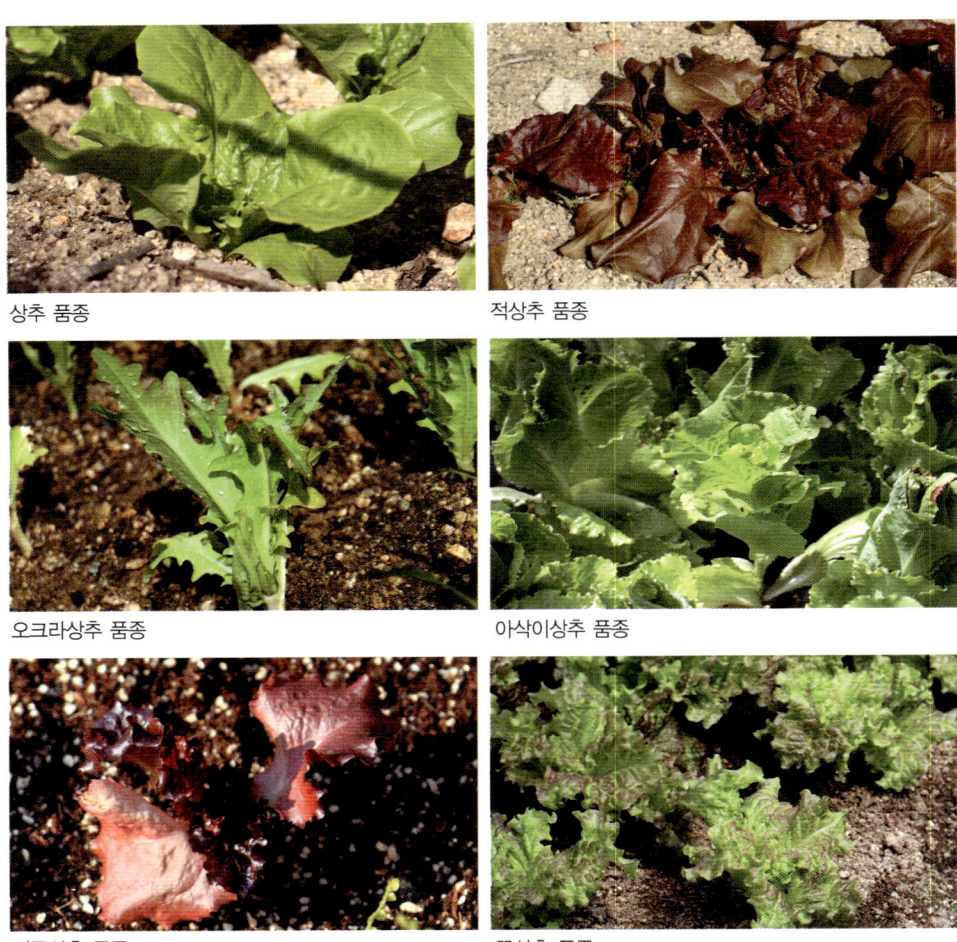

상추 품종

적상추 품종

오크라상추 품종

아삭이상추 품종

적꽃상추 품종

꽃상추 품종

상추 발효 식초 만드는 순서

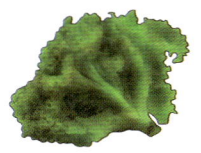

1. 재료 준비
마트에서 구매한 싱싱한 상추를 준비한다.

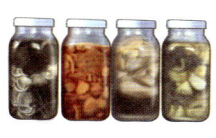

2. 세척 및 준비
전초를 흐르는 물에 세척한 뒤 물기를 대충 털어낸다. 물기가 조금 있는 상태에서 듬성듬성 썰어서 동량의 설탕의 절반으로 버무린 뒤 유리 단지나 항아리에 넣고 그 위를 남아 있는 설탕으로 덮고 뚜껑을 밀봉한다.

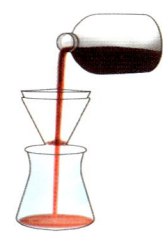

3. 숙성 과정
1~3개월 뒤 효소액이 나오면 건더기를 걸러낸 뒤 효소액을 밀봉하고 12개월 간 숙성시킨다. 몇 개월 간격으로 곰팡이가 보이면 제때 제거한다.

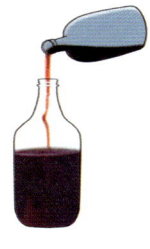

4. 혼합 비율 및 관리 방법
숙성된 효소액을 효소액 1, 발효주 막걸리 0.3, 생수 2 비율로 섞은 뒤 유리병에 넣어 천을 덮고 숨구멍이 있도록 완전 밀봉하지 않는다. 3~12개월 간 발효 및 숙성시키면 식초가 서서히 떠오른다.

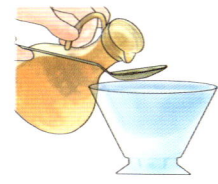

5. 음복 방법
걸러낸 식초를 병에 넣어서 냉장 보관하고, 필요할 때마다 생수를 7배 섞어서 음용한다.

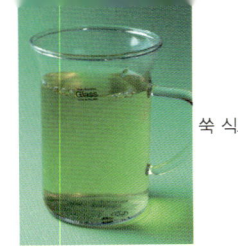
쑥 식초

부인병에 좋은
쑥으로 만드는 쑥 식초

국화과 여러해살이풀　*Artemisia princeps*　꽃 : 7~9월　높이 : 60~150cm

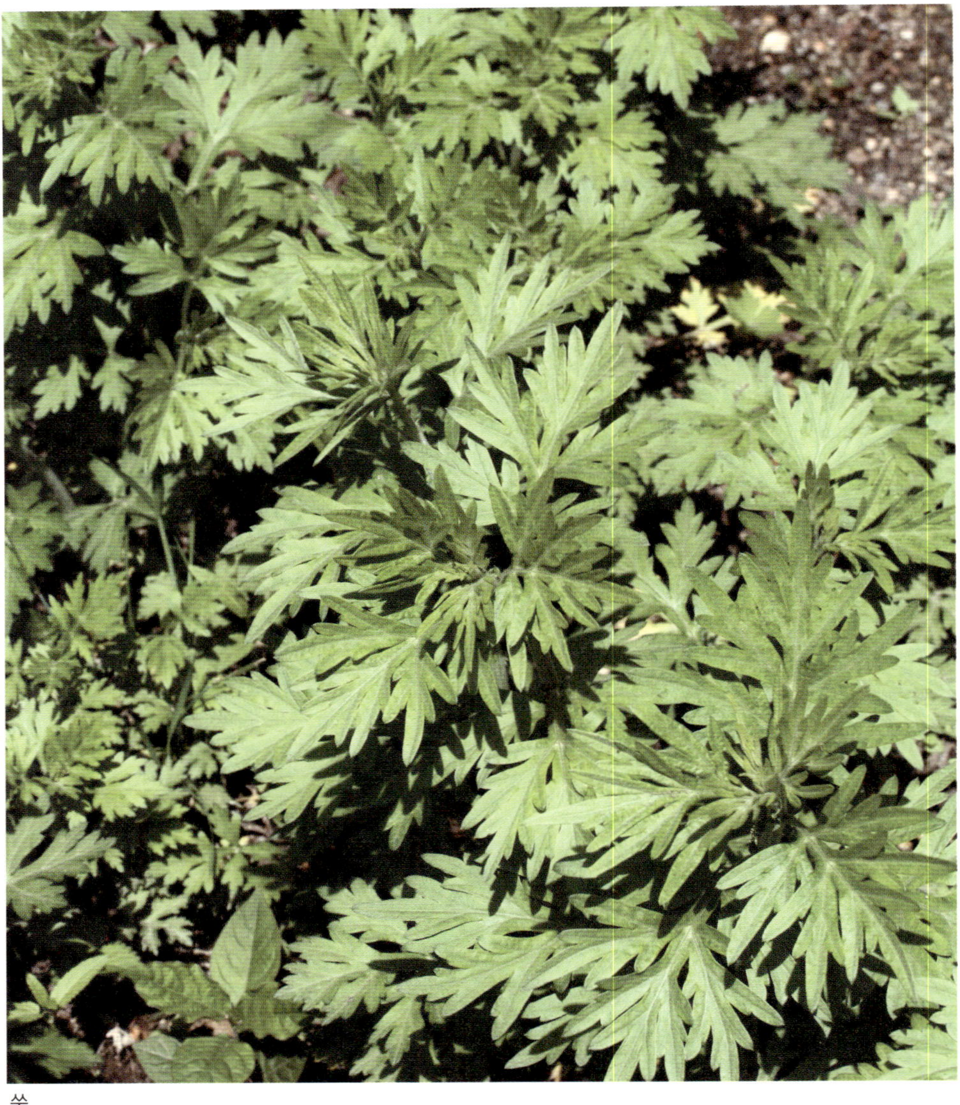

쑥

1. 유래

한국, 중국, 일본의 들판에서 흔히 자라는 다년생 식물이다. 유사한 식물이 많으므로 식초로 담글 경우 식용 쑥이나 약용 쑥을 준비한다. '참쑥'은 흔히 쑥 된장국이나 쑥떡으로 먹는 식용 쑥이고 '사철쑥', '더위지기'는 '인진쑥'이라고 불리며 약용으로 사용한다. 그 외 덤불쑥 등을 약용할 수 있다.

2. 형태

쑥 종류는 보통 높이 60~150cm로 자란다. 꽃은 7~9월에 개화하고 꽃처럼 보이지 않은 둥근 열매처럼 보이는데 돋보기로 확대해 보면 꽃이다. 쑥 종류는 대부분 잎의 가장자리가 깊게 갈라지고 잎을 짓이겨 냄새를 맡으면 쑥 냄새나 국화 꽃 냄새가 나는데 보통은 쑥 냄새가 난다.

3. 효능

참쑥은 출혈, 고혈압, 부스럼, 설사, 항균, 노화 예방, 복부 냉증, 대하, 월경 불순에 효능이 있다. 사철쑥은 간염, 이뇨, 황달에 효능이 있다. 더위지기는 황달, 신경 불안에 좋다. 개똥쑥은 해열, 거풍, 말라리아, 설사에 효능이 있다. 산에서 상처를 입었을 때 항균 효능이 있으므로 쑥을 짓이겨 바른다.

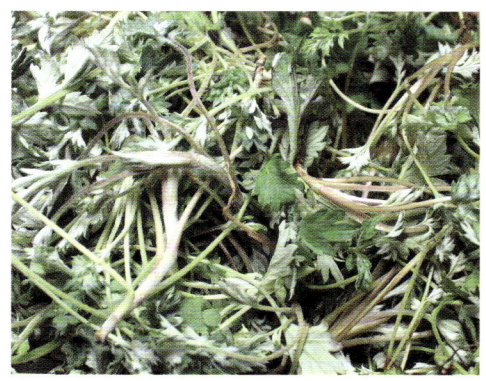
채취한 쑥

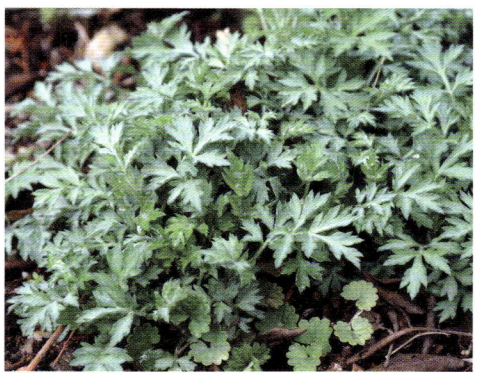
참쑥

4. 이용

참쑥은 쑥 된장국, 쑥떡을 만들어 먹는다. 인진쑥으로 취급하는 더위지기, 사철쑥은 각 약용 목적에 맞게 약용하는데 보통 잘 건조시킨 쑥을 달여 먹는 방식이다. 참고로 쑥을 채취할 때는 도로변이 아닌 대기 오염이 없는 지역, 농약을 사용하지 않은 논둑, 밭둑, 산지의 양지바른 풀밭에서 채취하는 것이 좋다.

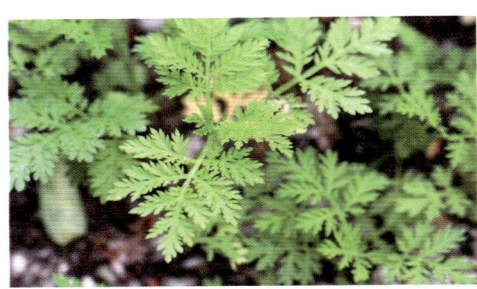

개똥쑥

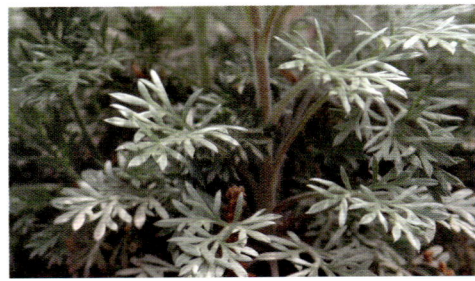

사철쑥

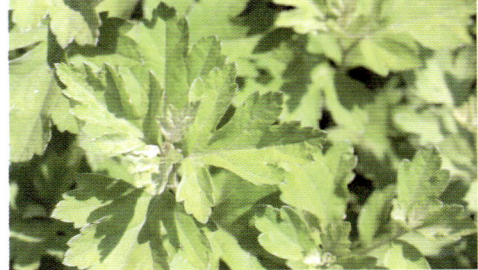

덤불쑥

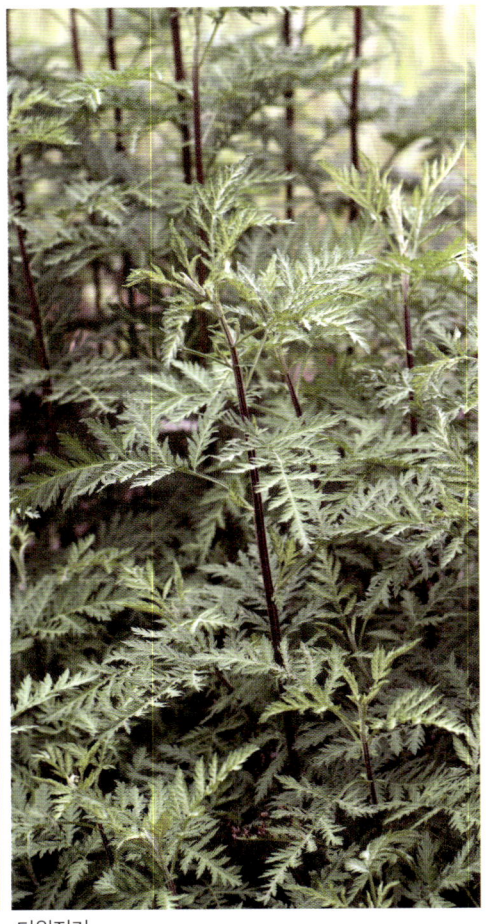

더위지기

쑥 발효 식초 만드는 순서

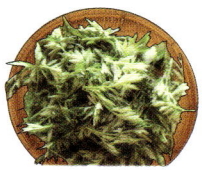

1. 재료 준비
산, 들판에서 채취한 쑥을 싱싱한 상태일 때 사용한다. 재료가 건조한 경우에는 효소 진액이 나오지 않기 때문에 말린 쑥으로 효소를 담글 경우에는 동량의 수분을 추가해 준다.

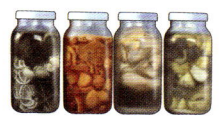

2. 세척 및 준비
뿌리를 포함한 전초를 흐르는 물에 세척한 뒤 대충 물기를 털어낸다. 물기가 조금 있는 상태에서 듬성듬성 썰어서 동량의 설탕의 절반으로 버무린 뒤 유리 단지나 항아리에 넣고 그 위를 남아 있는 설탕으로 덮고 뚜껑을 밀봉한다.

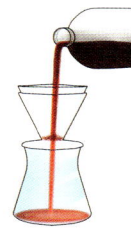

3. 숙성 과정
2~3개월 뒤 효소액이 나오면 건더기를 걸러낸 뒤 효소액을 밀봉하고 12개월 간 숙성시킨다. 몇 개월 간격으로 곰팡이가 보이면 제때 제거한다.

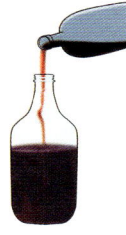

4. 혼합 비율 및 관리 방법
숙성된 효소액을 효소액 1, 발효주 막걸리 0.3, 생수 2 비율로 섞은 뒤 유리병에 넣어 천을 덮고 숨구멍이 있도록 완전 밀봉하지 않는다. 3~12개월 간 발효 및 숙성시키면 식초가 서서히 떠오른다.

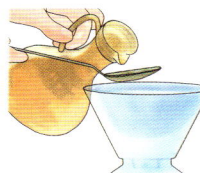

5. 음복 방법
걸러낸 식초를 병에 넣어서 냉장 보관하고, 필요할 때마다 생수를 10~20배 섞어서 음용한다.

위통, 식욕 부진에 좋은
쑥갓 식초

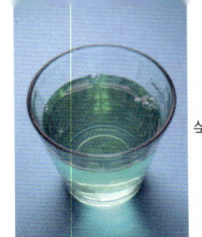
쑥갓 식초

국화과 한/두해살이풀　*Chrysanthemum coronarium*　꽃 : 5~6월　높이 : 50~100cm

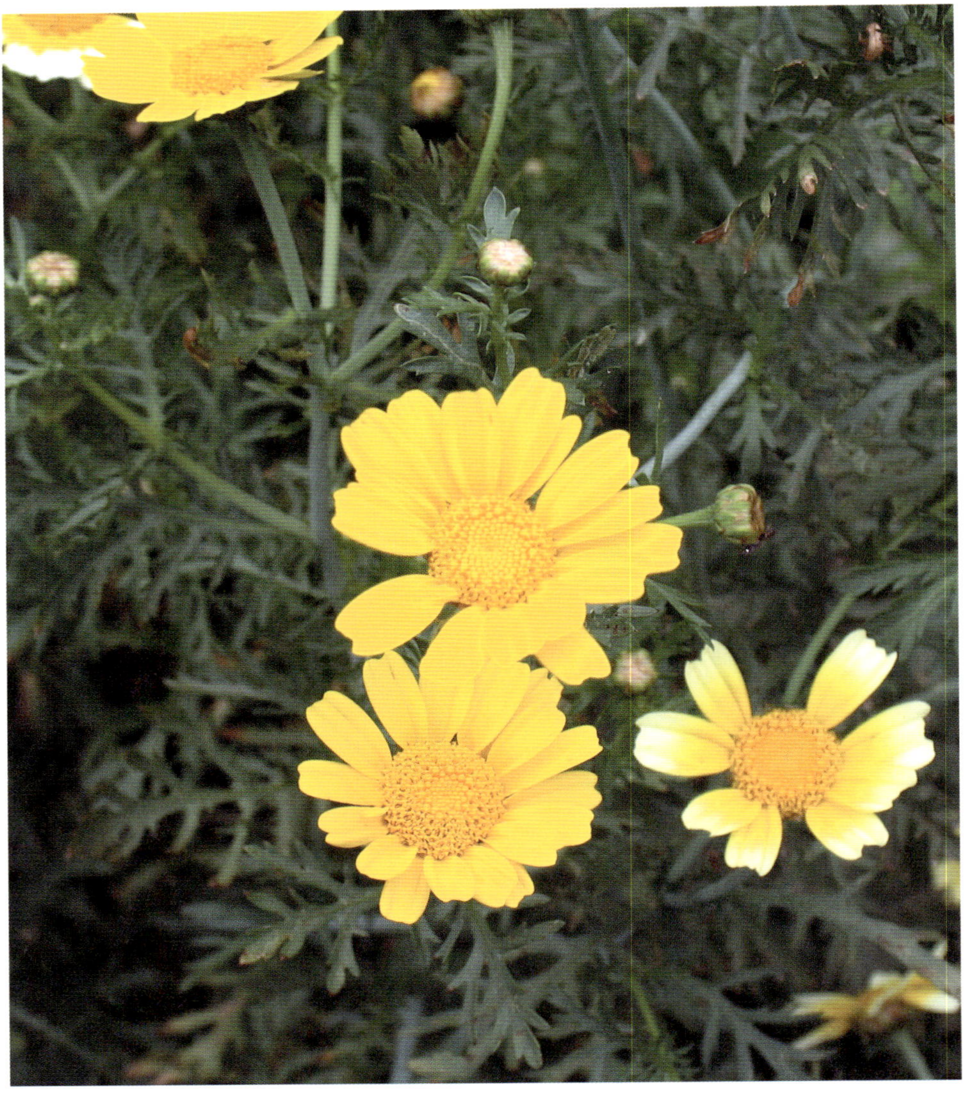

쑥갓 꽃

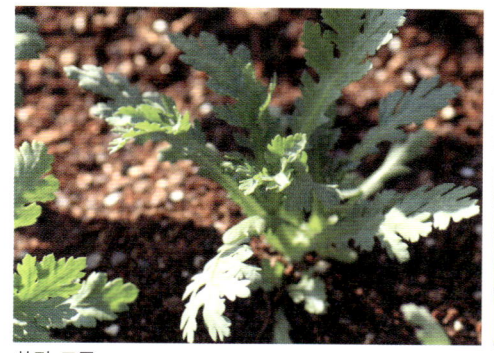
쑥갓 모종

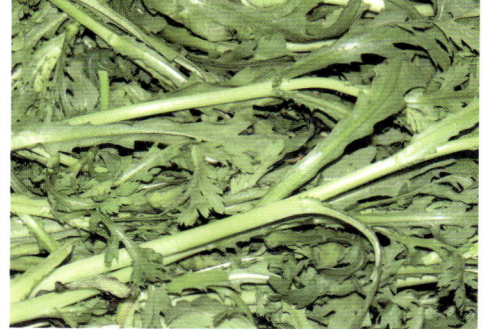
쑥갓 재료

1. 유래

남유럽 원산지인 쑥갓은 국화과 식물 중에서 식용이 가능한 식물이다. 오래 전부터 세계 곳곳에서 재배를 했는데 서양에서는 관상용, 동양에서는 향미 채소용으로 재배를 한다.

2. 형태

원줄기는 높이 50~100cm이다. 잎은 줄기에서 어긋나고 잎의 가장자리는 2회 깃꼴로 갈라진 뒤 갈라진 부분이 깊게 갈라진다. 전초에서 쑥갓 향이 풍긴다. 꽃은 품종에 따라 개화 시기가 다른데 국내의 경우 초여름인 5~6월에 개화한다. 꽃 모양이 국화 꽃을 닮았기 때문에 화단용 식물로도 안성맞춤이다.

3. 효능

뿌리를 포함한 전초에 항산화 성분이 함유되어 있지만 약간의 독성 성분이 있으므로 소량 섭취를 원칙으로 한다. 주로 위통에 효능이 있고 식욕 부진, 변비, 불면증, 신경 안정에 좋다.

4. 이용

꽃이 개화하기 전 어린 잎을 향미 채소로 식용한다. 끓는 물에 살짝 데친 후 나물로 무쳐 먹을 수 있다. 염료 식물로 사용한 기록이 있다.

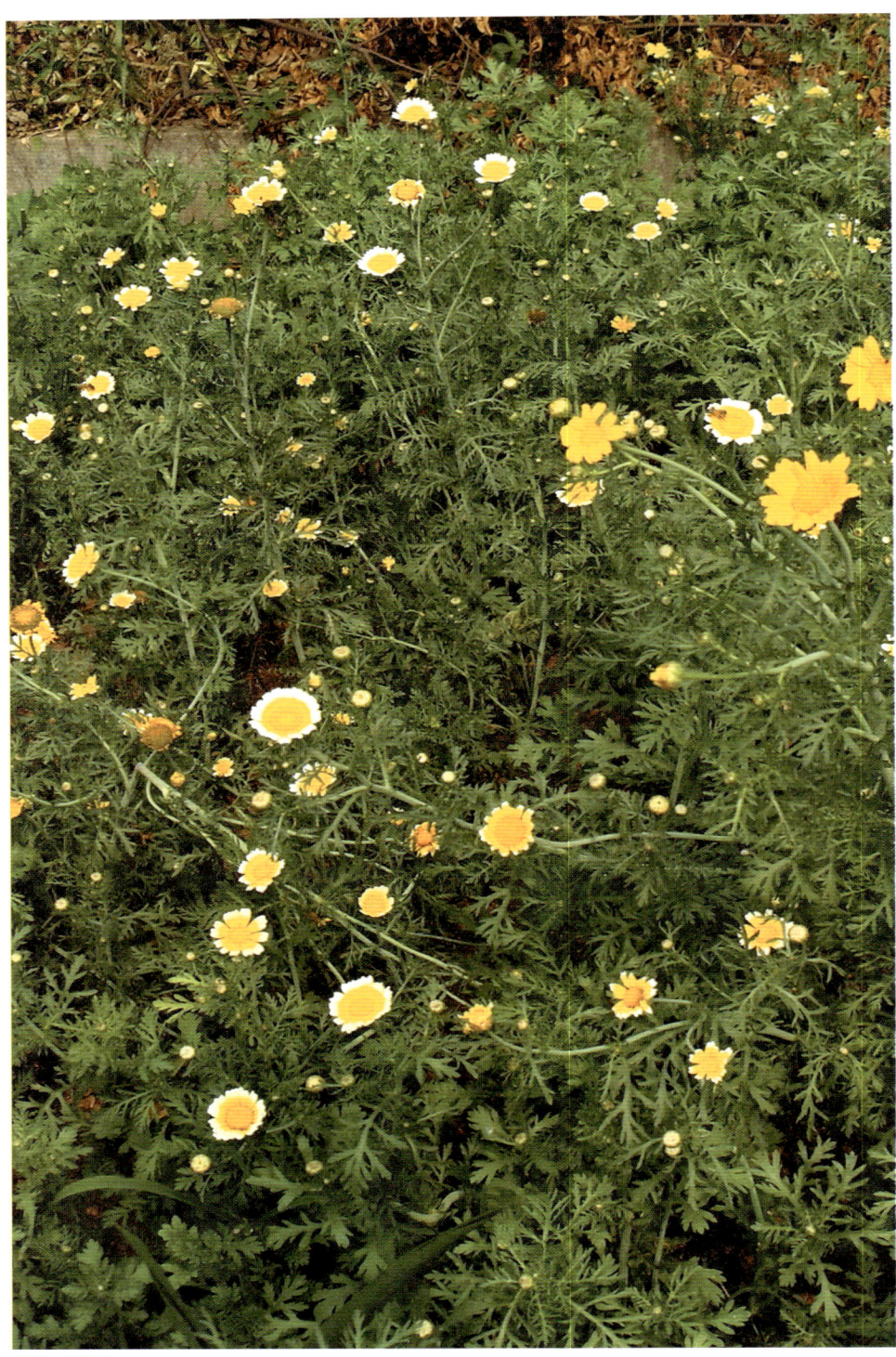

쑥갓 재배 밭

쑥갓 발효 식초 만드는 순서

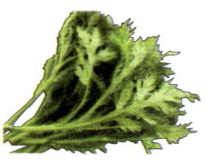

1. 재료 준비

밭에서 재배한 것 또는 마트에서 구입한 쑥갓 지상부를 싱싱한 상태로 준비한다.

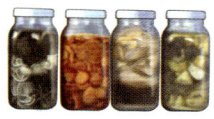

2. 세척 및 준비

흐르는 물에 쑥갓을 깨끗이 세척한 뒤 물기를 털어 낸다. 물기가 조금 있는 상태에서 듬성듬성 썰어서 동량의 설탕의 절반으로 버무린 뒤 유리 단지나 항아리에 넣고 그 위를 남아 있는 설탕으로 덮고 뚜껑을 밀봉한다.

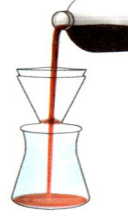

3. 숙성 과정

2~3개월 뒤 효소액이 나오면 건더기를 걸러낸 뒤 효소액을 밀봉하고 12개월 간 숙성시킨다. 몇 개월 간격으로 곰팡이가 보이면 제때 제거한다.

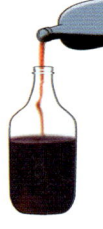

4. 혼합 비율 및 관리 방법

숙성된 효소액을 효소액 1, 발효주 막걸리 0.3, 생수 2 비율로 섞은 뒤 유리병에 넣어 천을 덮고 숨구멍이 있도록 완전 밀봉하지 않는다. 3~12개월 간 발효 및 숙성시키면 식초가 서서히 떠오른다.

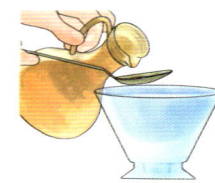

5. 음복 방법

걸러낸 식초를 병에 넣어서 냉장 보관하고, 필요할 때마다 생수를 10~20배 섞어서 음용한다.

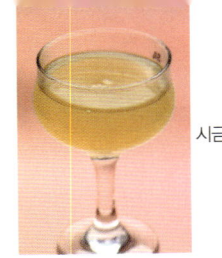
시금치 식초

항당뇨, 항암 성분이 있는
시금치로 만드는 시금치 식초

명아주과 한/두해살이풀　　*Spinacia oleracea*　　꽃 : 5월　　높이 : 30~60cm

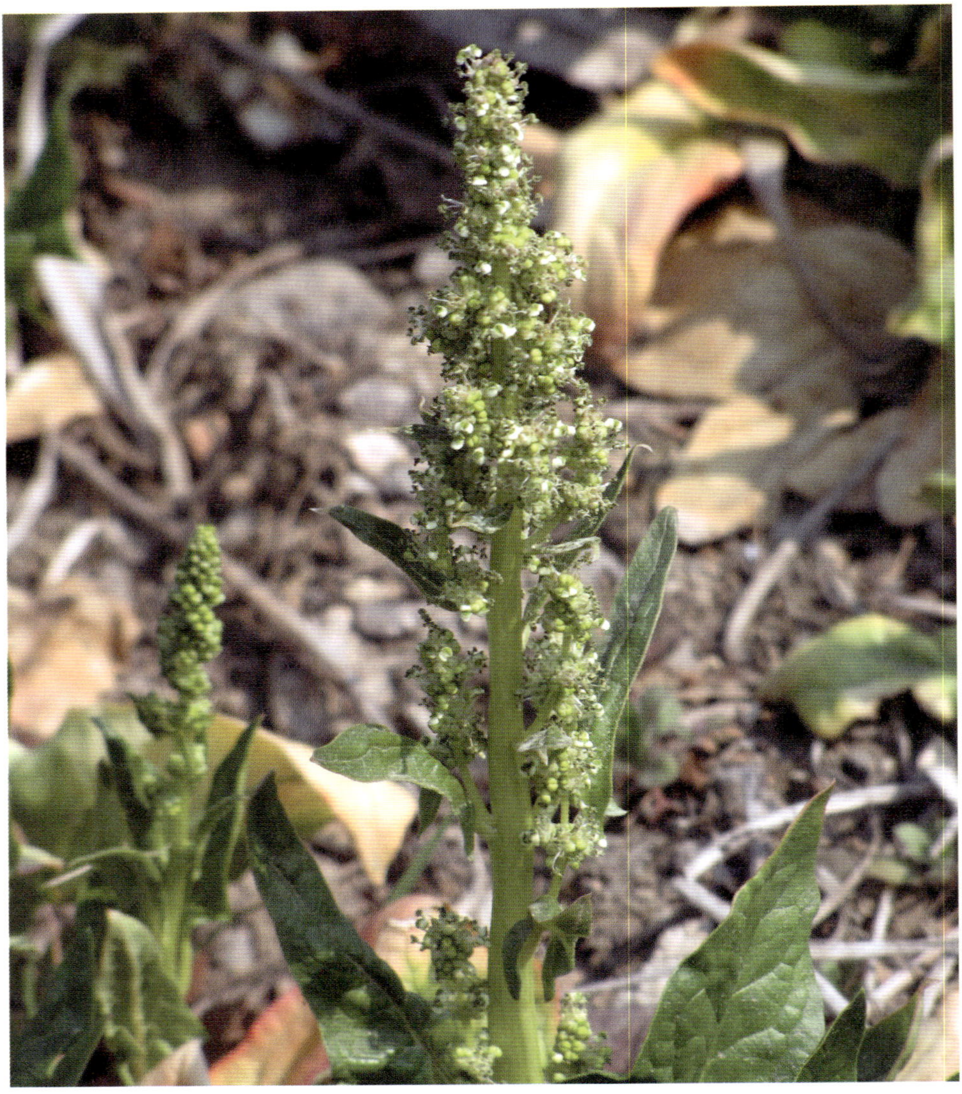

시금치

1. 유래

페르시아, 인도 등의 중앙아시아~서남아시아 원산의 시금치는 7~9세기경 동쪽으로는 중국, 서쪽으로는 이탈리아로 전래되면서 지금은 전세계에서 즐겨 먹는 채소 작물이 되었다. 우리나라의 경우 조선 초부터 밭 작물로 재배한 것으로 추정하고 있다.

2. 형태

원줄기는 높이 30~60cm로 자라고 원줄기의 속은 비어 있다. 하우스가 아닌 노지에서 키울 경우 보통 5월에 꽃이 개화한다. 잎은 어긋나고 잎자루가 있으며 잎의 가장자리는 아래쪽이 깊게 갈라지고 윗부분은 갈라지지 않는다. 꽃은 암수딴그루인데 수꽃은 수상꽃차례~원추꽃차례로 피고, 암꽃은 잎겨드랑이에서 달린다.

3. 효능

시금치를 일반적인 방법으로 섭취해도 해열, 빈혈, 괴혈병, 시력, 당뇨 등에 효능이 있고 항암에도 좋다. 시금치는 단백질 함량이 높은 채소이므로 다른 채소에 비해 포만감이 높다. 과다 섭취를 하면 결석을 유발할 수 있으므로 소량 섭취를 권장한다.

4. 이용

우리나라에서는 된장국이나 나물로 섭취한다. 이태리에서는 계란찜 같은 요리에 시금치를 채소처럼 넣어 먹는다. 샌드위치에 넣을 수도 있다. 어린 싹은 샐러드로 섭취할 수 있다.

시금치

시금치 발효 식초 만드는 순서

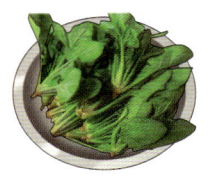

1. 재료 준비
마트에서 시금치를 구입하되 싱싱한 상태일 때 사용한다.

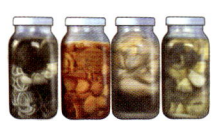

2. 세척 및 준비
뿌리를 포함한 전초를 흐르는 물에 세척한 뒤 물기를 털어낸다. 물기가 조금 있는 상태에서 듬성듬성 썰어서 동량의 설탕의 절반으로 버무린 뒤 유리 단지나 항아리에 넣고 그 위를 남아 있는 설탕으로 덮고 뚜껑을 밀봉한다.

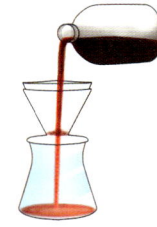

3. 숙성 과정
2~3개월 뒤 효소액이 나오면 건더기를 걸러낸 뒤 효소액을 밀봉하고 12개월 간 숙성시킨다. 몇 개월 간격으로 곰팡이가 보이면 제때 제거한다.

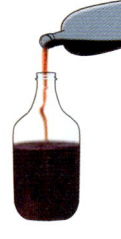

4. 혼합 비율 및 관리 방법
숙성된 효소액을 효소액 1, 발효주 막걸리 0.3, 생수 2 비율로 섞은 뒤 유리병에 넣어 천을 덮고 숨구멍이 있도록 완전 밀봉하지 않는다. 3~12개월 간 발효 및 숙성시키면 식초가 서서히 떠오른다.

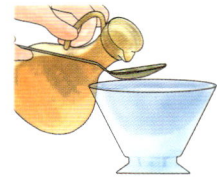

5. 음복 방법
걸러낸 식초를 병에 넣어서 냉장 보관하고, 필요할 때마다 생수를 7~20배 섞어서 음용한다.

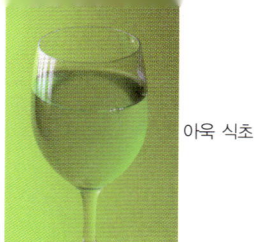
아욱 식초

당뇨에 좋은
아욱으로 만드는 아욱 식초

아욱과 한해/여러해살이풀   *Malva verticillata*   꽃 : 6~7월   높이 : 50~150cm

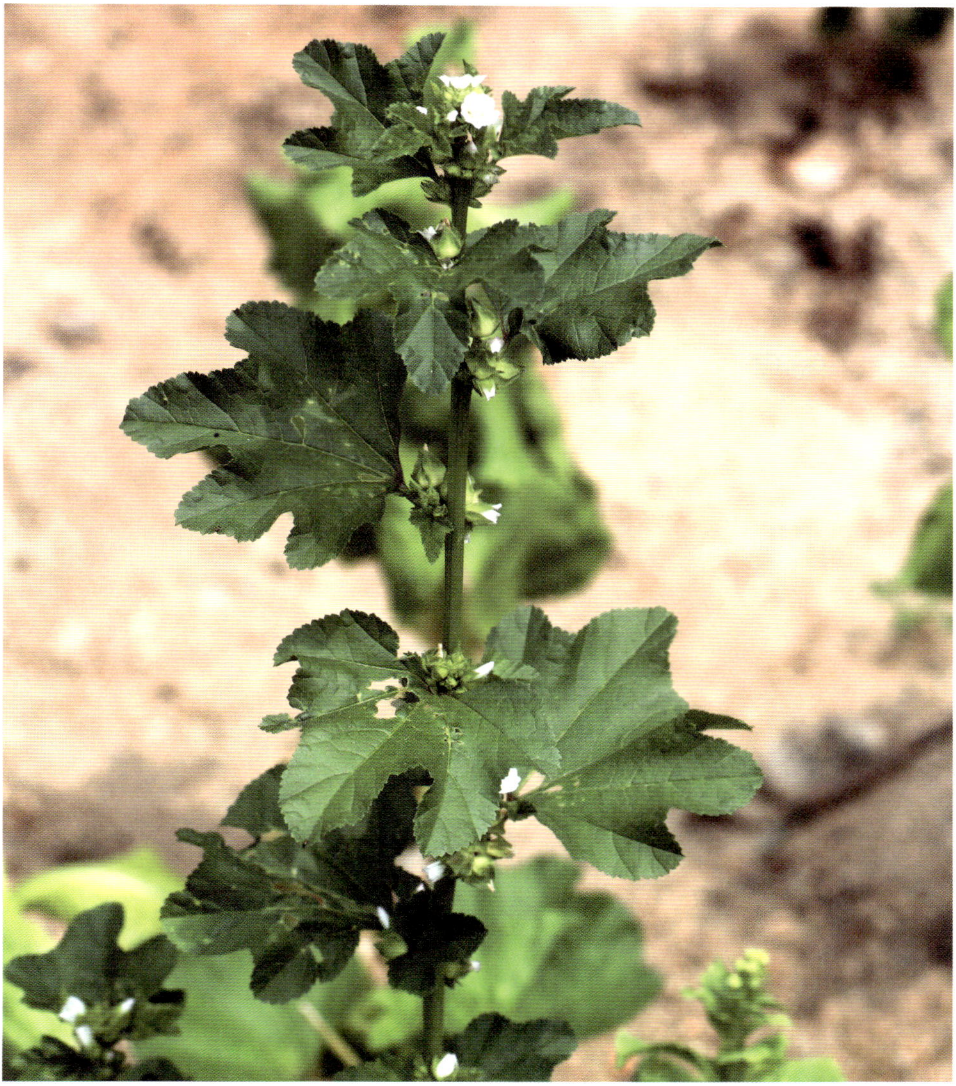

아욱 전초

1. 유래

아시아 온대 지방과 아열대 지방에서 자생한다. 아열대 지방에서는 여러해살이풀이지만 우리나라에서는 한해살이 혹은 두해살이로 자란다. 고려시대 전후 중국에서 전래된 것으로 보고 있다.

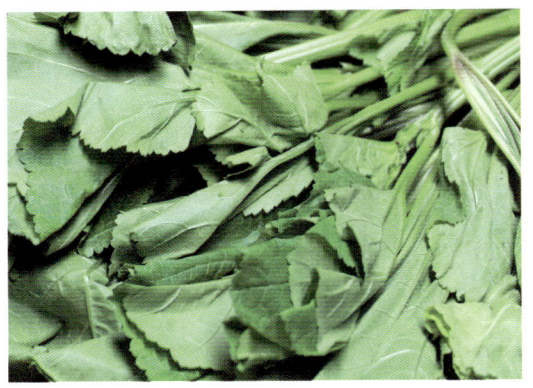

채취한 아욱 잎

2. 형태

밭에서 재배하는 아욱의 원줄기는 높이 50~100cm로 자란다. 꽃은 6~7월 한여름에 개화한다. 잎은 어긋나고 긴 잎자루가 있다. 잎의 길이는 15cm 전후이고 가장자리가 5~7개로 갈라진 뒤 사이사이에 둔한 톱니가 있다.

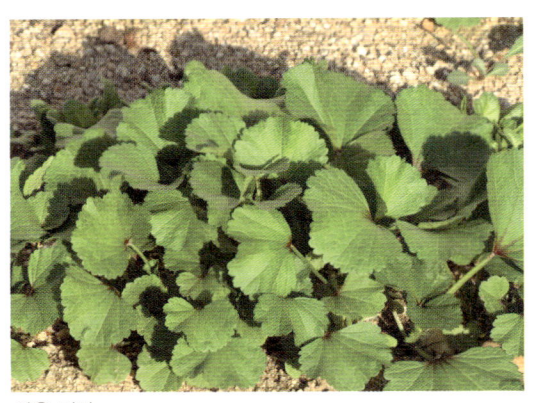

아욱 텃밭

3. 효능

한방에서는 동규(冬葵)라고도 한다. 아욱 종자는 신장, 이뇨, 모유 촉진, 임질에 효능이 있고 아욱 뿌리는 당뇨, 백일해, 임질에 좋다. 아욱 잎은 해열, 해수, 기침, 설사에 좋다.

4. 이용

국거리 채소 중에서 건강에 가장 좋은 국거리 채소이다. 보통 아욱 잎과 줄기를 식용하는데 된장국을 끓여 먹는 것이 가장 좋다. 꽃이 피기 전의 잎과 줄기를 수확해 식용한다.

아욱 발효 식초 만드는 순서

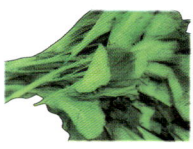
1. 재료 준비
밭에서 뿌리를 포함한 아욱 전체를 채취한다. 또는 시장에서 아욱을 구입해 준비한다. 싱싱한 상태일 때 효소로 담근다.

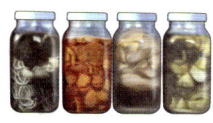
2. 세척 및 준비
뿌리를 포함한 전초를 흐르는 물에 세척한 뒤 대충 물기를 털어낸다. 물기가 조금 있는 상태에서 듬성듬성 썰어서 동량의 설탕에 버무린 뒤 유리 단지나 항아리에 밀봉한다. 수분이 부족해 보이면 수분을 조금 넣어 준다.

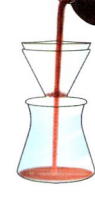
3. 숙성 과정
2~3개월 뒤 효소액이 나오면 건더기를 걸러낸 뒤 효소액을 밀봉하고 12개월 간 숙성시킨다. 몇 개월 간격으로 곰팡이가 보이면 제때 제거한다.

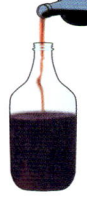
4. 혼합 비율 및 관리 방법
숙성된 효소액을 효소액 1, 발효주 막걸리 0.3, 생수 2 비율로 섞은 뒤 유리병에 넣어 천을 덮고 숨구멍이 있도록 완전 밀봉하지 않는다. 3~12개월 간 발효 및 숙성시키면 식초가 서서히 떠오른다.

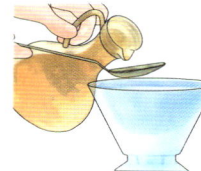
5. 음복 방법
걸러낸 식초를 병에 넣어서 냉장 보관하고, 필요할 때마다 생수를 7~10배 섞어서 음용한다.

항암, 노화 예방에 좋은
양배추로 만드는 **양배추 식초**

십자화과 두해살이풀　　Brassica o. capitata　　꽃 : 5~8월　　높이 : 60~100cm

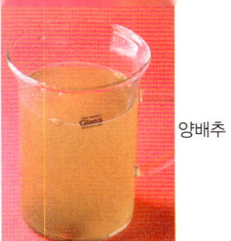
양배추 식초

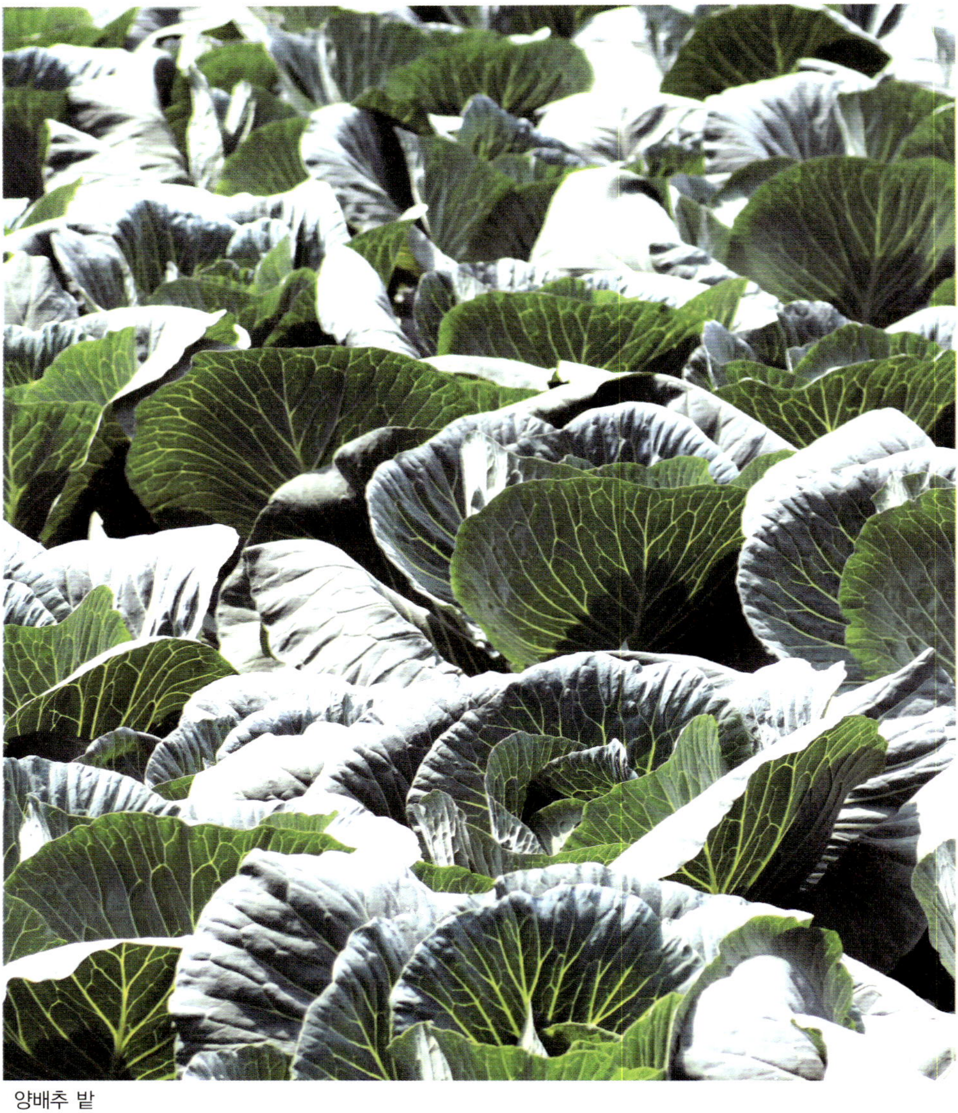

양배추 밭

1. 유래

 남유럽 지중해 일대에서 자생하는 야생종들이 자연적으로 교배되어 만들어진 것이 양배추이다. 양배추는 기원전 1~6세기경 지중해에서 서유럽 전역으로 널리 전파되었다. 양배추를 지금처럼 채소 작물로 즐겨 섭취한 것은 유럽의 중세 때이다. 지금은 전세계에서 가장 인기 있는 건강식 채소 작물이다.

2. 형태

 꽃대는 높이 100cm까지 자라고 5~8월에 꽃이 개화한다. 잎은 길이 10~30cm이다. 어린 잎은 치마 형태로 벌어지면서 자란다. 양배추는 성장을 계속하면서 포기의 모양이 점점 둥근 모양의 결구 형태로 변한다.

3. 효능

 양배추는 흔히 세계 10대 장수 식품으로 알려져 있다. 일반적인 양배추는 항암, 노화 예방에 좋고 보라색 양배추는 항암, 노화 예방, 시력에 효능이 있다. 공통적으로 고혈압, 위장염, 피부 미용, 변비에도 효능이 있다.

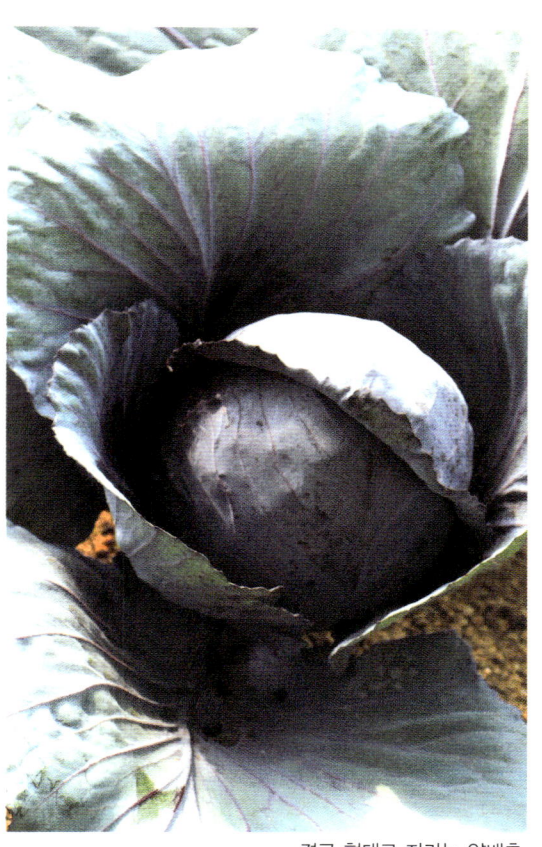

결구 형태로 자라는 양배추

4. 이용

 끓는 물에 데치면 좋은 영양 성분이 사라지므로 보통은 열을 가하지 않은 샐러드나 생채 등으로 섭취하는 것이 좋다. 샐러드로 섭취할 경우 토양 물질에 오염되지 않도록 깨끗하게 세척한 후 섭취한다.

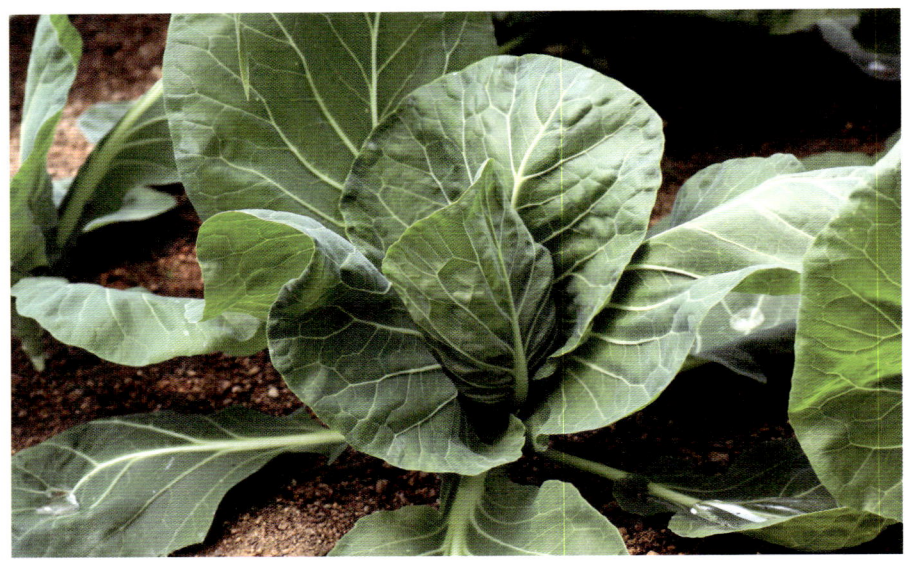
꼬마양배추 품종

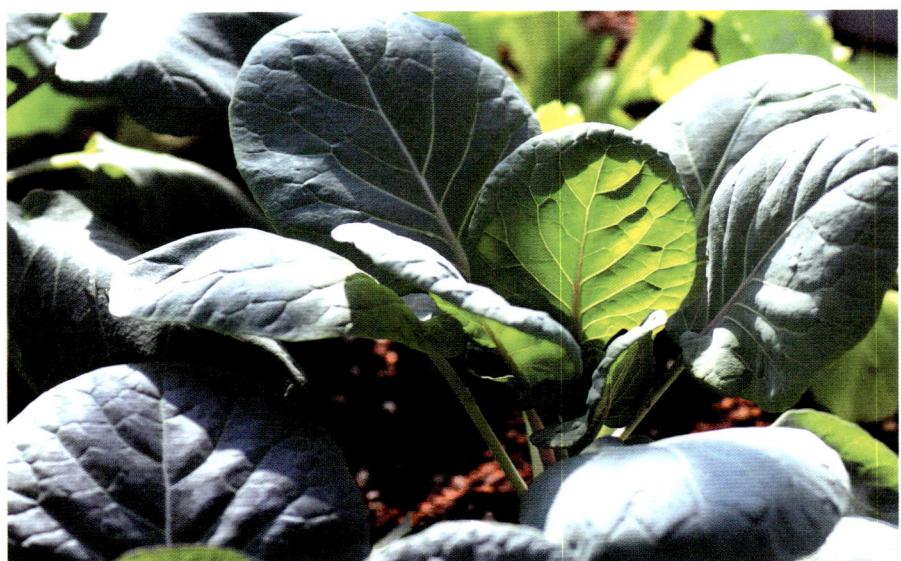
방울양배추 품종

양배추 발효 식초 만드는 순서

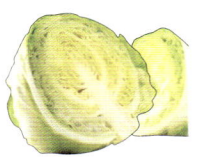

1. 재료 준비
마트에서 양배추를 구입한다. 겉껍질이 싱싱한 재료를 준비한다.

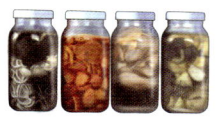

2. 세척 및 준비
전초를 흐르는 물에 세척한 뒤 대충 물기를 털어낸다. 물기가 조금 있는 상태에서 듬성듬성 썰어서 동량의 설탕의 절반으로 버무린 뒤 유리 단지나 항아리에 넣고 그 위를 남아 있는 설탕으로 덮고 뚜껑을 밀봉한다.

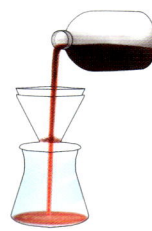

3. 숙성 과정
1~2개월 뒤 효소액이 나오면 건더기를 걸러낸 뒤 효소액을 밀봉하고 12개월 간 숙성시킨다. 몇 개월 간격으로 곰팡이가 보이면 제때 제거한다.

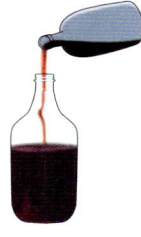

4. 혼합 비율 및 관리 방법
숙성된 효소액을 효소액 1, 발효주 막걸리 0.3, 생수 2 비율로 섞은 뒤 유리병에 넣어 천을 덮고 숨구멍이 있도록 완전 밀봉하지 않는다. 3~12개월 간 발효 및 숙성시키면 식초가 서서히 떠오른다.

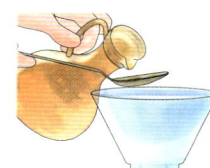

5. 음복 방법
걸러낸 식초를 병에 넣어서 냉장 보관하고, 필요할 때마다 생수를 7배 섞어서 음용한다.

기관지염, 혈액 순환에 좋은
영양부추(조선부추)로 만드는 영양부추 식초

백합과 여러해살이풀 *Allium anisopodium* 꽃 : 7~8월 높이 : 20~40cm

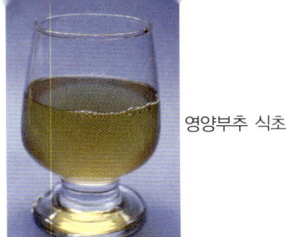
영양부추 식초

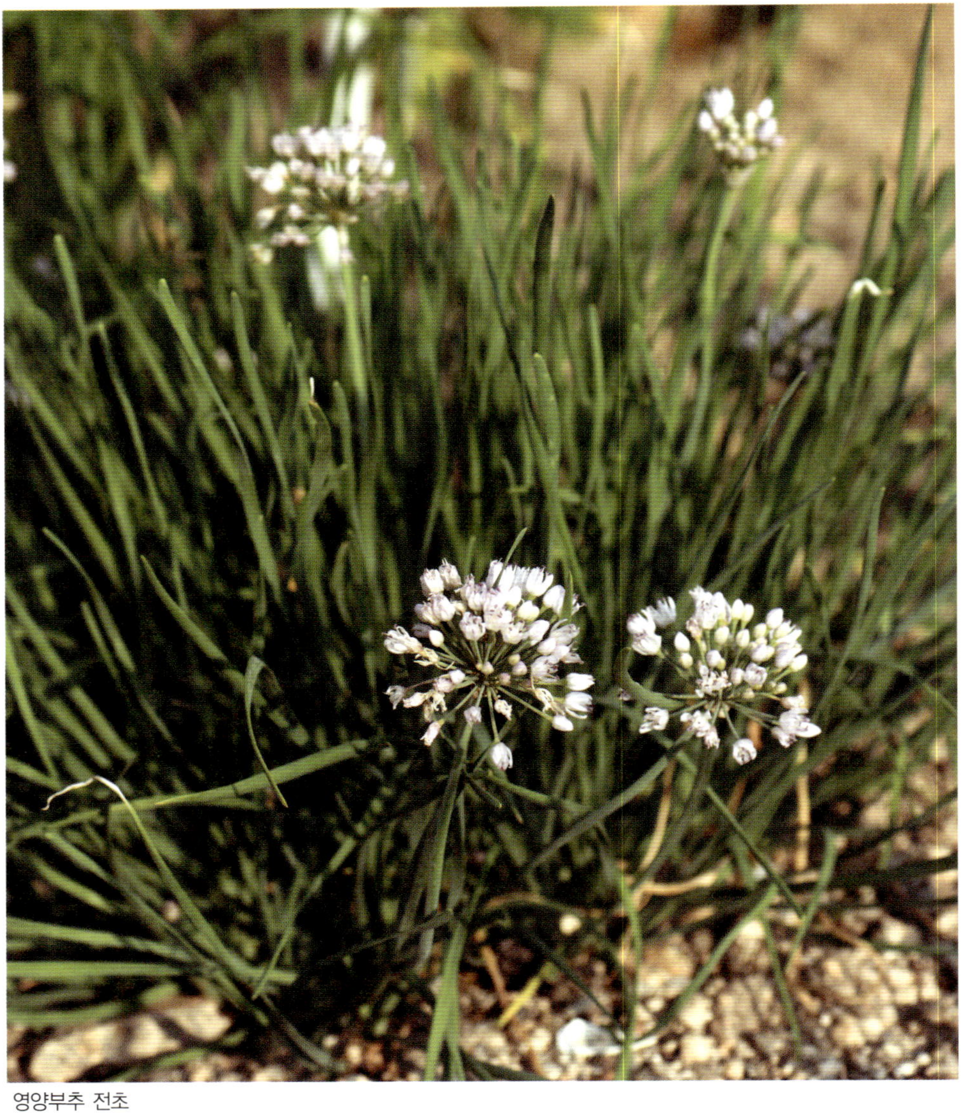

영양부추 전초

1. 유래

우리나라의 중북부 산지의 모래 땅, 중국, 러시아, 일본 등에서 자생하는 부추이다. 자생지는 해변에서부터 해발 2,200m까지 다양하게 분포되어 있다. 정식

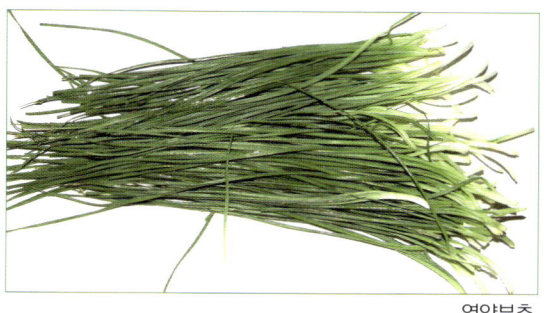
영양부추

명칭은 '실부추'이지만 영양부추, 조선부추라고 흔히 알려져 있다. 일반 부추와 달리 조금 왜소하지만 잎에 육질이 있고 마늘 향이 강하다.

2. 형태

높이는 20~40cm 내외이고 일반 부추에 비해 조금 왜소하다. 줄기는 부추 잎처럼 길지만 약간 두툼하고 뿌리의 모양은 수염뿌리 형태이다. 잎은 2~3개이고 꽃은 7~8월에 꽃대 끝에서 자잘한 꽃들이 산형화서로 달린다.

3. 효능

뿌리를 포함한 전초에 사포닌, 알칼로이드 성분이 있다. 민간에서 열매를 각종 약으로 사용하는데 만성 위장염, 기관지염, 신경 쇠약, 혈액 순환, 노화 예방, 월경 불순 등에 효능이 있다.

4. 이용

잎을 국거리로 먹거나 부추 전, 부추 김치(겉절이), 무침, 각종 나물의 양념 속으로 사용한다. 생채로 먹는 것도 좋은 방법인데 비빔밥 재료로 넣으면 알싸한 마늘 향미가 나서 딱 좋다.

영양부추 발효 식초 만드는 순서

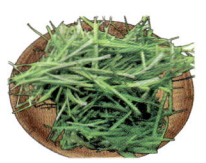

1. 재료 준비
산에서 채취한 영양부추 혹은 시장에서 구매한 영양부추를 준비하되 봄철에 싱싱한 것을 준비하는 것이 가장 좋다.

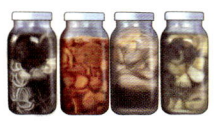

2. 세척 및 준비
뿌리를 포함한 전초를 흐르는 물에 세척한 뒤 대충 물기를 털어낸다. 물기가 조금 있는 상태에서 듬성듬성 썰어서 동량의 설탕의 절반으로 버무린 뒤 유리 단지나 항아리에 넣고 그 위를 남아 있는 설탕으로 덮고 뚜껑을 밀봉한다.

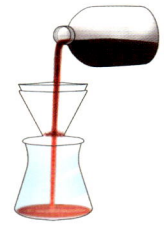

3. 숙성 과정
2~3개월 뒤 효소액이 나오면 건더기를 걸러낸 뒤 효소액을 밀봉하고 12개월 간 숙성시킨다. 몇 개월 간격으로 곰팡이가 보이면 제때 제거한다.

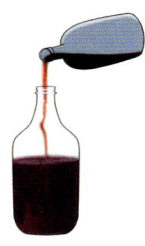

4. 혼합 비율 및 관리 방법
숙성된 효소액을 효소액 1, 발효주 막걸리 0.3, 생수 2 비율로 섞은 뒤 유리병에 넣어 천을 덮고 숨구멍이 있도록 완전 밀봉하지 않는다. 3~12개월 간 발효 및 숙성시키면 식초가 서서히 떠오른다.

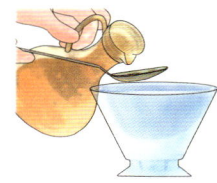

5. 음복 방법
걸러낸 식초를 병에 넣어서 냉장 보관하고, 필요할 때마다 생수를 7배 섞어서 음용한다.

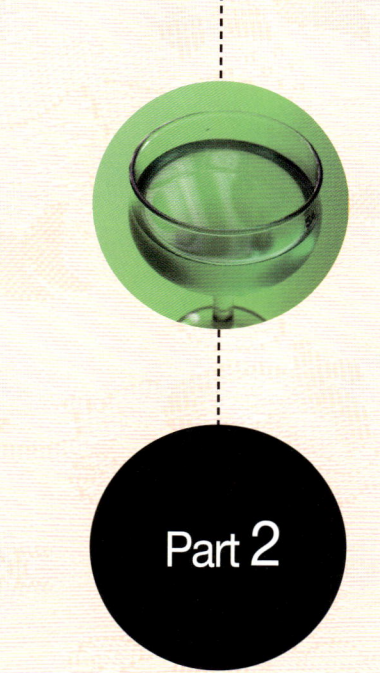
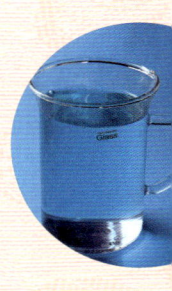
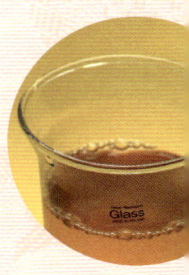

Part 2

뿌리 채소 식초 만들기

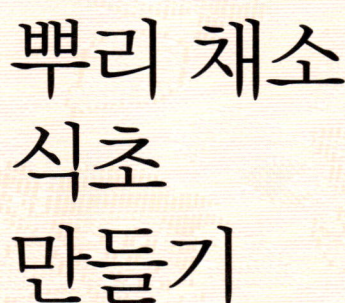
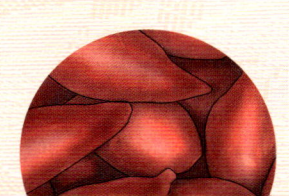

체력을 보하고 혈액 순환에 좋은
고구마로 만드는 고구마 식초

메꽃과 한해살이풀   Ipomoea batatas   꽃 : 7~8월   길이 : 2~3m

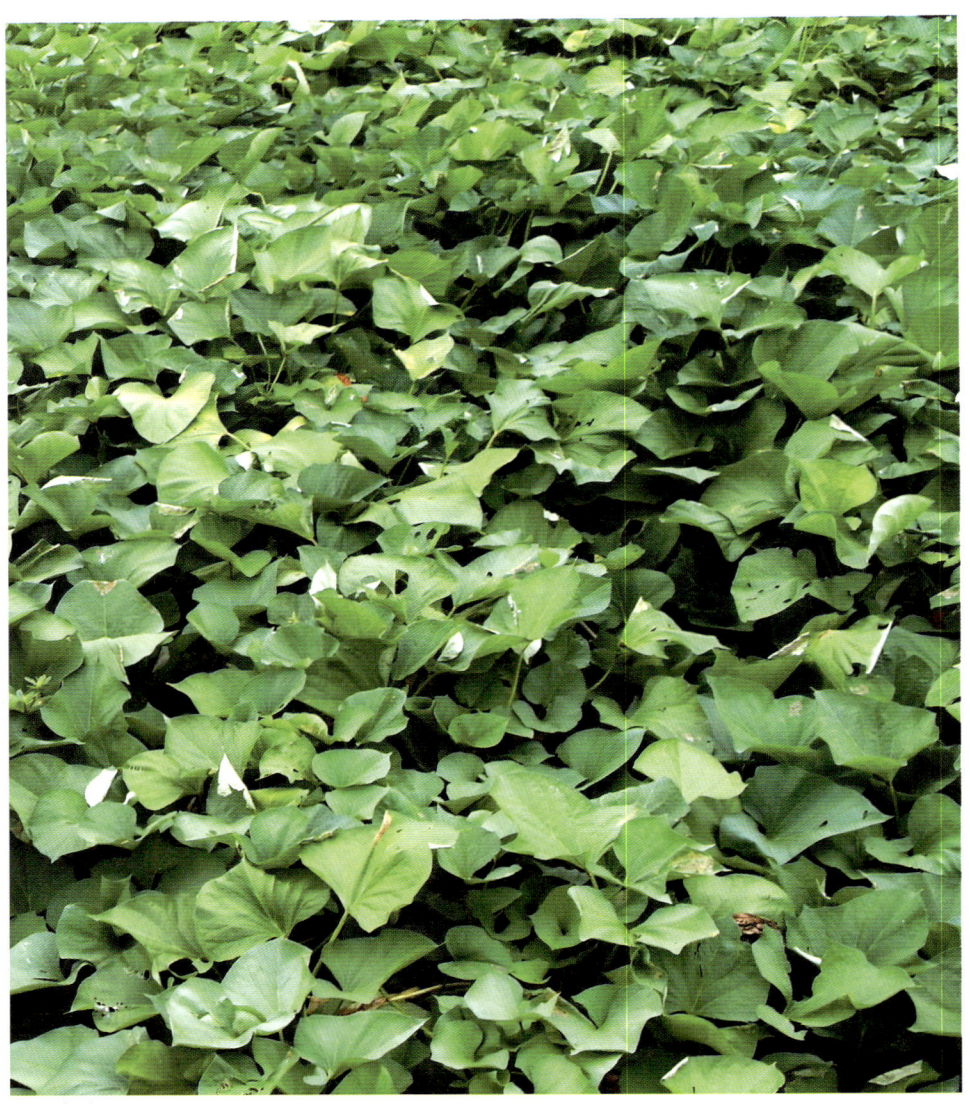

고구마 식초

고구마 밭

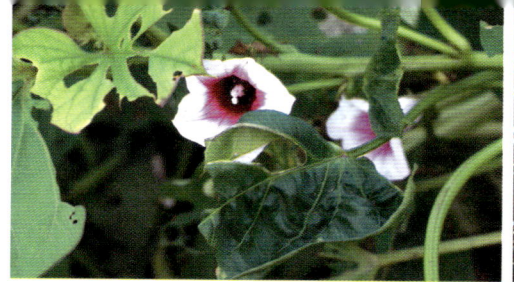
고구마 꽃

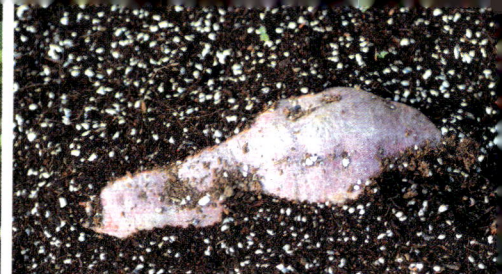
고구마 씨앗

1. 유래

고구마의 자생지는 열대 아메리카이다. 우리나라에는 16~17세기경 필리핀 또는 일본을 통해 전래되었다. 땅속 뿌리는 둥근 알뿌리 형태인데 이를 고구마라고 부르며 식용한다.

2. 형태

고구마의 꽃은 한여름인 7~8월에 나팔꽃 모양으로 개화한다. 줄기는 길이 2~3m로 자라고 땅을 긴다. 줄기에서 뿌리를 내려 계속 여러 포기로 덩굴처럼 자란다. 잎은 어긋나고 잎자루가 길고 삼각 모양이고 잎의 가장자리가 갈라지거나 갈라지지 않는다.

3. 효능

고구마의 잎은 구토, 설사, 출혈 증상에 달여 먹는다. 뿌리는 체력을 보충하고 혈액 순환, 변비에 효능이 있다.

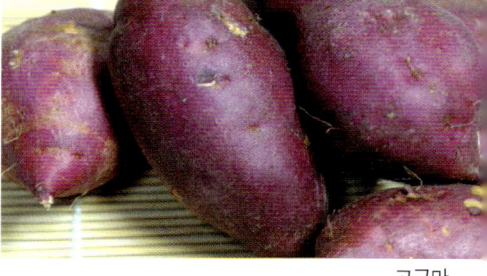
고구마

4. 이용

고구마의 뿌리는 날것으로 먹거나 익혀 먹을 수 있고 튀김으로 먹을 수 있다. 어느 방법으로 먹건 체력을 보충하는 효능이 있다. 고구마의 잎자루는 '고구마대'라고 부르며 나물 요리로 만들어 먹는다. 보통 갈치 조림에 고구마대를 넣어서 같이 졸이면 맛있다.

고구마 발효 식초 만드는 순서

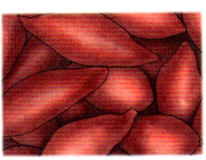

1. 재료 준비
싱싱한 고구마, 또는 잎자루가 포함된 고구마 잎을 싱싱한 것으로 준비한다. 마른 고구마 뿌리를 재료로 사용할 경우 수분이 조금 부족할 수 있으므로 수분을 조금 넣어 준다.

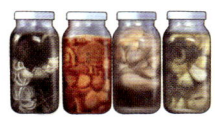

2. 세척 및 준비
고구마 또는 잎을 따로 효소로 담그는데 흐르는 물에 세척한 뒤 대충 물기를 털어낸다. 물기가 조금 있는 상태에서 듬성듬성 썰어서 동량의 설탕의 절반으로 버무린 뒤 유리 단지나 항아리에 넣고 그 위를 남아 있는 설탕으로 덮고 뚜껑을 밀봉한다.

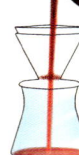

3. 숙성 과정
2~3개월 뒤 효소액이 나오면 건더기를 걸러낸 뒤 효소액을 밀봉하고 12개월 간 숙성시킨다. 몇 개월 간격으로 곰팡이가 보이면 제거한다.

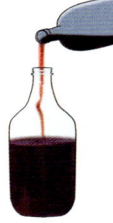

4. 혼합 비율 및 관리 방법
숙성된 효소액을 효소액 1, 발효주 막걸리 0.3, 생수 2 비율로 섞은 뒤 유리병에 넣어 천을 덮고 숨구멍이 있도록 완전 밀봉하지 않는다. 3~12개월 간 발효 및 숙성시키면 식초가 서서히 떠오른다.

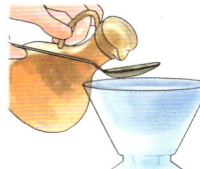

5. 음복 방법
걸러낸 식초를 병에 넣어서 냉장 보관하고, 필요할 때마다 생수를 7배 섞어서 음용한다.

당근 식초

시력, 간에 좋은

당근으로 만드는 당근 식초

산형과 한해/두해살이풀　*Daucus carota sativus*　꽃 : 7~8월　높이 : 1m

당근

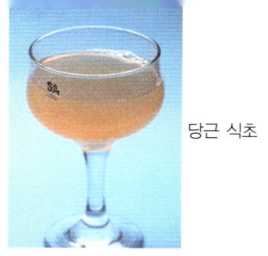

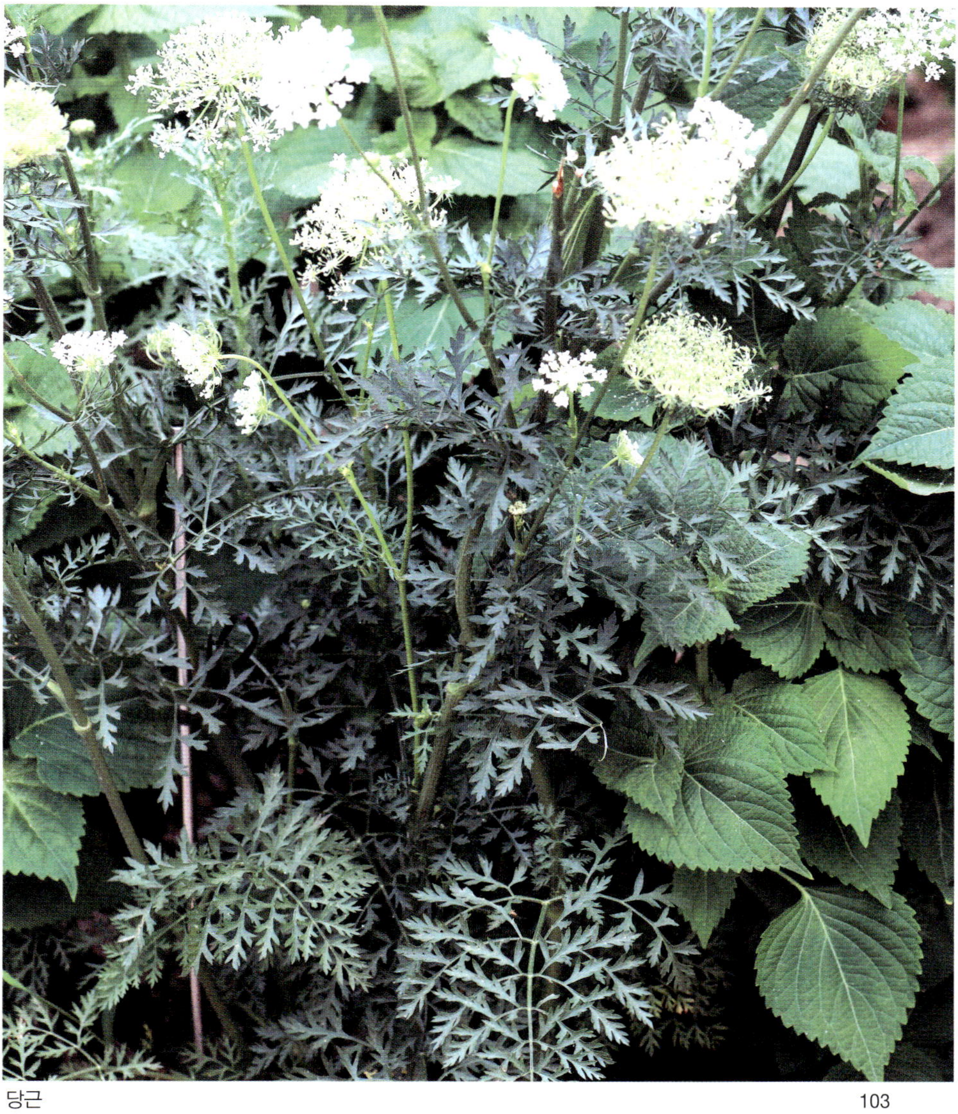

1. 유래

홍당무라고도 불리는 당근의 원산지는 중앙아시아의 이란 일대이다. 중앙아시아 사람들이 채소로 재배하던 당근은 9세기 전후 유럽으로 전파된 후 재배되었다. 우리나라에는 중국을 경유해 16세기 전후 전래되었다. 초기의 당근은 지금처럼 주황색이 아니었지만 17세기경 네넬란드에서 주황색 당근 품종을 우연히 발견하면서 지금의 주황색 당근 품종이 육종되었다.

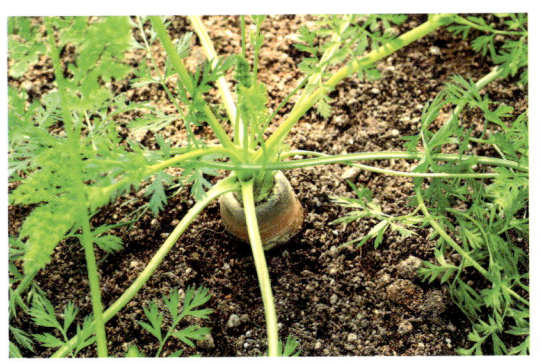
당근 뿌리

2. 형태

당근의 꽃은 7~8월에 1m 높이의 원줄기가 올라온 뒤 원줄기 끝에서 흰색으로 개화한다. 원줄기는 잔가지가 많이 갈라지고 긴 잎자루의 잎이 달린다. 잎의 가장자리는 3회 깃꼴겹잎으로 잘게 갈라진다.

3. 효능

뿌리를 당근이라고 부른다. 당근의 주황색은 영양의 보고라고 할 수 있을 정도로 베타카로틴이 다량 함유되어 있다. 베타카로틴은 시력 증진, 항암, 간, 탱탱한 피부를 유지해 주는 효능이 있다. 종자는 부종, 신장, 소화에 효능이 있다.

4. 이용

당근은 날것으로 고추장에 찍어 먹거나 당근 주스로 섭취할 수 있다. 카레, 볶음밥, 김치를 만들 때 송송 썰어서 넣을 수 있다. 당근 분말을 만든 뒤 밀가루와 혼합해 당근 빵을 만들 수 있다. 당근에 함유된 베타카로틴의 체내 흡수량을 높이려면 식용유에 볶아 먹는 것이 가장 좋다.

당근 발효 식초 만드는 순서

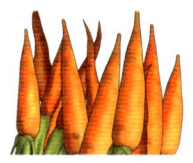

1. 재료 준비
밭에서 채취한 당근 또는 시장에서 구매한 당근을 싱싱한 상태로 준비한다.

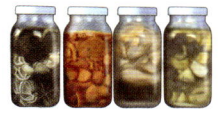

2. 세척 및 준비
당근을 흐르는 물에 깨끗이 세척한 뒤 대충 물기를 털어낸다. 물기가 조금 있는 상태에서 듬성듬성 썰어서 동량의 설탕의 절반으로 버무린 뒤 유리 단지나 항아리에 넣고 그 위를 남아 있는 설탕으로 덮고 뚜껑을 밀봉한다.

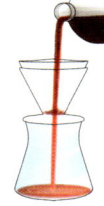

3. 숙성 과정
2~3개월 뒤 효소액이 나오면 건더기를 걸러낸 뒤 효소액을 밀봉하고 12개월 간 숙성시킨다. 몇 개월 간격으로 곰팡이가 보이면 제때 제거한다.

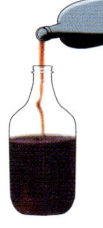

4. 혼합 비율 및 관리 방법
숙성된 효소액을 효소액 1, 발효주 막걸리 0.3, 생수 2 비율로 섞은 뒤 유리병에 넣어 천을 덮고 숨구멍이 있도록 완전 밀봉하지 않는다. 3~12개월 간 발효 및 숙성시키면 식초가 서서히 떠오른다.

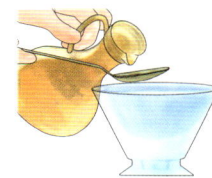

5. 음복 방법
걸러낸 식초를 병에 넣어서 냉장 보관하고, 필요할 때마다 생수를 7배 섞어서 음용한다.

기관지염, 노화 예방에 좋은
더덕 뿌리로 만드는 더덕 식초

초롱꽃과 여러해살이풀 *Codonopsis lanceolata* 꽃 : 8~9월 길이 : 1~3m

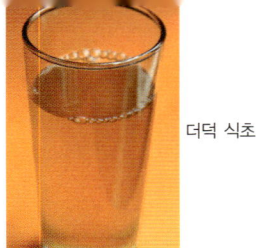
더덕 식초

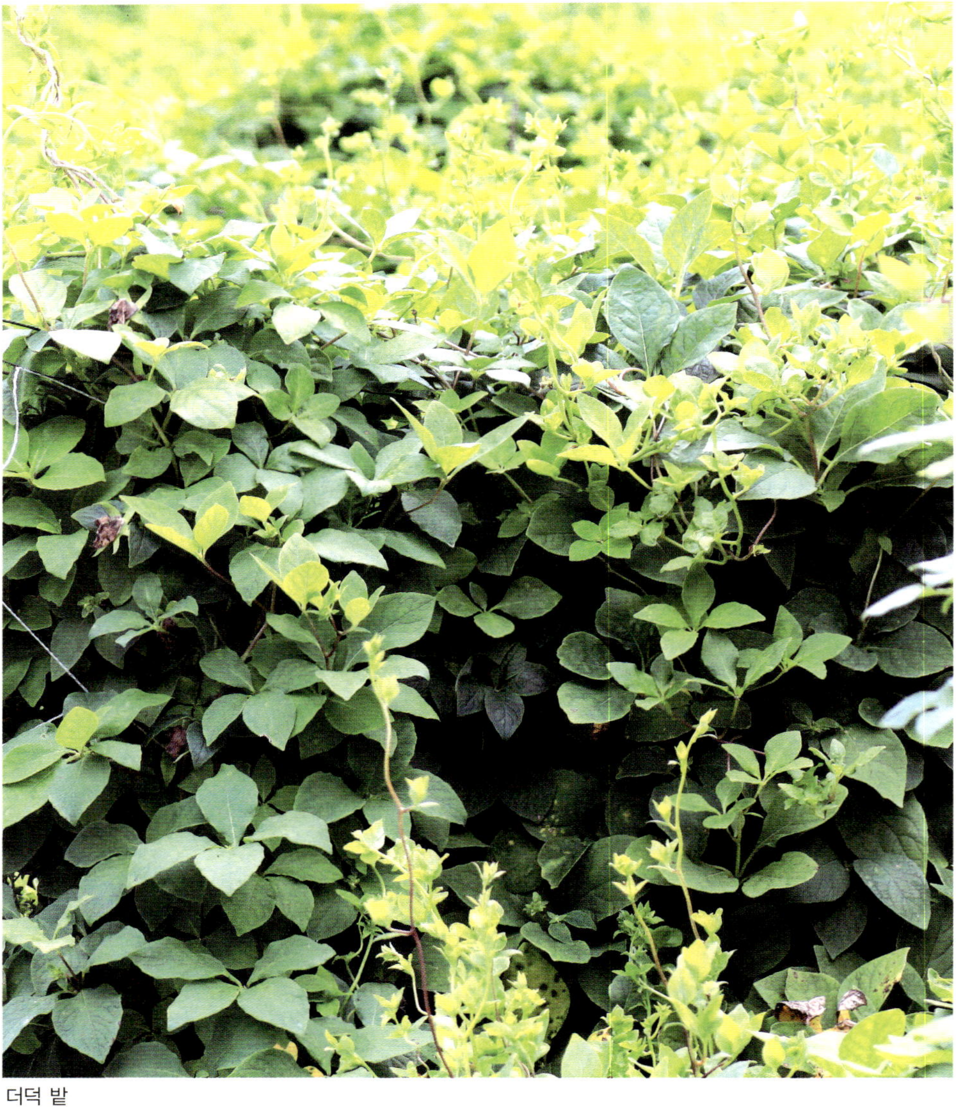

더덕 밭

1. 유래

우리나라를 비롯하여 극동아시아에서 자생하는 더덕은 서양에서 '가난한 자의 인삼' 이라는 별명이 있다. 더덕을 특히 즐겨 먹는 나라는 우리나라인데 조선초 간행된 '향약집성방(鄕藥集成方)' 에 이름이 나오는 것으로 보아 그 이전부터 약용한 것으로 보인다. 해발 200m 이상의 시골 들판, 강가, 산기슭의 습한 토양에서 흔히 자라지만 뿌리째 남획하는 사람이 많아서 요즘은 더 깊은 산에서 만날 수 있다.

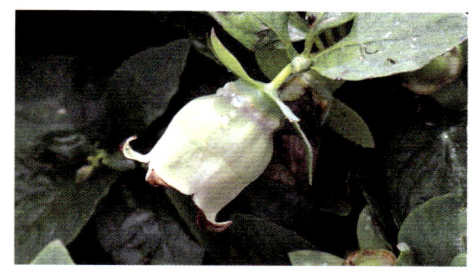
더덕 꽃

2. 형태

더덕의 줄기는 가느다랗고 길이 1~3m로 자란다. 잎은 어긋나게 달리지만 4개씩 거의 마주난 듯 달린다. 줄기를 자르면 유액이 흐른다. 잎의 모양은 구기자 잎과 비슷하지만 조금 더 둥글고 잎의 가장자리는 밋밋하다.

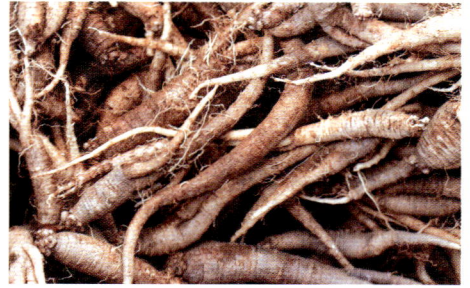
더덕 뿌리

3. 효능

뿌리를 더덕이라고 하며 식용하지만 중국에서는 예로부터 뿌리를 약용하였다. 열매 또한 약용할 수 있다. 전초에 사포닌, 알칼로이드 성분이 함유되어 기침, 기관지염, 활혈, 신경 쇠약, 월경 불순, 항산화에 효능이 있다.

4. 이용

보통 뿌리를 식용하지만 어린 잎도 식용할 수 있다. 뿌리를 고추장으로 양념한 뒤 구워 먹는 것이 일반적인 섭취 방법인데 이때 더덕을 잘게 여민 뒤 두들겨 펴서 양념을 바르고 구워 먹는 것이 더욱 맛이 좋다. 더덕주를 담글 수 있다.

더덕 발효 식초 만드는 순서

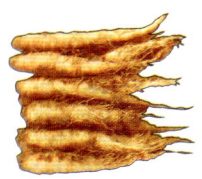

1. 재료 준비

산이나 밭에서 채취한 더덕 뿌리를 준비한다. 또는 시장에서 더덕 뿌리를 구입하되 싱싱한 것을 준비한다. 더덕 뿌리는 효소가 충분히 나오지 않으므로 동량의 수분을 추가해야 한다.

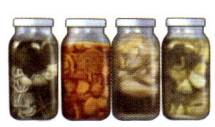

2. 세척 및 준비

뿌리를 포함한 전초를 흐르는 물에 세척한 뒤 대충 물기를 털어낸다. 물기가 조금 있는 상태에서 듬성듬성 썰어서 동량의 설탕의 절반과 수분으로 버무린 뒤 유리 단지나 항아리에 넣고 그 위를 남아 있는 설탕으로 덮고 뚜껑을 밀봉한다.

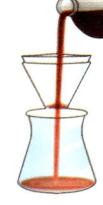

3. 숙성 과정

3개월 뒤 효소액이 나오면 건더기를 걸러낸 뒤 효소액을 밀봉하고 12개월 간 숙성시킨다. 몇 개월 간격으로 곰팡이가 보이면 제때 제거한다.

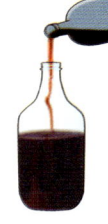

4. 혼합 비율 및 관리 방법

숙성된 효소액을 효소액 1, 발효주 막걸리 0.3, 생수 2 비율로 섞은 뒤 유리병에 넣어 천을 덮고 숨구멍이 있도록 완전 밀봉하지 않는다. 3~12개월 간 발효 및 숙성시키면 식초가 서서히 떠오른다.

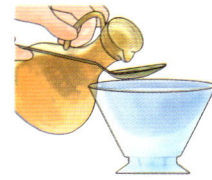

5. 음복 방법

걸러낸 식초를 병에 넣어서 냉장 보관하고, 필요할 때마다 생수를 7~10배 섞어서 음용한다.

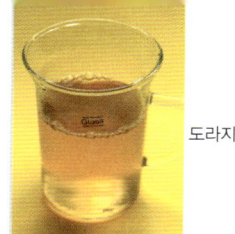

도라지 식초

호흡기 질환, 고혈압에 좋은

도라지로 담그는 도라지 식초

초롱꽃과 여러해살이풀　Platycodon grandiflorum　꽃 : 7~8월　높이 : 60~100cm

도라지

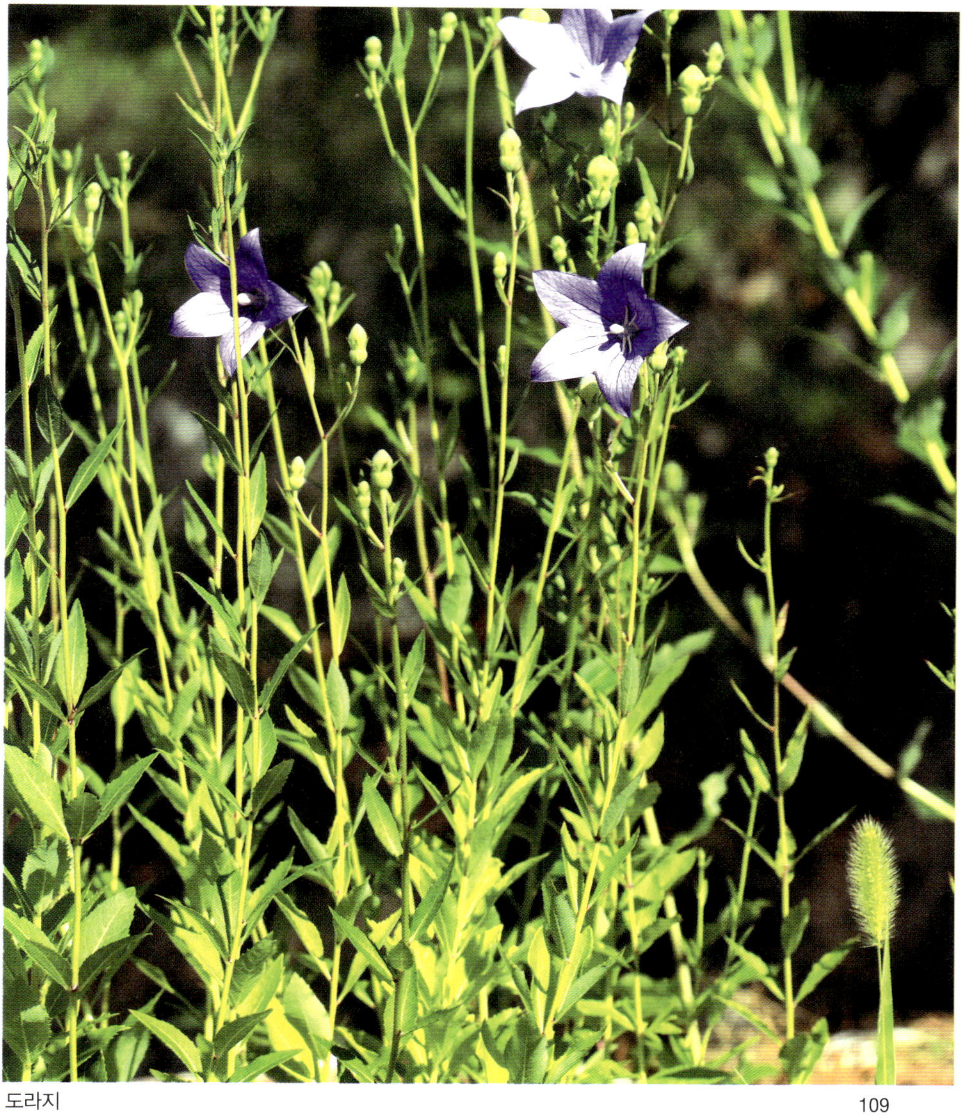

1. 유래

우리나라와 중국, 일본의 산과 들판에서 자생한다. 뿌리를 한방에서는 '길경'이란 약재로 사용한다. 산에서 독자생존하지만 지금은 밭에서 재배하는 특용 작물로 유명하다.

2. 형태

원줄기는 60~100cm로 자란다. 꽃은 7~8월에 원줄기 끝에서 달리는데 보통 자주색이지만 흰색 꽃이 피는 도라지는 백도라지라고 부른다. 식물체 전초에 사포닌 성분이 함유되어 있다. 잎은 마주나거나 어긋나기도 하고 3장의 잎이 돌려서 나기도 한다. 잎의 가장자리에 톱니가 있고 잎자루는 없다.

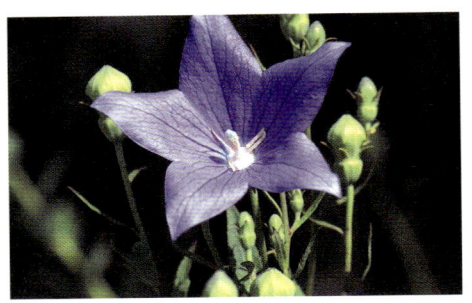

도라지 꽃

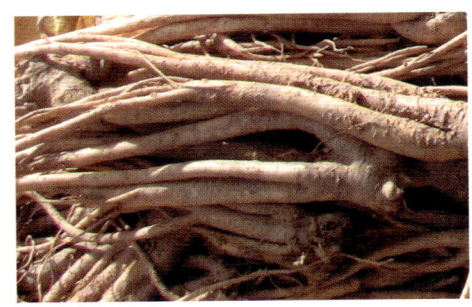

도라지 뿌리

3. 효능

건조시킨 도라지 뿌리를 '길경'이라고 부르며 약용한다. 일반적으로 굵고 쓴맛이 강할 수록 효능이 높다. 해열, 기침, 거담, 백일해, 만성 염증, 고혈압, 인후통 등의 호흡기 질환용 약재로 사용한다. 식물체에 항암 유효 성분이 함유되어 있다.

4. 이용

도라지의 생뿌리를 나물로 식용한다. 보통은 기름에 볶지만 새콤달콤하게 무쳐 먹기도 한다. 비빔밥의 나물로 사용한다. 더덕술과 비슷하게 도라지술을 담글 수 있다.

도라지 발효 식초 만드는 순서

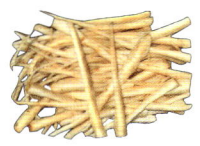

1. 재료 준비
산이나 밭에서 채취한 도라지 뿌리를 준비하거나 뿌리를 포함한 전초를 준비한다. 또는 시장에서 도라지 뿌리를 구입하되 싱싱한 것을 준비한다.

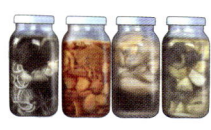

2. 세척 및 준비
뿌리를 포함한 전초를 흐르는 물에 세척한 뒤 대충 물기를 털어낸다. 물기가 조금 있는 상태에서 듬성듬성 썰어서 동량의 설탕에 버무린 뒤 유리단지나 항아리에 밀봉한다. 마른 뿌리로 담글 경우 효소가 나오지 않으므로 동량의 수분을 추가해서 버무린다.

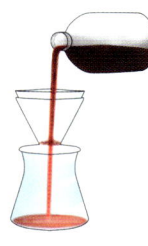

3. 숙성 과정
3개월 뒤 효소액이 나오면 건더기를 걸러낸 뒤 효소액을 밀봉하고 12개월 간 숙성시킨다. 몇 개월 간격으로 곰팡이가 보이면 제때 제거한다.

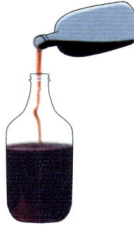

4. 혼합 비율 및 관리 방법
숙성된 효소액을 효소액 1, 발효주 막걸리 0.3, 생수 2 비율로 섞은 뒤 유리병에 넣어 천을 덮고 숨구멍이 있도록 완전 밀봉하지 않는다. 3~12개월 간 발효 및 숙성시키면 식초가 서서히 떠오른다.

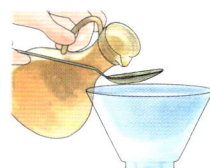

5. 음복 방법
걸러낸 식초를 병에 넣어서 냉장 보관하고, 필요할 때마다 생수를 7~10배 섞어서 음용한다.

당뇨, 고혈압에 좋은
뚱딴지 뿌리로 만드는 **돼지감자 식초**

국화과 여러해살이풀　*Helianthus tuberosus*　꽃 : 9~10월　높이 : 1.5~3m

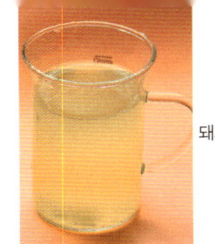
돼지감자 식초

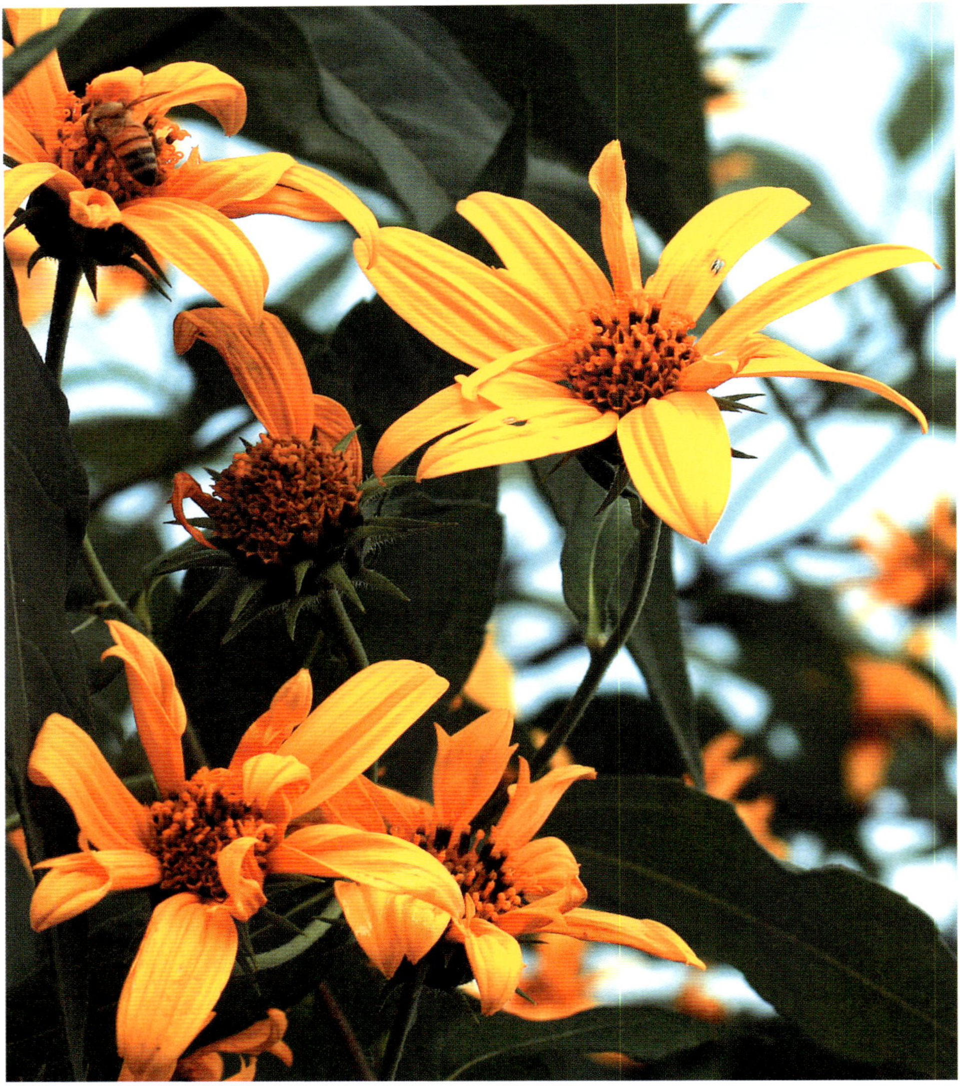

뚱딴지 꽃

1. 유래

북미 원산의 '뚱딴지'는 1,900년경 국내에 감자처럼 식용을 하려고 도입된 식물이지만 맛이 없었기 때문에 돼지 사료로 사용하는 감자라

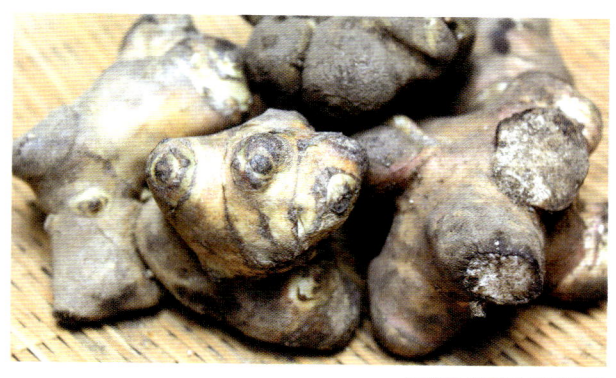

뚱딴지 뿌리인 돼지감자

는 뜻에서 돼지감자라는 별명이 붙었다. 뿌리를 익혀서 섭취하면 설익은 감자 맛에 설익은 무우 맛이 혼합된 맛이 나는데 흡사 야콘과 비슷한 맛이다.

2. 형태

원줄기는 1.5~3m로 자란다. 꽃의 생김새는 루드베키아 같은 국화 꽃과 거의 비슷하다. 시골 농가에서 사료용으로 흔히 심었기 때문에 농가 뒷마당의 못쓰는 땅에서 흔히 자란다. 가을에 뿌리를 수확한 뒤 돼지 사료로 사용한다.

3. 효능

뿌리를 돼지감자라고 부른다. 이눌린 성분이 풍부해 당뇨에 좋은 식품으로 알려지면서 지금은 당뇨식으로 먹는 음식으로 유명해졌다. 이뇨, 고혈압, 변비, 정력, 당뇨에 효능이 있다.

4. 이용

돼지감자를 채로 썰어서 기름에 볶아 먹으면 맛있다. 차로 우려 마셔도 나름 구수한 맛이 난다. 보통은 즙을 내어 먹는 것이 가장 좋다. 쪄서 먹는 방법은 맛이 없기 때문에 피하는 것이 좋다.

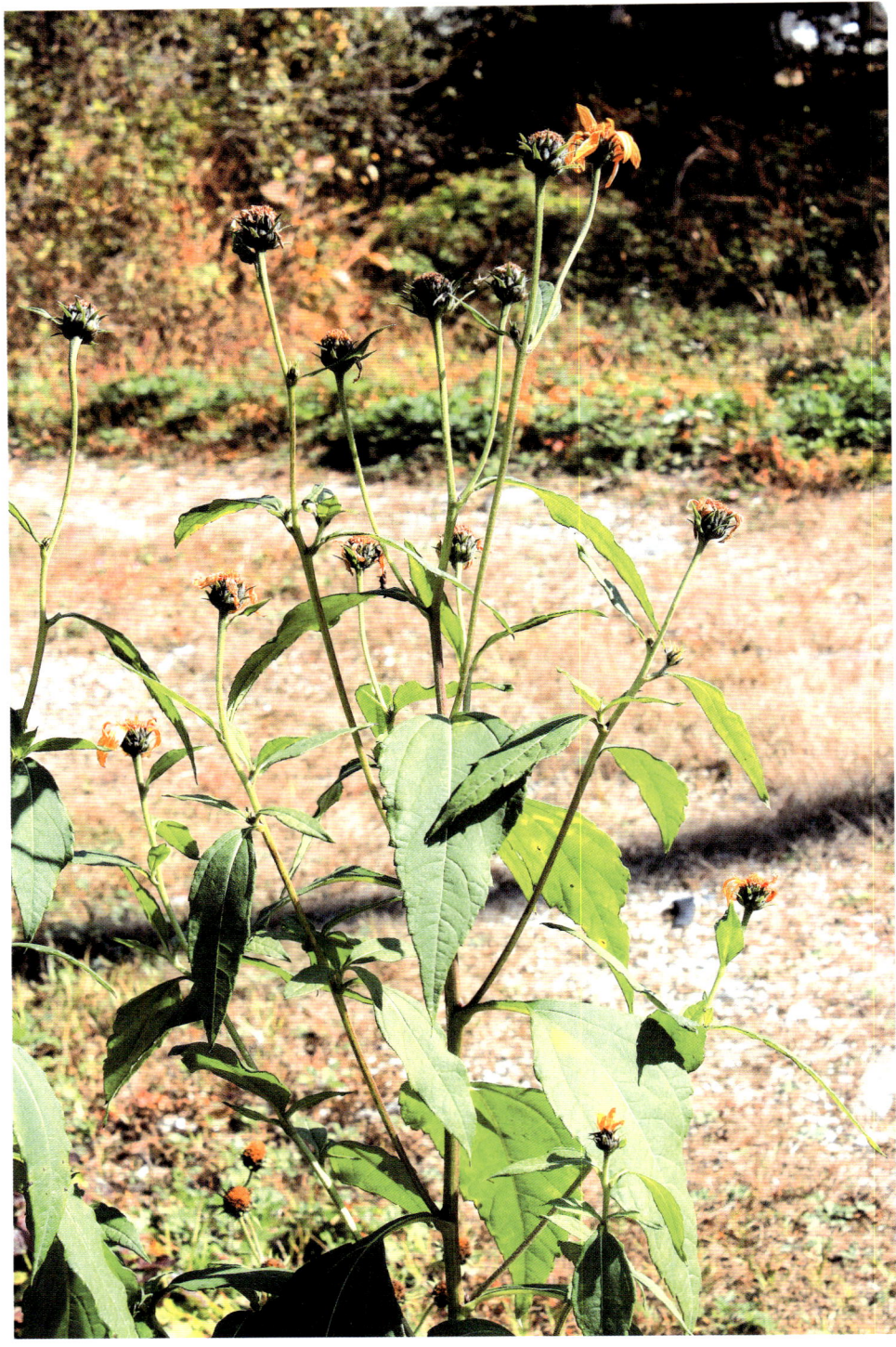

뚱딴지

돼지감자 발효 식초 만드는 순서

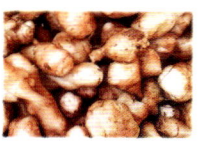

1. 재료 준비
밭에서 채취하거나 도매 시장에서 돼지감자를 구입하되 가을에 싱싱한 것을 준비하는 것이 가장 좋다.

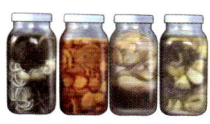

2. 세척 및 준비
재료를 흐르는 물에 세척한 뒤 대충 물기를 털어낸다. 물기가 조금 있는 상태에서 토막토막 썰어서 동량의 설탕에 버무린 뒤 유리 단지나 항아리에 밀봉한다. 만일 마른 돼지감자일 경우 동량의 수분을 추가해 버무린다.

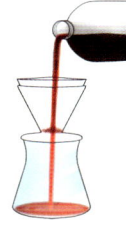

3. 숙성 과정
3개월 뒤 효소액이 나오면 건더기를 걸러낸 뒤 효소액을 밀봉하고 12개월 간 숙성시킨다. 몇 개월 간격으로 곰팡이가 보이면 제때 제거한다.

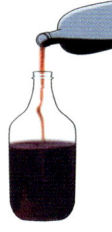

4. 혼합 비율 및 관리 방법
숙성된 효소액을 효소액 1, 발효주 막걸리 0.3, 생수 2 비율로 섞은 뒤 유리병에 넣어 천을 덮고 숨구멍이 있도록 완전 밀봉하지 않는다. 3~12개월 간 발효 및 숙성시키면 식초가 서서히 떠오른다.

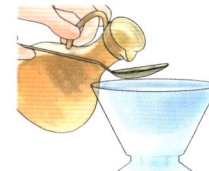

5. 음복 방법
1년 뒤 걸러낸 식초를 병에 넣어서 냉장 보관하고, 필요할 때마다 생수 7배를 섞어서 음용한다.

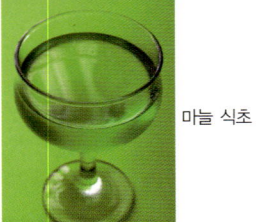

마늘 식초

강장, 정력, 고혈압에 좋은
마늘이나 마늘쫑으로 만드는 **마늘 식초**

백합과 여러해살이풀   *Allium sativum*   꽃 : 7월   높이 : 40~70cm

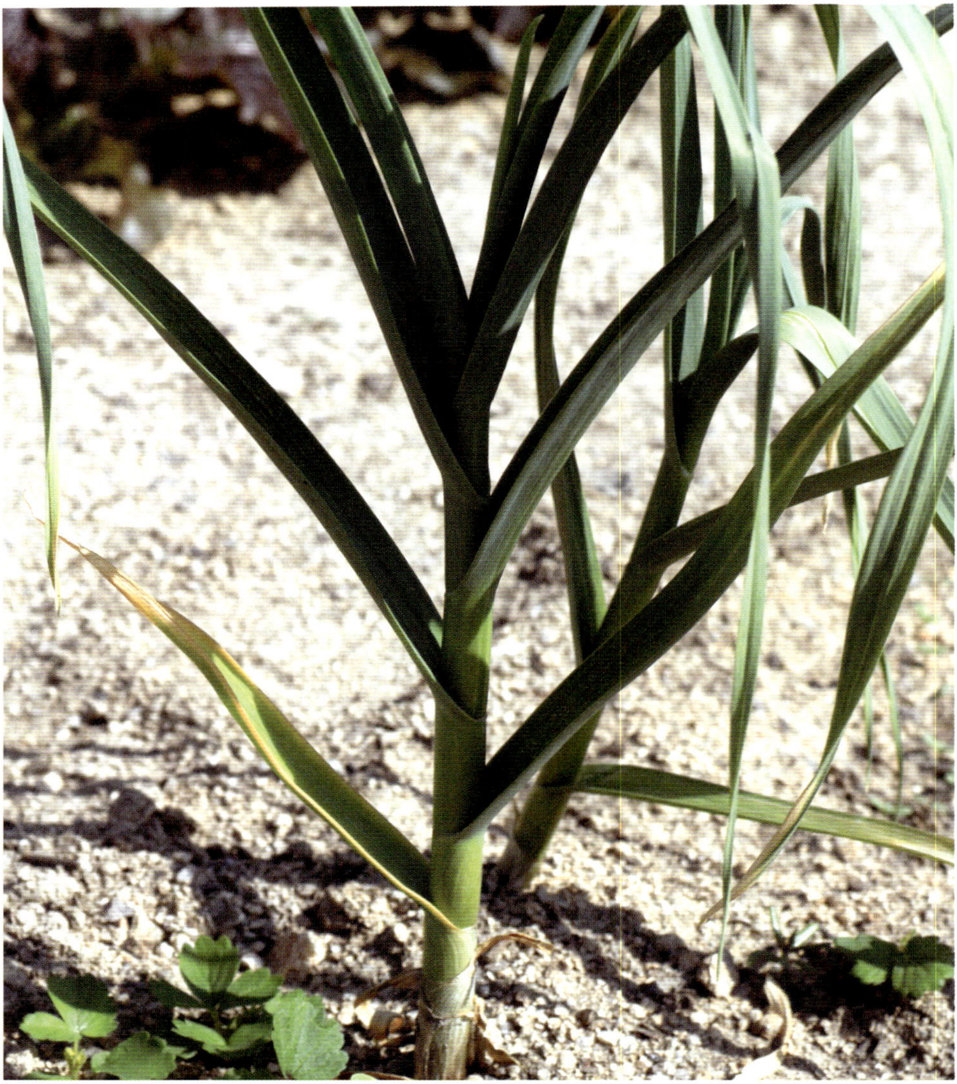

마늘

1. 유래

마늘의 원산지는 중앙아시아, 그리스 일대로서 기원전 약 4,000년부터 인류가 재배를 했다. 고대 시대를 거치면서 마늘은 지중해와 유럽으로 전파되었다. 우리나라에는 기원전 150년 전후 중국의 한나라를 통해 전래된 것으로 보인다. 삼국사기에 의하면 통일신라 때 마늘을 식용하기 위해 재배한 것으로 추정된다.

2. 형태

마을의 원줄기는 높이 40~70cm이고 원줄기에서 잎이 올라온다. 우리가 흔히 식용하는 마늘은 이 식물의 뿌리 부분에 있는 비늘줄기이다. 꽃은 비늘줄기에서 올라온 꽃대에서 7월 전후 대파 꽃과 비슷한 꽃이 핀다.

3. 효능

마늘은 싱싱한 것을 날로 식용하는 방법으로도 약용 효능이 있다. 살균, 해독, 항균, 발한, 해열, 이뇨, 가래, 혈액 순환, 장티푸스, 장염, 이질, 말라리아, 구충에 효능이 있고 강장, 정력 증진에도 효능이 있다. 마늘의 주성분에는 항암, 동맥 경화, 고혈압 예방 성분이 함유되어 있다.

4. 이용

우리나라에서는 비늘줄기(마늘)와 꽃대(마늘쫑)를 식용한다. 마늘과 마늘쫑은 익혀 먹거나 생것, 장아찌 등으로 섭취할 수 있다. 마늘 즙, 마늘 분말로 섭취할 수 있다. 마늘은 생것을 먹는 것이 가장 효능이 높지만 맛이 맵기 때문에 여러 가지 방법의 섭취법을 연구하는 것이 좋다. 마늘을 덜 매운 방법으로 섭취하려면 장아찌로 먹는 것이 가장 좋다.

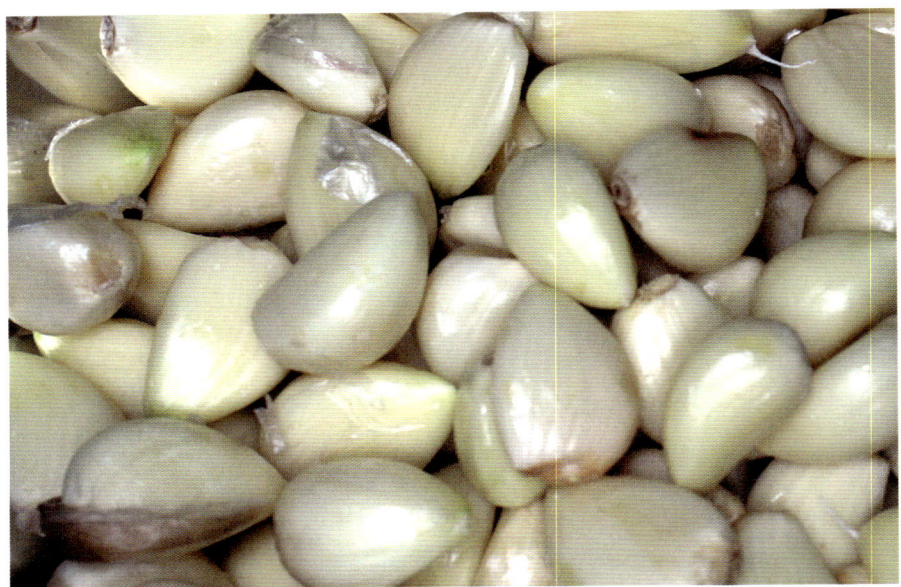
마늘

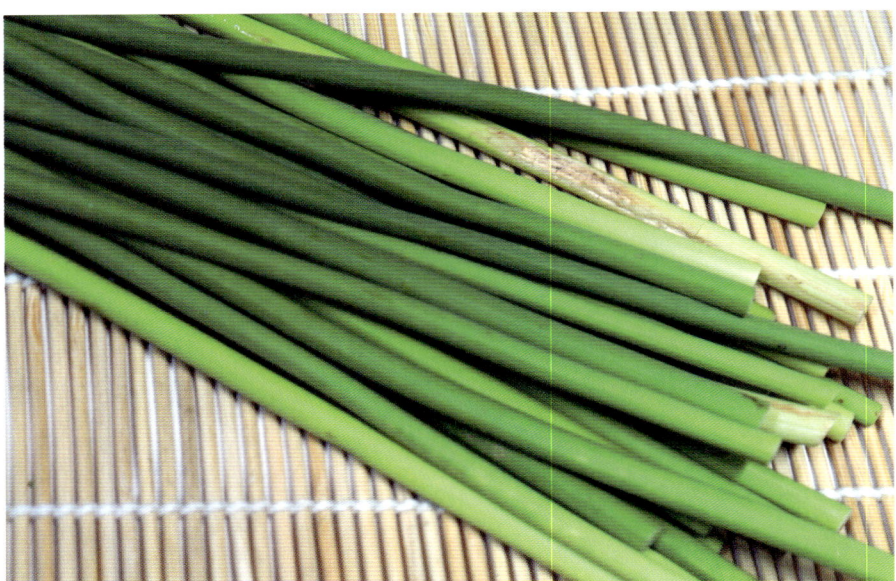
마늘 꽃대인 마늘쫑

마늘 발효 식초 만드는 순서

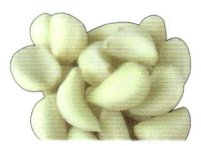

1. 재료 준비
밭에서 채취한 마늘이나 마늘쫑을 싱싱한 것으로 준비한다. 또는 마트에서 구입해서 준비한다.

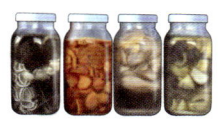

2. 세척 및 준비
마늘 혹은 마늘쫑을 흐르는 물에 세척한 뒤 대충 물기를 털어낸다. 물기가 조금 있는 상태에서 듬성듬성 썰어서 동량의 설탕의 절반으로 버무린 뒤 유리단지나 항아리에 넣고 그 위를 남아 있는 설탕으로 덮고 뚜껑을 밀봉한다.

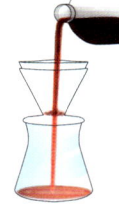

3. 숙성 과정
3개월 뒤 효소액이 나오면 건더기를 걸러낸 뒤 효소액을 밀봉하고 12개월 간 숙성시킨다. 몇 개월 간격으로 곰팡이가 보이면 제때 제거한다.

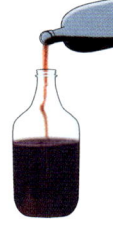

4. 혼합 비율 및 관리 방법
숙성된 효소액을 효소액 1, 발효주 막걸리 0.3, 생수 2 비율로 섞은 뒤 유리병에 넣어 천을 덮고 숨구멍이 있도록 완전 밀봉하지 않는다. 3~12개월 간 발효 및 숙성시키면 식초가 서서히 떠오른다.

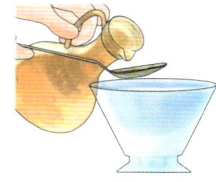

5. 음복 방법
걸러낸 식초를 병에 넣어서 냉장 보관하고, 필요할 때마다 생수를 7~20배 섞어서 음용한다.

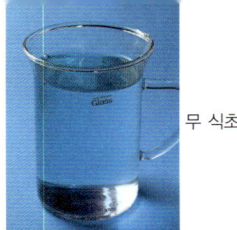
무 식초

기침, 가래에 좋은
무 뿌리로 만드는 무 식초

십자화과 한/두해살이풀   *Raphanus sativus*   꽃 : 4~5월   높이 : 60~100cm

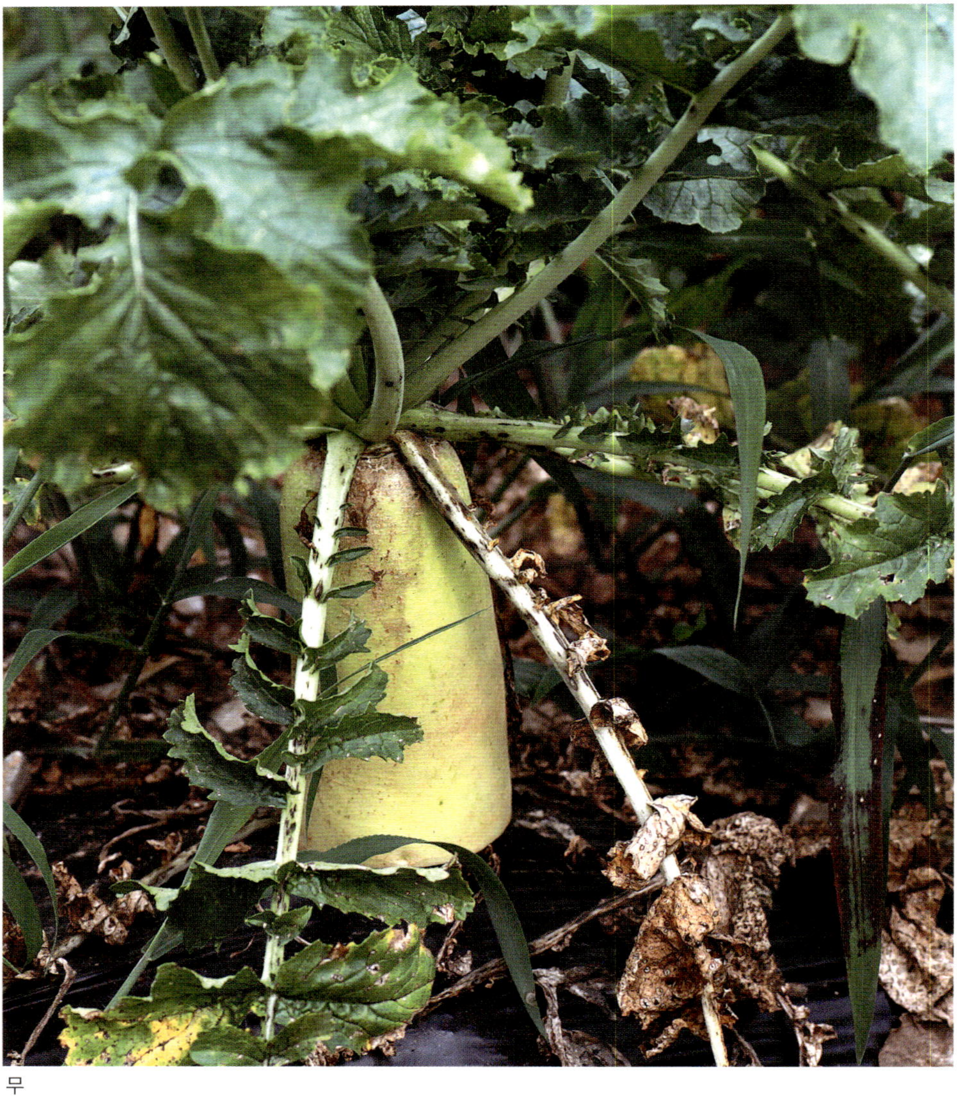

무

1. 유래

무는 십자화과의 한해살이 또는 두해살이풀이다. 기록에 의하면 이미 6,000년 전 이집트에서 무를 먹은 기록이 있고 고대 중국에서도 무를 먹은 기록이 있다. 총각무(알타리 무), 조선무(깍두기용 무), 왜무(단무지용 무)는 모두 무의 품종이며 열무는 어린 무를 말한다. 참고로 '순무'는 무와 조금 다른 품종이다.

2. 형태

뿌리는 품종에 따라 다른데 조선무의 경우 뿌리의 길이가 20m 내외이고 왜무는 더 길다. 뿌리에서 잎이 올라와서 높이 1m의 꽃대가 올라온 뒤 4~5월에 백자주색 꽃이 총상화서로 개화한다.

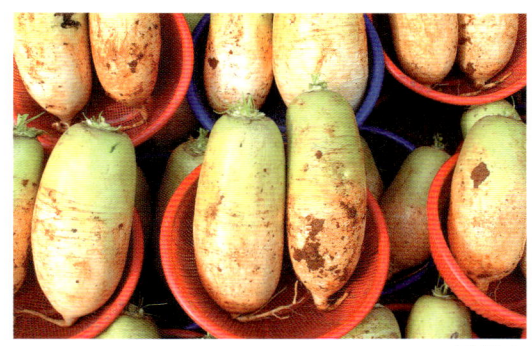

무 뿌리

3. 효능

보통의 무보다는 특정 계절에 키우는 계절 무가 더 매운맛이 난다. 날것으로 먹거나 깍두기로 섭취해도 약용 효능이 있다. 강장, 가래, 소화, 구충, 해독에 좋다. 잎

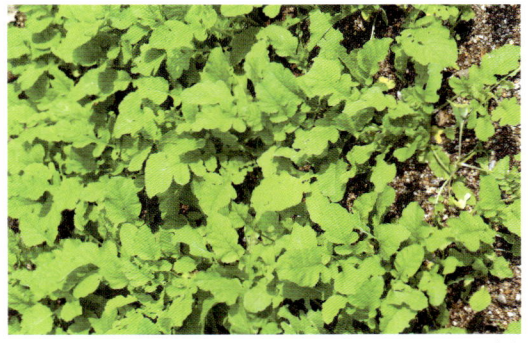

무 텃밭

은 이뇨, 천식에 효능이 있다. 담배를 많이 피는 애연가에겐 무가 특히 좋다.

4. 이용

무의 뿌리는 김치를 담가 먹거나 생채로 먹을 수 있고 무 국으로 먹을 수 있다. 잎은 김치로 먹거나 된장국으로 먹는다. 각종 음식의 양념속으로 사용할 수 있다. 무 효소나 무 식초를 담그려면 가급적 계절 무를 준비한다.

무 발효 식초 만드는 순서

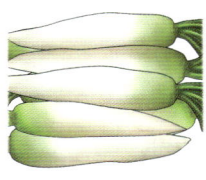

1. 재료 준비
밭에서 채취한 무를 준비하되 뿌리를 포함한 전초를 준비한다. 또는 마트에서 싱싱한 무를 구입한다. 뿌리와 잎을 혼합해 효소를 만들거나 따로 나누어서 담근다.

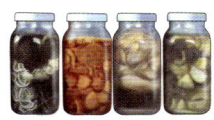

2. 세척 및 준비
뿌리를 포함한 전초를 흐르는 물에 세척한 뒤 대충 물기를 털어낸다. 물기가 조금 있는 상태에서 듬성듬성 썰어서 동량의 설탕에 버무린 뒤 유리단지나 항아리에 밀봉한다.

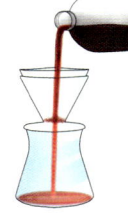

3. 숙성 과정
2~3개월 뒤 효소액이 나오면 건더기를 걸러낸 뒤 효소액을 밀봉하고 12개월 간 숙성시킨다. 몇 개월 간격으로 곰팡이가 보이면 제때 제거한다.

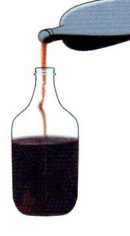

4. 혼합 비율 및 관리 방법
숙성된 효소액을 효소액 1, 발효주 막걸리 0.3, 생수 2 비율로 섞은 뒤 유리병에 넣어 천을 덮고 숨구멍이 있도록 완전 밀봉하지 않는다. 3~12개월 간 발효 및 숙성시키면 식초가 서서히 떠오른다.

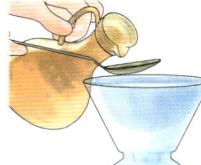

5. 음복 방법
걸러낸 식초를 병에 넣어서 냉장 보관하고, 필요할 때마다 생수를 7배 섞어서 음용한다.

야콘 식초

당뇨, 노화 예방에 좋은

야콘으로 만드는 야콘 식초

국화과 한해살이풀　*Polymnia sonchifolia*　꽃 : 9월　높이 : 1m

야콘

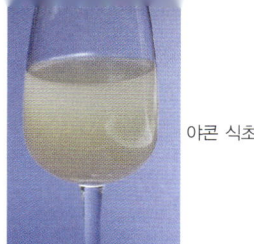

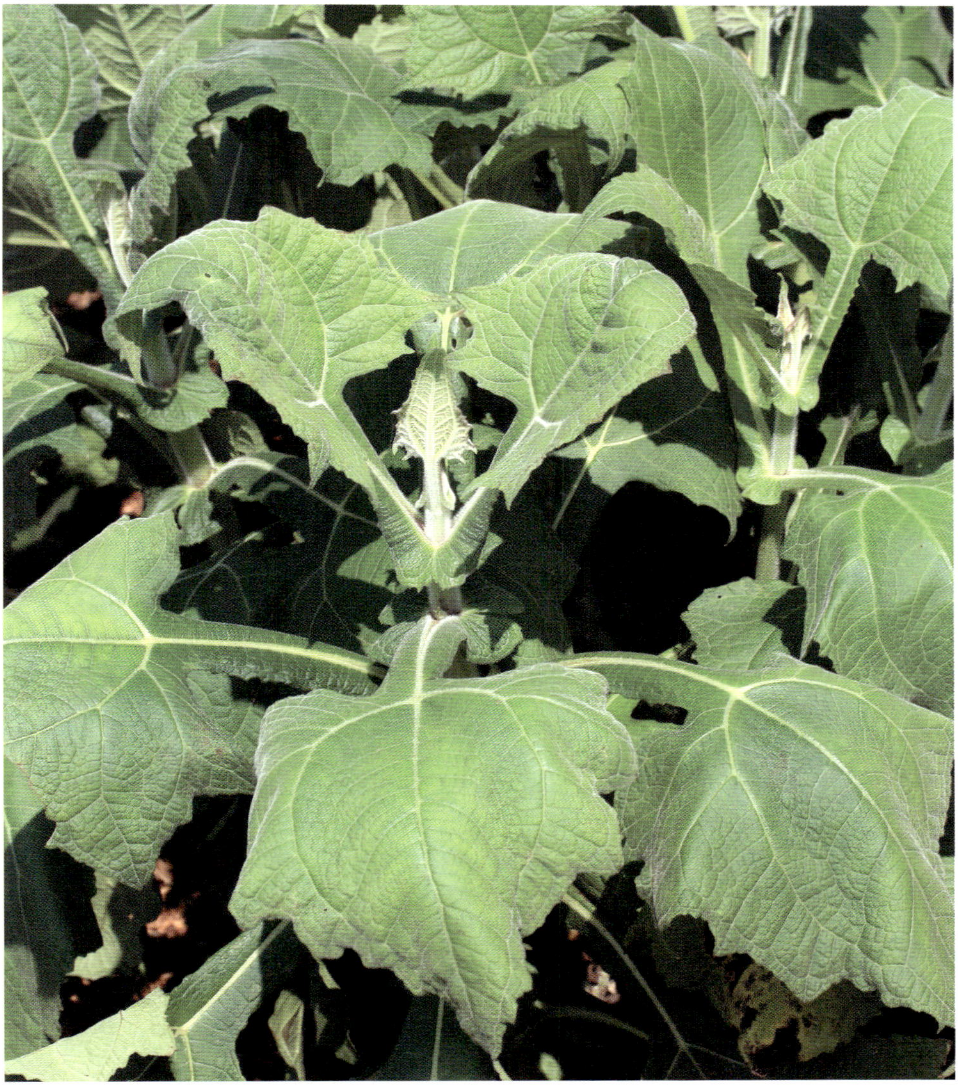

1. 유래

야콘의 원산지는 콜롬비아~아르헨티나 사이의 열대 중남미 안데스 산맥 일대이다. 이 지역의 원주민들이 식량 자원으로 재배하던 식물이 당뇨에 좋다고 하여 세계적으로 보급되었다.

2. 형태

야콘의 원줄기는 높이 60~100cm로 자란다. 잎은 마주나고 하단 잎은 가오리~박쥐 날개처럼 생겼으며 잎의 크기는 방패처럼 크다. 잎자루에는 귀가 있고 줄기를 감싼다. 꽃은 8~9월에 개화하고 꽃잎은 노란색인데, 아기 주먹만한 작은 해바라기 꽃처럼 생겼다.

3. 효능

야콘의 덩이뿌리를 식용하거나 약용한다. 이눌린이 풍부하므로 당뇨 예방 및 위장병, 변비, 성인병에 효능이 있다. 약으로 먹는 방법은 별달리 없으므로 보통은 가루를 내어 먹는다. 야콘 잎은 프로토카테츄산, 클로로겐산, 카페인, 페룰산 같은 폴리페놀 성분이 함유되어 항암, 항노화에 효능이 있는데 보통 차로 우려 마시거나 약탕으로 섭취한다.

4. 이용

야콘은 생으로 먹거나 쪄서 먹는다. 날것으로 섭취하려면 샐러드 등으로 먹는다. 이 경우 무 맛도 아니고 배 맛도 아닌 어중간한 맛이다. 쪄서 먹을 경우 돼지감자와 비슷한 맛이기 때문에 맛은 없다. 보통은 분말을 낸 뒤 밀가루 요리를 만들 때 밀가루와 혼합한다.

야콘 발효 식초 만드는 순서

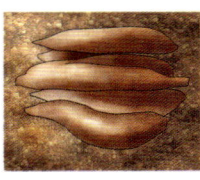

1. 재료 준비
밭에서 채취한 야콘 뿌리를 포함한 전초 혹은 시장에서 구매한 야콘 뿌리를 준비하되 싱싱한 것을 준비한다. 효소를 담글 때 잎과 뿌리를 함께 담그거나 따로 담글 수 있다.

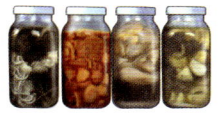

2. 세척 및 준비
뿌리를 포함한 전초를 흐르는 물에 세척한 뒤 대충 물기를 털어낸다. 물기가 조금 있는 상태에서 듬성듬성 썰어서 동량의 설탕에 버무린 뒤 유리 단지나 항아리에 밀봉한다.

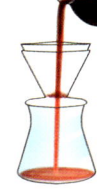

3. 숙성 과정
2~3개월 뒤 효소액이 나오면 건더기를 걸러낸 뒤 효소액을 밀봉하고 12개월 간 숙성시킨다. 몇 개월 간격으로 곰팡이가 보이면 제때 제거한다.

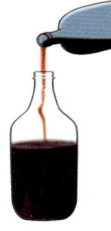

4. 혼합 비율 및 관리 방법
숙성된 효소액을 효소액 1, 발효주 막걸리 0.3, 생수 2 비율로 섞은 뒤 유리병에 넣어 천을 덮고 숨구멍이 있도록 완전 밀봉하지 않는다. 3~12개월 간 발효 및 숙성시키면 식초가 서서히 떠오른다.

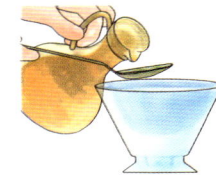

5. 음복 방법
1년 뒤 걸러낸 식초를 병에 넣어서 냉장 보관하고, 필요할 때마다 생수 7배를 섞어서 음용한다.

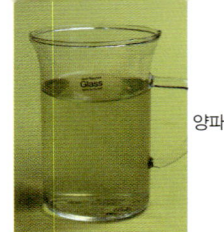
양파 식초

혈액 순환에 좋은
양파로 만드는 양파 식초

백합과 여러해살이풀　*Allium cepa*　꽃 : 8~9월　높이 : 50cm

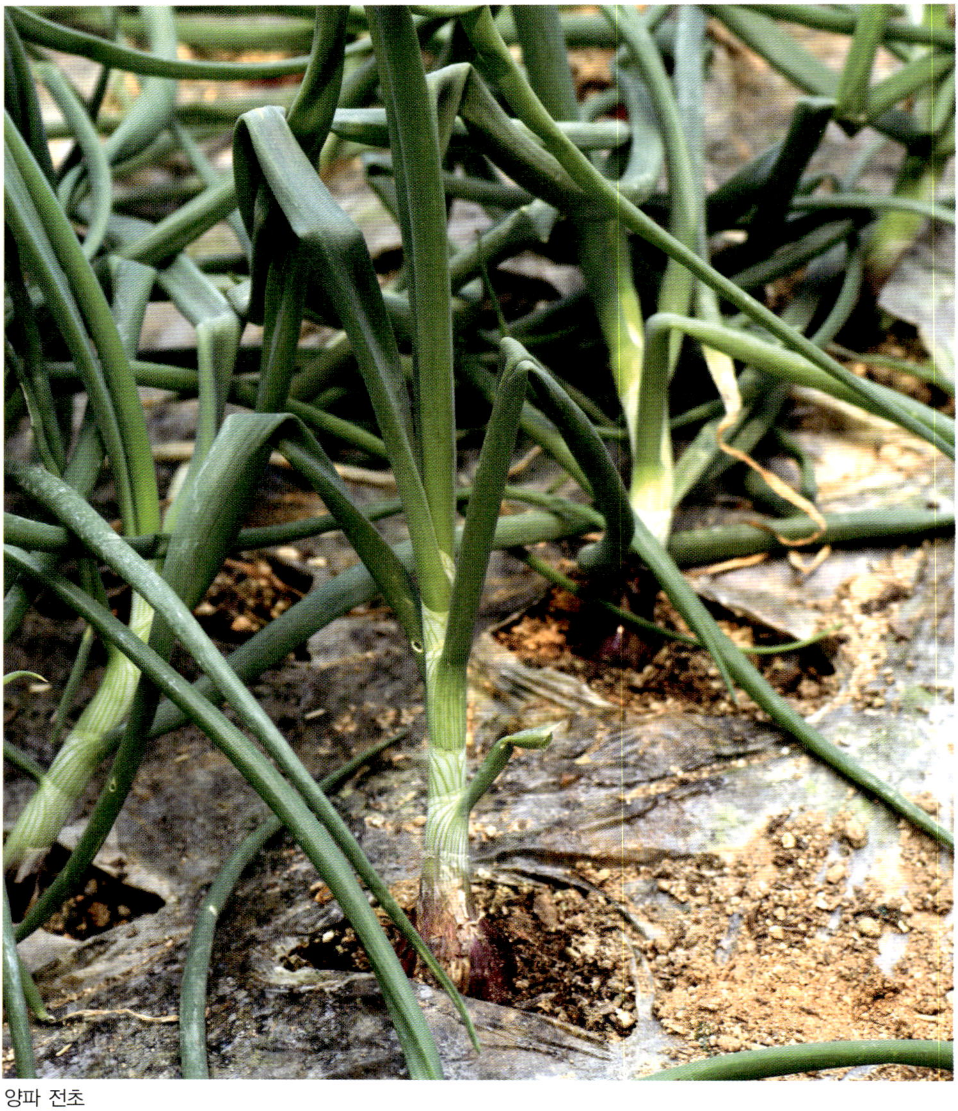

양파 전초

1. 유래

양파는 세계적으로 즐겨 먹는 작물이지만 원산지는 자세하게 알려지지 않았다. 양파와 유사한 야생종이 중앙아시아 일대에서 자라는 것으로 보아 중앙아시아를 원산지로 보기도 하지만 학자에 따라 의견이 다르기도 하다. 기록에 의하면 기원전 2,000~3,000년에 고대 이집트에서 양파를 재배한 것으로 보고 있다.

2. 형태

뿌리에 있는 비늘줄기를 양파라고 부른다. 대파 잎처럼 생긴 잎이 올라온다. 8~9월이면 긴 꽃대가 올라온 뒤 꽃을 개화한다. 꽃의 생김새는 대파 꽃과 비슷하다.

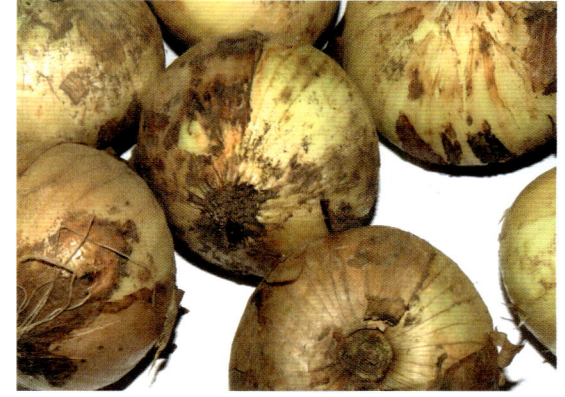

양파

3. 효능

비늘줄기(양파)를 약용한다. 생으로 먹어도 비슷한 효능이 있다. 이뇨, 항염, 살균, 혈액 순환, 거담, 해열, 동맥 경화, 간의 해독, 협심증, 뇌졸중, 당뇨 예방 등에 효능이 있다. 치통이 심할 경우 양파를 씹으면 효과가 있다.

4. 이용

양파는 품종에 따라 매운맛이 강하거나 단맛이 있는 품종이 있다. 국내의 양파 산업은 매운맛 위주로 활성화되어 있다.

일반적으로 생으로 섭취하기도 하지만 카레·된장국 같은 요리에 넣어서 먹는 방법, 굽거나 튀김으로 먹는 방법도 있다. 매운 맛을 좋아하지 않을 경우에는 양파 즙으로 먹거나 익혀 먹을 수도 있는데 권장 섭취 방법은 생으로 먹거나 장아찌로 먹는 방법이다.

양파 발효 식초 만드는 순서

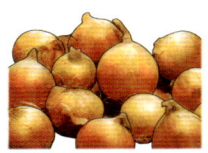

1. 재료 준비
밭에서 채취한 양파 혹은 시장에서 구입한 싱싱한 양파를 준비한다.

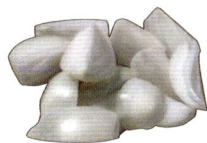

2. 세척 및 준비
양파 껍질을 얇게 벗기고 흐르는 물에 세척한 뒤 대충 물기를 털어낸다. 물기가 조금 있는 상태에서 듬성듬성 썰어서 동량의 설탕에 버무린 뒤 유리 단지나 항아리에 밀봉한다.

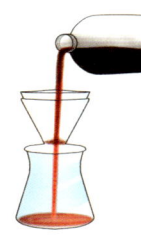

3. 숙성 과정
2~3개월 뒤 효소액이 나오면 건더기를 걸러낸 뒤 효소액을 밀봉하고 12개월 간 숙성시킨다. 몇 개월 간격으로 곰팡이가 보이면 제때 제거한다.

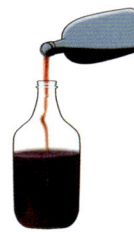

4. 혼합 비율 및 관리 방법
숙성된 효소액을 효소액 1, 발효주 막걸리 0.3, 생수 2 비율로 섞은 뒤 유리병에 넣어 천을 덮고 숨구멍이 있도록 완전 밀봉하지 않는다. 3~12개월 간 발효 및 숙성시키면 식초가 서서히 떠오른다.

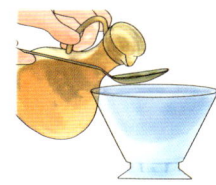

5. 음복 방법
걸러낸 식초를 병에 넣어서 냉장 보관하고, 필요할 때마다 생수를 7배 섞어서 음용한다.

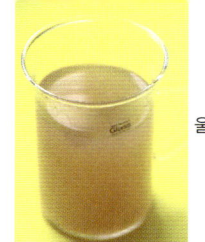

울금 식초

항암, 노화 예방에 좋은

울금으로 담그는 울금 식초

생강과 여러해살이풀　*Curcuma aromatica*　꽃 : 4~6월　높이 : 50~150cm

울금

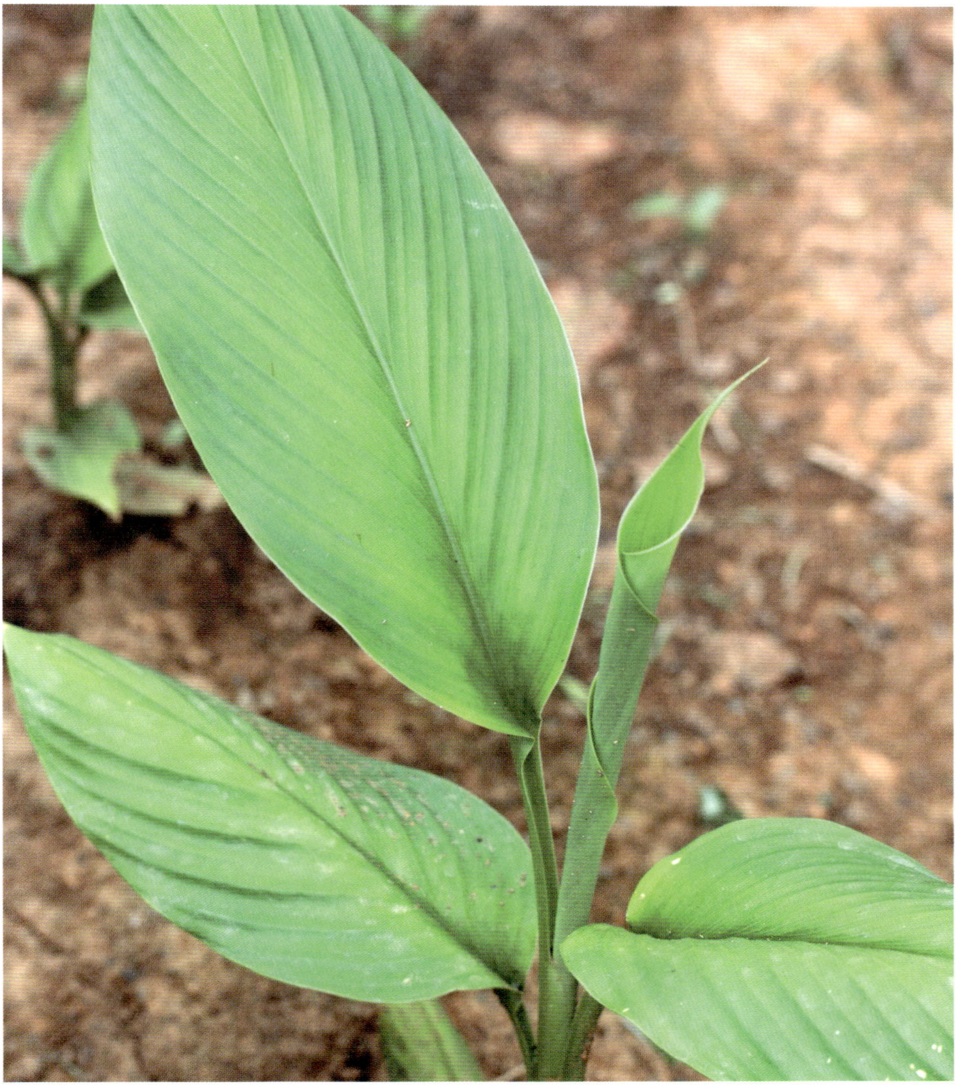

1. 유래

울금은 인도 아열대 원산의 향신료 식물로서 '심황'이라고도 불린다. 식물체의 생김새는 생강이나 강황과 비슷한데 맛은 강황 쪽에 가깝다. 강황에 비해 약효가 월등히 뛰어난 식물로서 카레 원료로 흔히 사용한다.

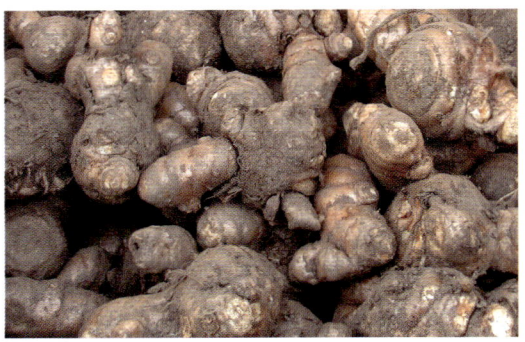

울금 뿌리

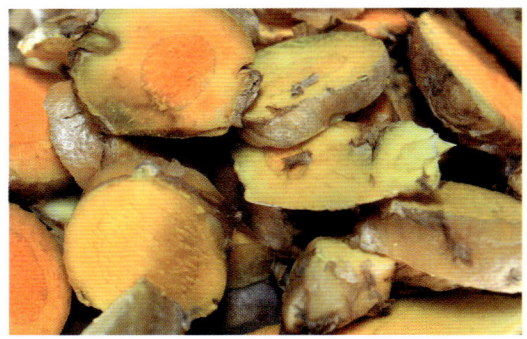

잘게 썰어서 식초를 담근다.

2. 형태

뿌리는 굵고 생강처럼 생겼다. 꽃은 4~6월에 피고 보통은 노란색이다. 줄기는 50~150cm로 자라고 큰 잎이 줄기 하단부에서 올라온다. 잎의 모양은 타원형이고 칸나 잎처럼 생겼으며, 부채처럼 크고 잎맥이 뚜렷하다.

3. 효능

울금에 함유된 커큐민 성분이 몸에 좋은 성분이다. 항염, 동맥경화, 복통, 간염, 정신 질환, 치매, 노화 예방, 당뇨, 항암에 효능이 있다.

4. 이용

생강과 비슷한 식물이지만 생강처럼 섭취하지 않고 분말을 내어 섭취한다. 카레 볶음밥이나 카레를 만들 때 카레 가루에 울금 가루를 조금 넣어서 섭취할 수 있다. 다량 섭취 시 두드러기 등의 부작용이 발생할 수 있으므로 소량 섭취를 원칙으로 한다.

울금 발효 식초 만드는 순서

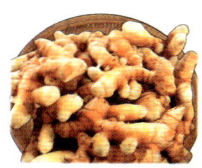

1. 재료 준비

약재 상가에서 울금 뿌리를 구입하되 싱싱한 것을 준비한다. 마른 울금일 경우 수분이 부족하므로 효소를 만들 때 동량의 수분을 넣어야 한다. 싱싱한 울금 뿌리는 수분이 함유되어 있으므로 수분을 약간만 추가해 준다.

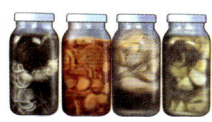

2. 세척 및 준비

울금 뿌리를 흐르는 물에 깨끗이 세척한 뒤 대충 물기를 털어낸다. 물기가 조금 있는 상태에서 듬성듬성 썰어서 동량의 설탕에 버무린 뒤 유리 단지나 항아리에 밀봉한다.

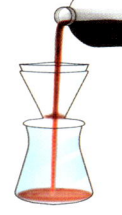

3. 숙성 과정

3개월 뒤 효소액이 나오면 건더기를 걸러낸 뒤 효소액을 밀봉하고 12개월 간 숙성시킨다. 몇 개월 간격으로 곰팡이가 보이면 제때 제거한다.

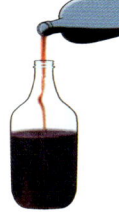

4. 혼합 비율 및 관리 방법

숙성된 효소액을 효소액 1, 발효주 막걸리 0.3, 생수 2 비율로 섞은 뒤 유리병에 넣어 천을 덮고 숨구멍이 있도록 완전 밀봉하지 않는다. 3~12개월 간 발효 및 숙성시키면 식초가 서서히 떠오른다.

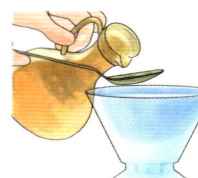

5. 음복 방법

걸러낸 식초를 병에 넣어서 냉장 보관하고, 필요할 때마다 생수를 10~20배 섞어서 음용한다.

부종, 피부 미용에 좋은
율무로 만드는 율무 식초

벼과 한해살이풀   *Coix lacrymajobi*   꽃 : 7~8월   높이 : 1~1.5m

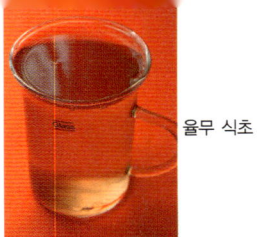
율무 식초

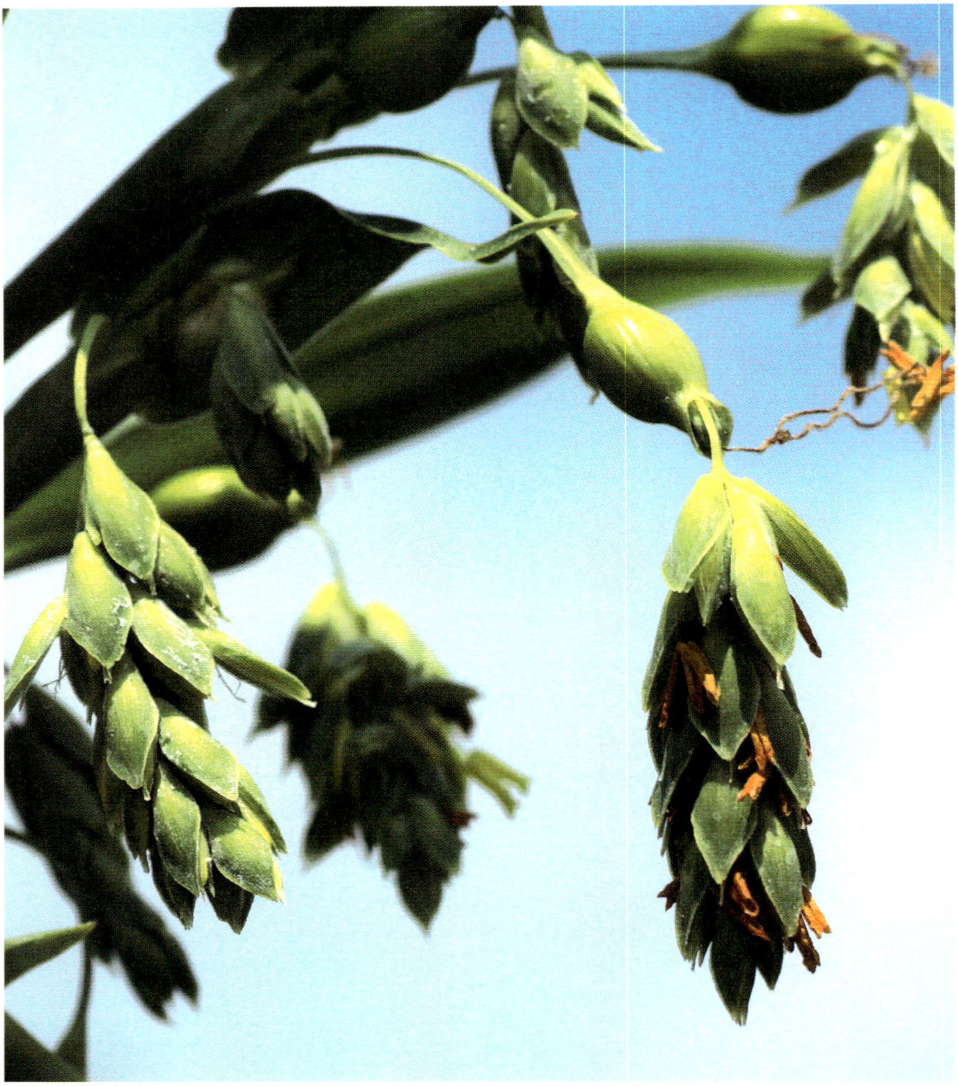

율무 꽃

1. 유래

율무는 중국, 인도의 열대 지방이 원산지이다. 우리나라에는 고려시대에 들어온 것으로 추정된다. 현재는 전세계에서 재배하는 작물로서 우리나라의 경우 제천 등지에서 많이 재배한다. 비슷한 식물로는 '염주'가 있는데 거의 같은 모양의 식물이고 섭취 방법도 율무와 동일하다.

2. 형태

원줄기는 높이 1~1.5m로 자라고 멀리서 보면 벼와 옥수수의 중간쯤에 해당하는 식물로 보인다. 잎은 어긋나고 벼 잎과 비슷하고 바람에 잘 구부러진다. 7~8월에 개화하는 꽃은 잎겨드랑이에서 나온 꽃자루에서 암꽃이삭과 수꽃이삭이 달리는데 꽃처럼 보이지는 않는다.

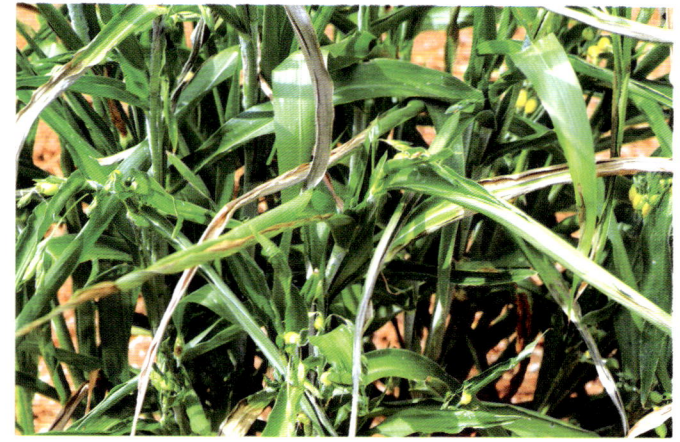

율무 전초

3. 효능

약용 부위는 율무(종자)와 뿌리이다. 한방에서는 '의이인(薏苡仁)'이라고 부른다. 부종, 해열, 복부 통증, 관절염, 항암, 노화 예방에 효능이 있다.

4. 이용

쌀과 함께 밥을 지을 경우 옥수수와 비슷한 맛이 난다. 죽을 끓여 먹거나 뻥튀기로 먹을 수 있다. 율무를 가루내어 율무차로 마실 수 있다.

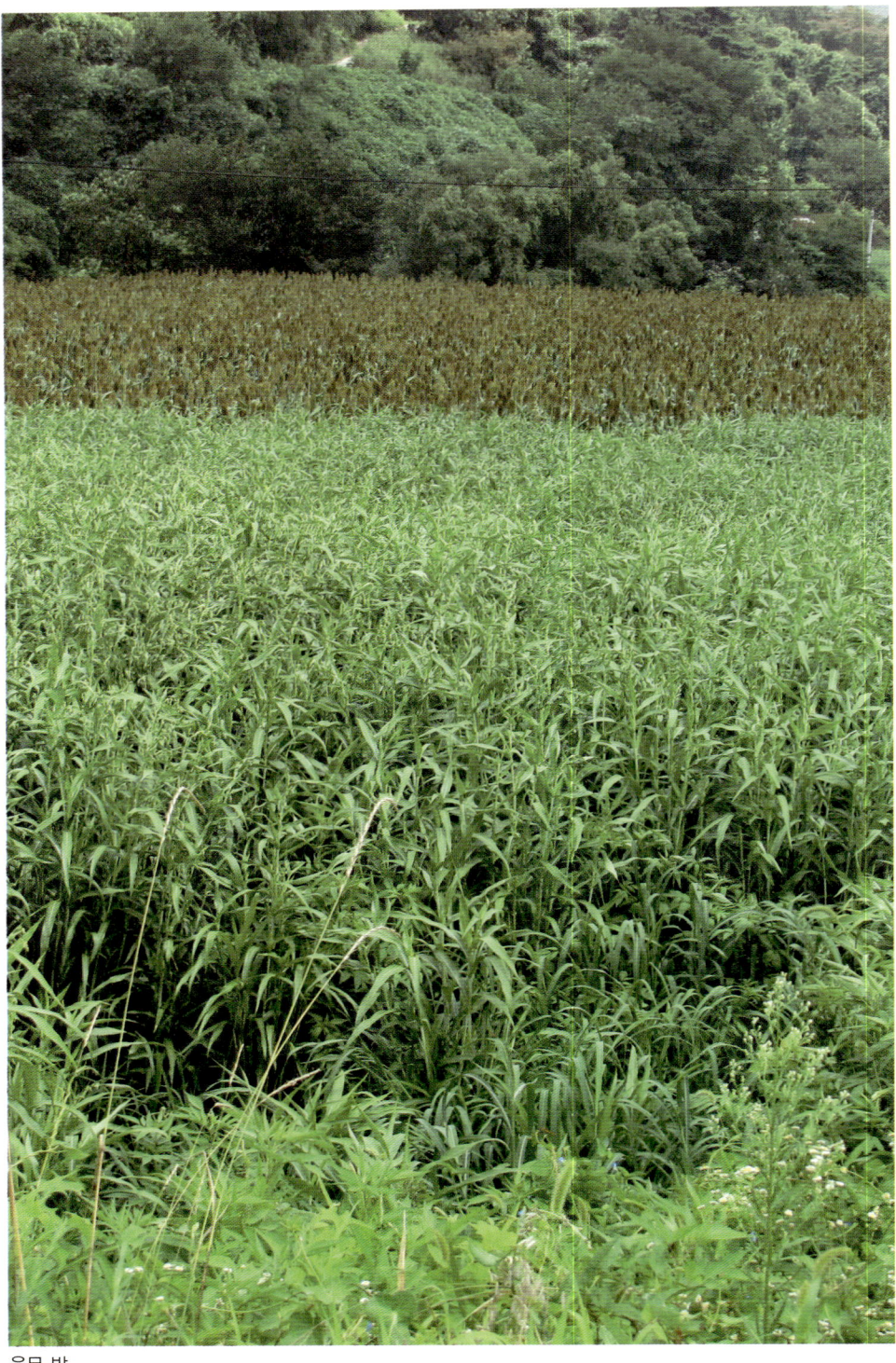
율무 밭

율무 발효 식초 만드는 순서

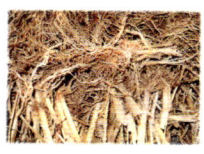

1. 재료 준비
수확한 율무의 뿌리로 효소를 담그거나, 발아 씨앗으로 효소로 담근다. 혹은 시장에서 탈곡한 율무를 구입한 뒤 동량의 수분을 넣어 효소로 담근다.

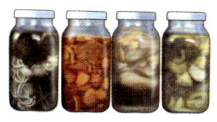

2. 세척 및 준비
흐르는 물에 뿌리를 세척한 뒤 대충 물기를 털어낸다. 동량의 수분과 설탕에 버무린 뒤 유리 단지나 항아리에 밀봉한다. 발아 율무일 경우 수분을 함유하고 있으므로 수분을 적게 넣는다.

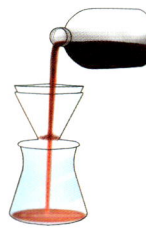

3. 숙성 과정
2~3개월 뒤 효소액이 나오면 건더기를 걸러낸 뒤 효소액을 밀봉하고 12개월 간 숙성시킨다. 몇 개월 간격으로 곰팡이가 보이면 제때 제거한다.

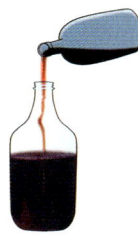

4. 혼합 비율 및 관리 방법
숙성된 효소액을 효소액 1, 발효주 막걸리 0.3, 생수 2 비율로 섞은 뒤 유리병에 넣어 천을 덮고 숨구멍이 있도록 완전 밀봉하지 않는다. 3~12개월 간 발효 및 숙성시키면 식초가 서서히 떠오른다.

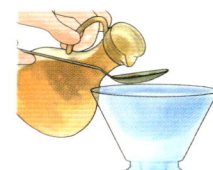

5. 음복 방법
걸러낸 식초를 병에 넣어서 냉장 보관하고, 필요할 때마다 생수를 7배 섞어서 음용한다.

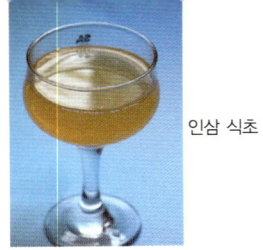
인삼 식초

기억력, 체력 회복에 좋은
인삼 뿌리로 만드는 **인삼 식초**

두릅나무과 여러해살이풀   *Panax ginseng*   꽃 : 4월   높이 : 60cm

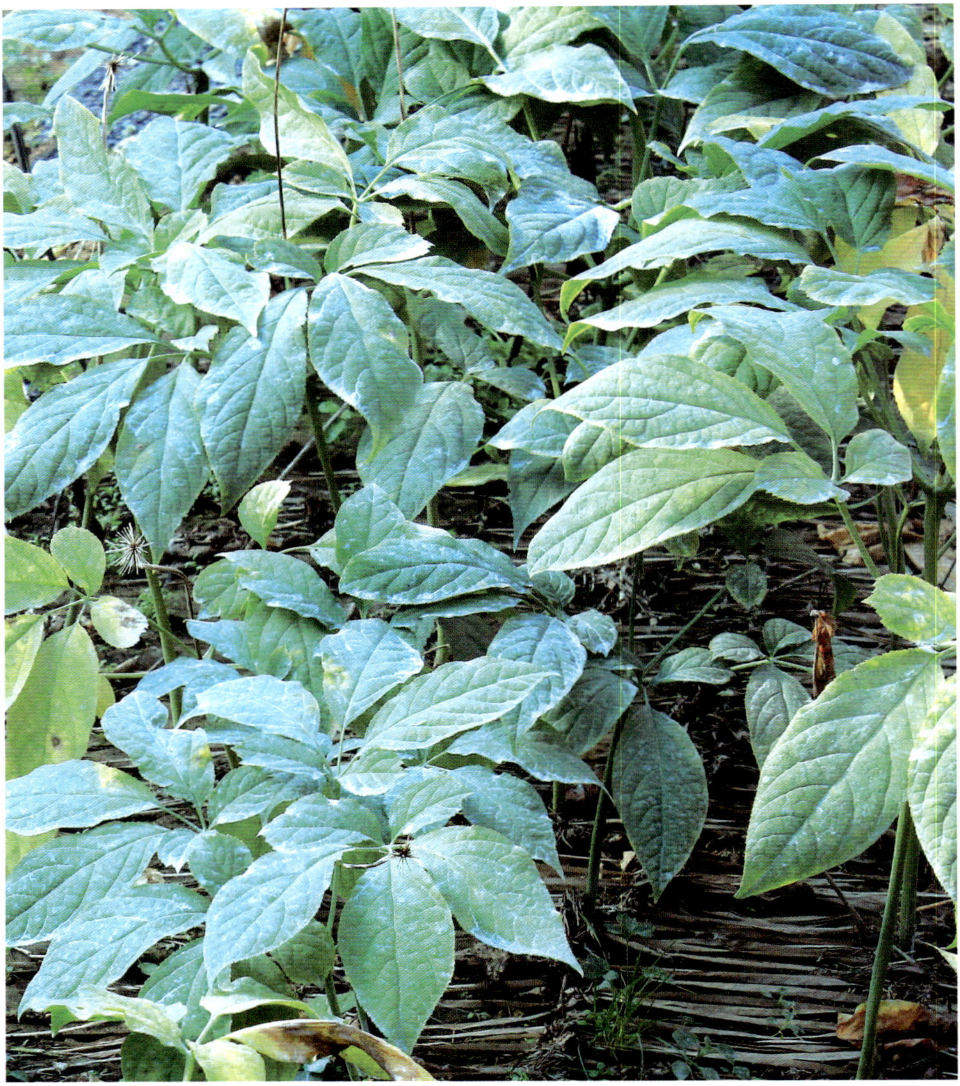

인삼 밭

1. 유래

두릅나무과의 다년생 초본으로 우리나라와 중국에서 자생하는 산삼의 재배종이 인삼이다. 베트남, 시베리아, 미국 등에도 산삼이 자생하지만 우리나라 산삼을 가장 높이 쳐 주고 재배종 인삼 역시 우리나라 인삼을 가장 높이 쳐 준다. 우리나라에서 인삼을 재배하기 시작한 것은 고려시대로 추정되지만 이때는 산삼 혹은 산양삼처럼 소규모로 재배한 것으로 보인다. 인삼의 대량 재배가 시작된 것은 고려인삼이 큰 인기를 얻은 이후인 조선초에서 16세기 사이로 추정된다.

2. 형태

땅 속에 두툼한 육질의 뿌리가 있고 뿌리에서 1개의 원줄기가 올라온다. 원줄기는 60cm 내외로 자라고, 원줄기에는 긴 잎자루의 잎이 3~4개 돌려난다. 각 잎자루에는 5개의 소엽이 손가락 모양으로 붙어 있다.

인삼 새싹

3. 효능

인삼은 자양 강장, 기억력 증진에 효능이 있는데 특히 병후 허약 체질을 빨리 회복하는 데 효능이 크다. 인삼은 체질이 뜨거운 사람은 금기이고 체질이 차가운 사람이 섭취해야 한다. 홍삼은 6년생 인삼 뿌리를 껍질째 수증기로 쪄서 말린 것을 말하는데 약효는 동일하지만 체질이 뜨거운 사람에게도 효능이 있다.

4. 이용

약효가 좋은 인삼은 4~6년생 뿌리인데 이것을 수확해 수삼(생것)이나 홍삼(수증기로 찐 것)을 만든다. 수삼, 건삼은 삼계탕 요리에 넣어 먹고 홍삼은 여러 가지 방법으로 가공하여 약처럼 복용한다.

인삼 발효 식초 만드는 순서

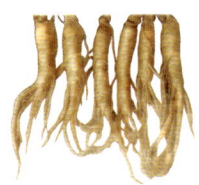

1. 재료 준비
뿌리를 포함한 싱싱한 전초를 구입한다. 가급적 싱싱한 것을 준비한다. 4~6년생 인삼은 가격도 비싸고 아까우므로 가격이 저렴한 인삼 새싹을 뿌리째 사용하는 것이 더 좋은 생각이다.

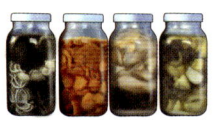

2. 세척 및 준비
뿌리를 포함한 전초를 흐르는 물에 세척한 뒤 물기를 털어낸다. 듬성듬성 썰어서 동량의 설탕, 약간의 수분으로 버무린 뒤 유리 단지나 항아리에 밀봉한다. 건삼을 준비한 경우에는 건삼과 동량의 수분을 첨가해서 버무린다.

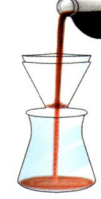

3. 숙성 과정
3~6개월 뒤 효소액이 나오면 건더기를 걸러낸 뒤 효소액을 밀봉하고 12개월 간 숙성시킨다. 몇 개월 간격으로 곰팡이가 보이면 제때 제거한다.

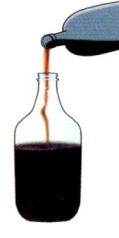

4. 혼합 비율 및 관리 방법
숙성된 효소액을 효소액 1, 발효주 막걸리 0.3, 생수 2 비율로 섞은 뒤 유리병에 넣어 천을 덮고 숨구멍이 있도록 완전 밀봉하지 않는다. 3~12개월 간 발효 및 숙성시키면 식초가 서서히 떠오른다.

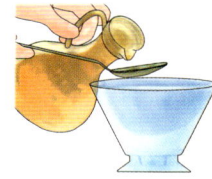

5. 음복 방법
걸러낸 식초를 병에 넣어서 냉장 보관하고, 필요할 때마다 생수를 7~10배 섞어서 음용한다.

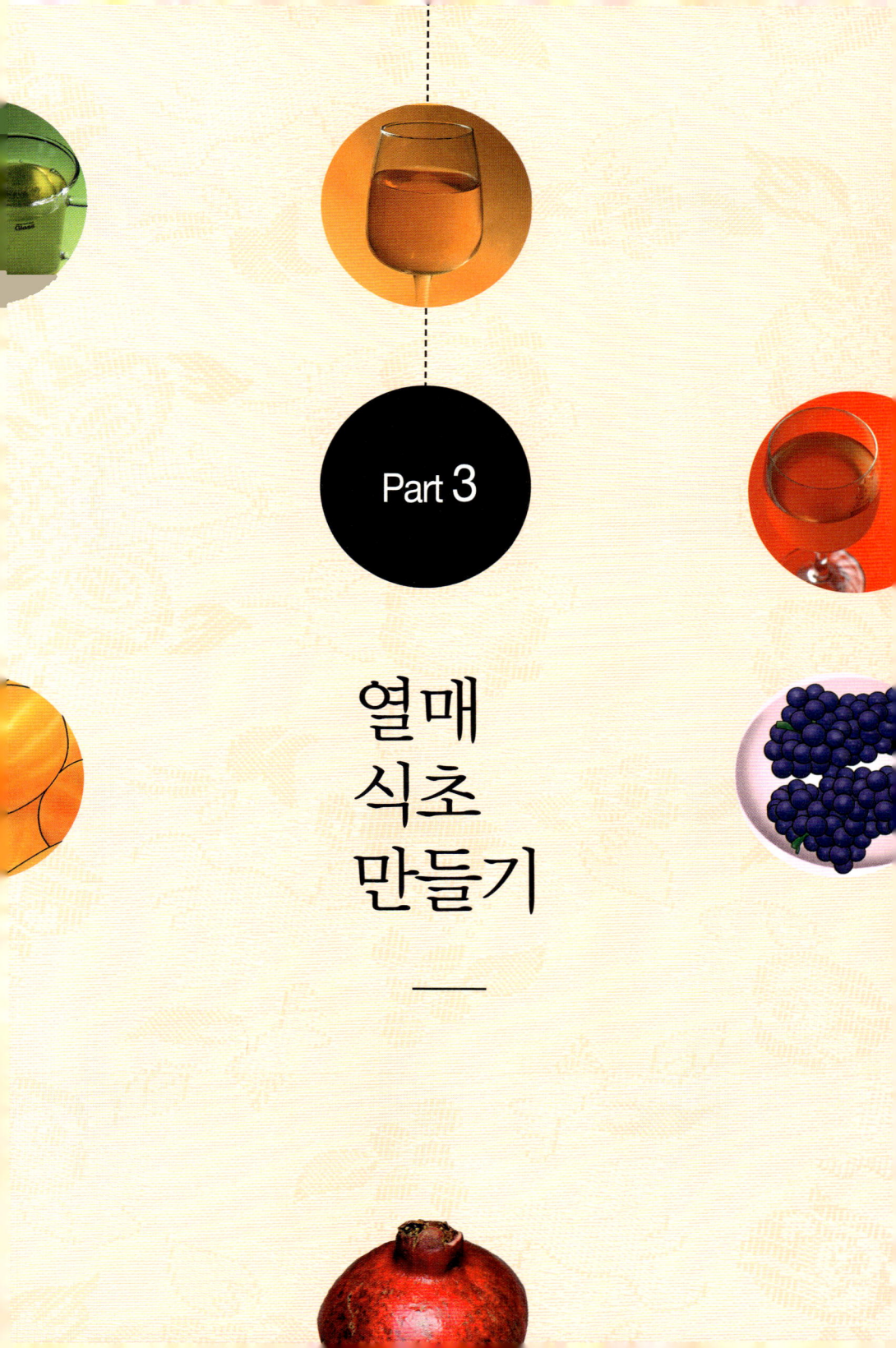

Part 3

열매
식초
만들기

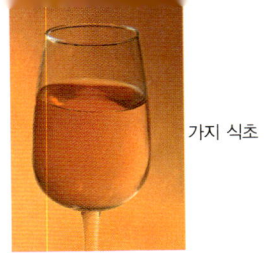

가지 식초

눈에 좋은 식초
가지로 만드는 가지 식초

가지과 한해살이풀　*Solanum melongena*　꽃 : 6~9월　높이 : 50~100cm

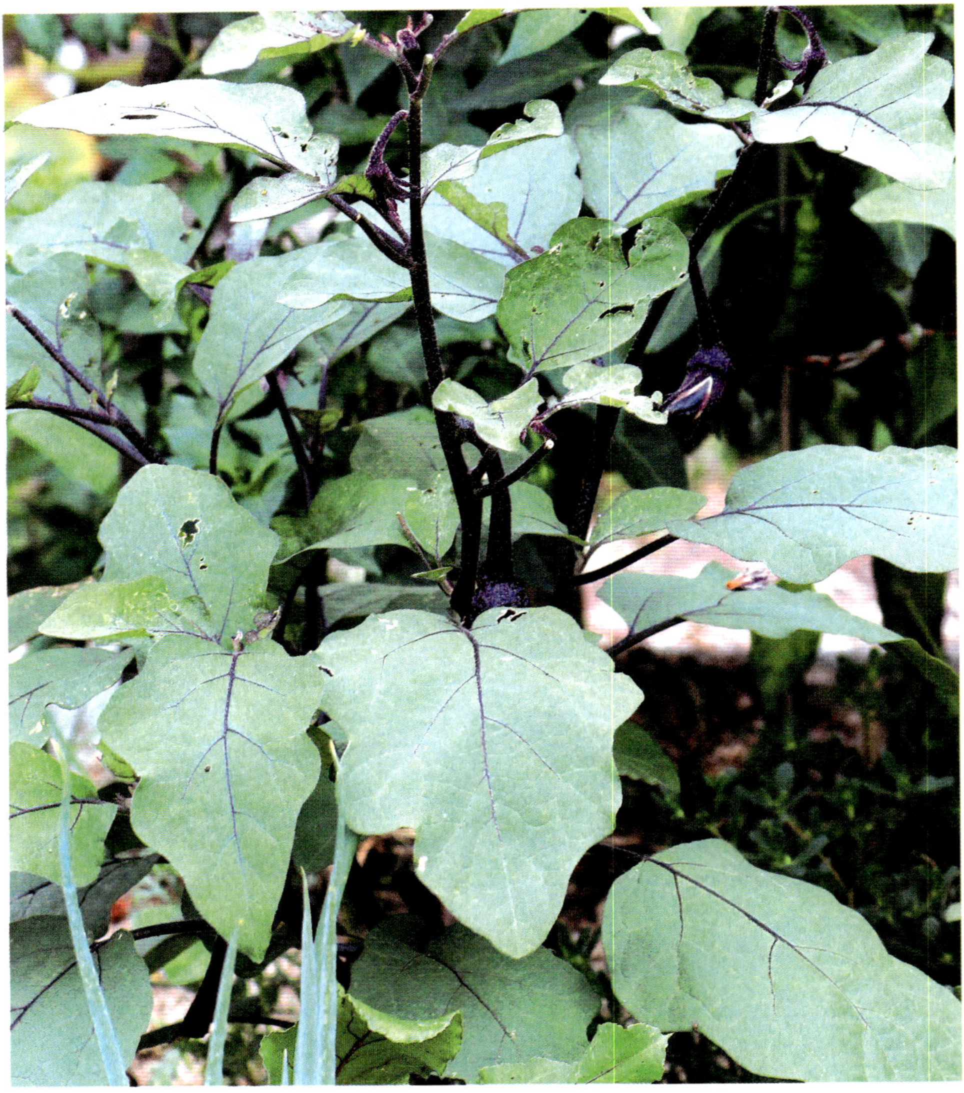

가지 전초

1. 유래

인도 열대 지방 원산의 가지는 이미 5~6세기 때부터 아시아 각국에서 식용 목적으로 재배한 식물이다. 우리나라는 통일신라 때 가지를 재배한 기록이 있고 지금은 전세계에서 흔히 재배하는 작물이다.

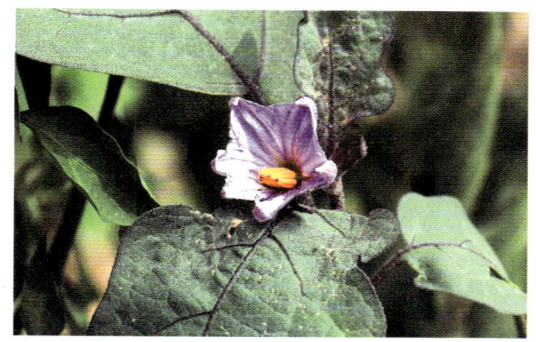

가지 꽃

2. 형태

가지의 원줄기는 60~100cm로 자란다. 꽃은 6~9월에 개화하고 활짝 벌어진 종 모양이다. 꽃의 색상은 흰색~연한 자주색이다. 잎은 어긋나고 긴 잎자루가 있다. 여름부터 큰 열매가 열리는데 이를 가지라고 부르며 식용한다.

3. 효능

열매를 약용 혹은 식용하는데 반찬으로 식용해도 효능이 있다. 열매는 고혈압, 해독에 효능이 있는데 특히 시력에 좋고 다이어트 음식으로도 안성맞춤이다. 가지과 식물들은 잎에 독성이 있으므로 잎의 약용은 가급적 피하고 열매 역시 날것보다는 익혀 먹는 것이 좋다.

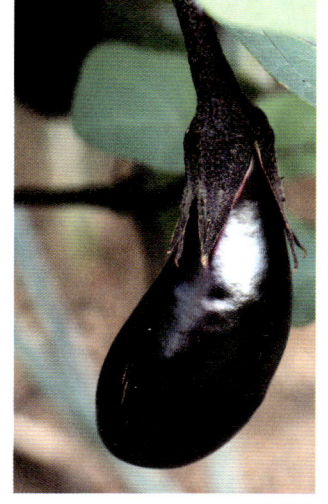

가지 열매

4. 이용

열매를 데쳐서 가지 무침으로 만들거나 찜으로 먹을 수 있고 가지 구이로도 먹을 수 있다. 스파게티, 스튜에 가지를 넣을 수 있다. 각종 요리에 넣을 수 있다.

가지 발효 식초 만드는 순서

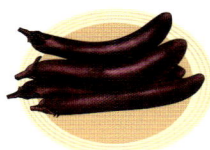

1. 재료 준비
텃밭에서 수확한 가지를 준비하거나 마트에서 싱싱한 가지를 구입해 준비한다.

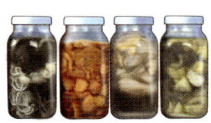

2. 세척 및 준비
가지를 흐르는 물에 세척한 뒤 물기를 털어낸다. 물기가 조금 있는 상태에서 듬성듬성 썰어서 동량의 설탕의 절반과 약간의 수분으로 버무린 뒤 유리 단지나 항아리에 넣고 그 위를 남아 있는 설탕으로 덮고 뚜껑을 밀봉한다.

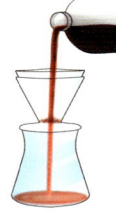

3. 숙성 과정
3개월 뒤 효소액이 나오면 건더기를 걸러낸 뒤 효소액을 밀봉하고 12개월 간 숙성시킨다. 몇 개월 간격으로 곰팡이가 보이면 제때 제거한다.

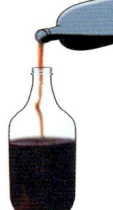

4. 혼합 비율 및 관리 방법
숙성된 효소액을 효소액 1, 발효주 막걸리 0.3, 생수 2 비율로 섞은 뒤 유리병에 넣어 천을 덮고 숨구멍이 있도록 완전 밀봉하지 않는다. 3~12개월 간 발효 및 숙성시키면 식초가 서서히 떠오른다.

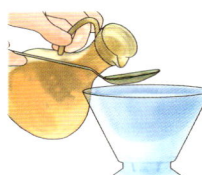

5. 음복 방법
걸러낸 식초를 병에 넣어서 냉장 보관하고, 필요할 때마다 생수를 7~10배 섞어서 음용한다.

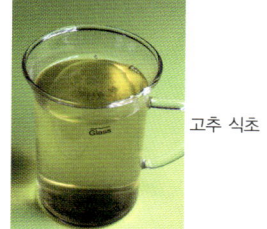
고추 식초

체중 감소, 항염에 좋은
청고추로 만드는 고추 식초

가지과 한해/여러해살이풀　*Capsicum annuum*　꽃 : 6~8월　높이 : 0.6~1.2m

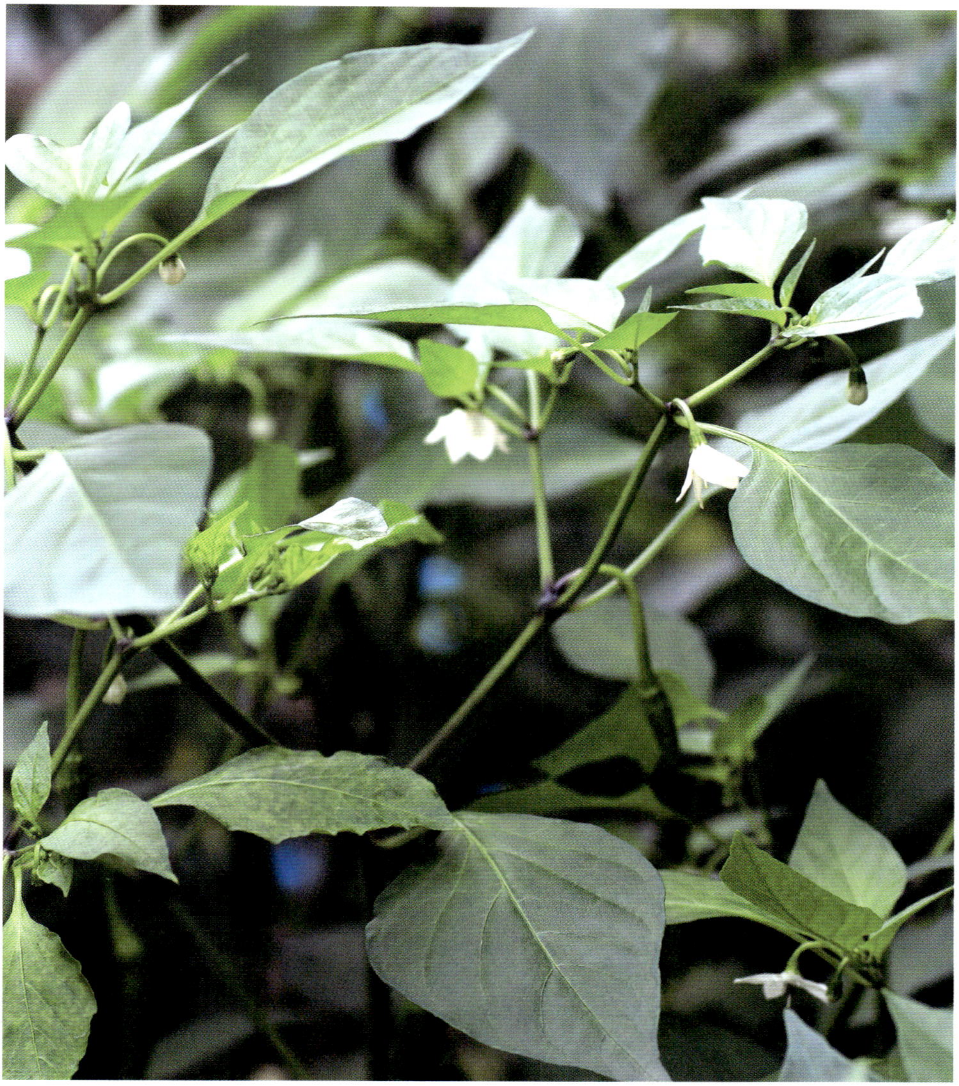

고추 전초

1. 유래

고추의 원산지는 중남미 안데스 산맥 열대 지역이다. 열대 지방에서는 여러해살이풀이지만 온대 지방인 우리나라에서는 한해살이풀로 취급한다.

우리나라에는 임진왜란 전후 일본을 통해 전래되었다는 설이 있지만 인도에서 중국, 우리나라로 전래된 후 일본으로 건너갔다는 설도 있다. 문헌에 의하면 임진왜란 전후에 이미 술집에서 청고추를 된장에 찍어 먹은 것으로 보인다. 김치에 고춧가루를 넣는 것은 임진왜란 후인 것으로 보인다.

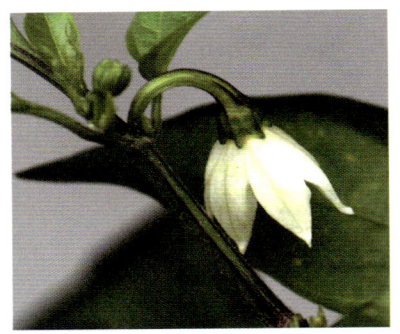

고추 꽃

2. 형태

원줄기는 60~120cm로 자란다. 잎은 어긋나고 잎자루가 있다. 6~8월에 잎 겨드랑이에서 작은 크기의 흰색 꽃이 개화한다. 꽃이 질 무렵이면 열매가 생성되는데 이를 고추라고 한다. 처음에는 녹색이었다가 가을이 되면 붉은색으로 성숙한다.

3. 효능

고추의 매운 성분은 캡사이신 때문인데 매운맛을 이용한 발한, 소화에 효능이 있다. 또한 항염, 지방 연소에 의한 체중 감소, 류머티즘, 신경통, 신경쇠약에도 효능이 있다.

4. 이용

청고추는 날것을 고추장, 된장에 찍어 먹거나 각종 볶음 요리에 양념으로 넣어 먹는다. 홍고추는 고춧가루를 만들어 김치를 담그거나 각종 요리에 넣는다.

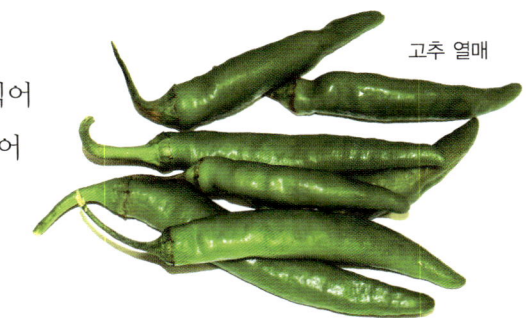

고추 열매

고추 발효 식초 만드는 순서

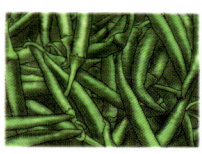

1. 재료 준비

텃밭에서 청고추를 수확해 준비하거나 마트에서 싱싱한 청고추를 구입한다. 고추 열매가 아닌 고추 잎으로도 식초를 담글 수 있다.

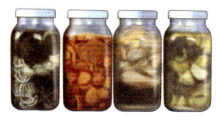

2. 세척 및 준비

고추를 흐르는 물에 세척한 뒤 물기를 털어낸다. 듬성듬성 썰어서 동량의 설탕, 설탕의 절반 정도의 수분을 넣고 잘 버무린 뒤 유리 단지나 항아리에 밀봉한다.

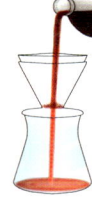

3. 숙성 과정

3개월 뒤 효소액이 나오면 건더기를 걸러낸 뒤 효소액을 밀봉하고 12개월 간 숙성시킨다. 몇 개월 간격으로 곰팡이가 보이면 제때 제거한다.

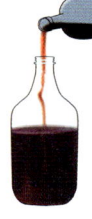

4. 혼합 비율 및 관리 방법

숙성된 효소액을 효소액 1, 발효주 막걸리 0.3, 생수 2 비율로 섞은 뒤 유리병에 넣어 천을 덮고 숨구멍이 있도록 완전 밀봉하지 않는다. 3~12개월 간 발효 및 숙성시키면 식초가 서서히 떠오른다.

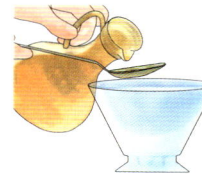

5. 음복 방법

걸러낸 식초를 병에 넣어서 냉장 보관하고, 필요할 때마다 생수를 7~10배 섞어서 음용한다.

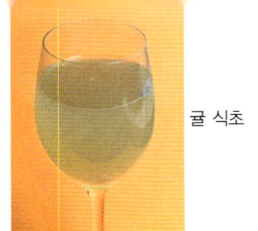

귤 식초

기침, 항암에 좋은
귤로 만드는 귤 식초

운향과 상록활엽소교목　*Citrus unshiu*　꽃 : 6월　높이 : 2~5m

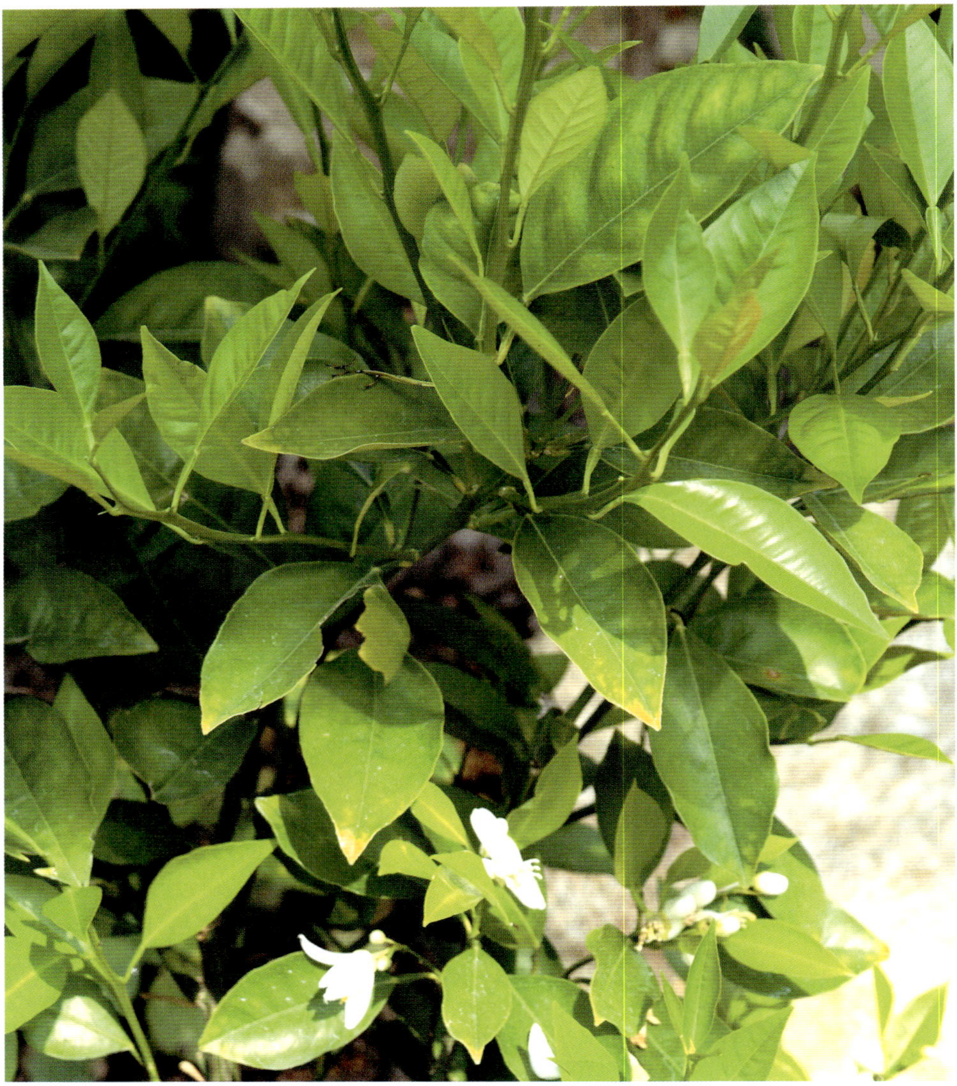

귤나무

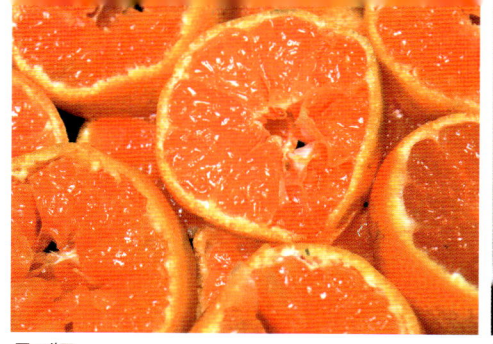 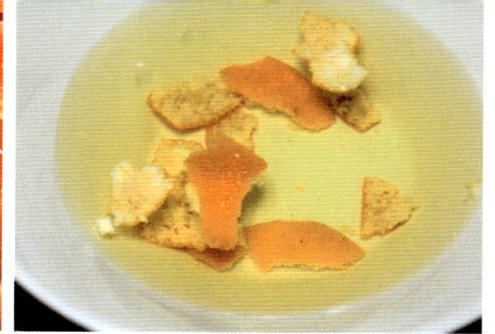

귤 재료   귤차

1. 유래

귤나무의 원산지는 인도이지만 우리나라 제주도에 처음 도입된 귤나무는 일본의 '온주감귤'이라는 품종이다. 현재 우리나라의 제주도에서 재배하는 귤은 대부분 교배종 품종이다.

2. 형태

원줄기는 높이 2~5m로 자란다. 잎은 어긋나고 잎의 가장자리에 톱니가 있거나 없다. 품종에 따라 잎자루에 날개가 있거나 없는데 최근 재배하는 품종들은 대부분 잎자루에 날개가 없다. 꽃은 6월에 개화하고 열매는 10월에 녹색으로 결실을 맺는다.

3. 효능

귤 열매에는 구연산, 비타민 C, A 등이 함유되어 있다. 귤의 영양소는 피부 미용에 특히 좋고 당뇨, 항암, 요통, 복통, 노화 예방, 변비에 효능이 있다. 귤의 껍질은 식중독, 식욕 부진, 기침, 감기, 고혈압에 효능이 있다.

4. 이용

귤의 껍질은 건조시킨 후 귤차로 마신다. 껍질 안의 알맹이는 날것으로 식용한다. 각종 과자, 제빵, 케이크의 원료로 사용하거나 귤 주스를 만들어 마실 수 있다.

귤 발효 식초 만드는 순서

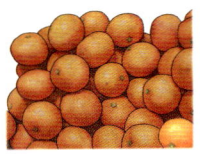

1. 재료 준비
마트에서 싱싱한 귤을 구입한다.

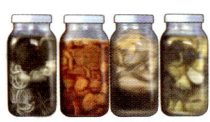

2. 세척 및 준비
농약이 잔류해 있을 수 있으므로 흐르는 물에 깨끗이 세척한다. 껍질을 포함해 듬성듬성 썰어서 동량의 설탕에 버무린 뒤 유리 단지나 항아리에 밀봉한다.

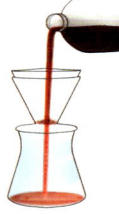

3. 숙성 과정
2~3개월 뒤 효소액이 나오면 건더기를 걸러낸 뒤 효소액을 밀봉하고 12개월 간 숙성시킨다. 몇 개월 간격으로 곰팡이가 보이면 제때 제거한다.

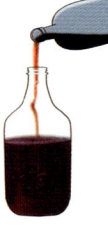

4. 혼합 비율 및 관리 방법
숙성된 효소액을 효소액 1, 발효주 막걸리 0.3, 생수 2 비율로 섞은 뒤 유리병에 넣어 천을 덮고 숨구멍이 있도록 완전 밀봉하지 않는다. 3~12개월 간 발효 및 숙성시키면 식초가 서서히 떠오른다.

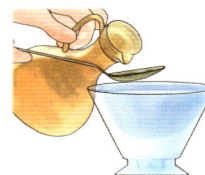

5. 음복 방법
걸러낸 식초를 병에 넣어서 냉장 보관하고, 필요할 때마다 생수를 7배 섞어서 음용한다.

동아 식초

이뇨, 소염, 부종에 좋은

동아로 만드는 동아 식초

박과 한해살이풀 *Benincasa hispida* 꽃 : 7~8월 길이 : 2m

동아

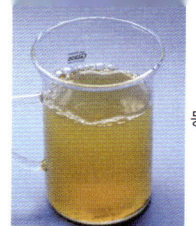

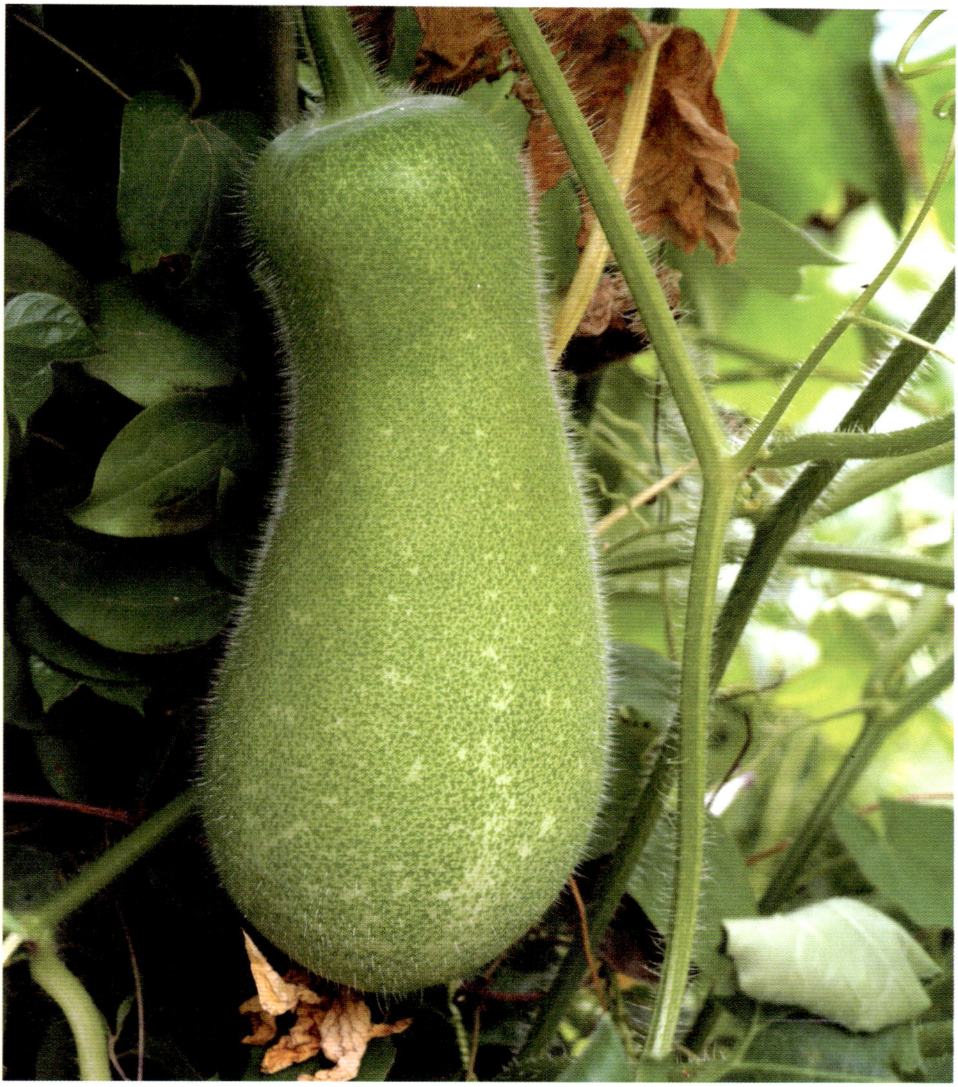

1. 유래

 인도 원산의 동아는 식용 또는 약용 목적으로 동남아시아, 인도, 중국, 우리나라에서 흔히 재배한다. 우리나라와 중국은 주로 약용으로 재배하지만 열대 아시아와 인도, 중국 남부 지역에서는 야채처럼 식용하기 위해 재배한다. 영어로는 겨울멜론(Winter Melon), 한자로는 동아((冬瓜)라고 한다.

2. 형태

 땅속에서 올라온 줄기는 길이 2m로 자라고 호박 덩굴처럼 제멋대로 자란다. 꽃은 7월에 개화하는데 호박 꽃과 비슷하고 꽃의 지름은 10cm 내외이다. 잎은 어긋나고 가장자리가 5~7개로 갈라진다. 열매는 길이 50~100cm의 큰 호박처럼 생겼는데 표면에 털이 많은 것이 호박과 다른 점이다. 성숙하면 열매 표면의 털이 사라진다. 국내에서는 전라도 순창 지역에서 예로부터 동아를 재배해 왔다.

3. 효능

 동아의 껍질과 과육은 이뇨, 소염, 부종, 진해, 해열, 해독, 신장염, 모유 촉진, 미용에 효능이 있다. 종자는 잘 말린 뒤 약용하는데 이뇨, 치질, 거담, 정력에 좋다. 잎은 당뇨, 줄기는 폐렴, 치질에 효능이 있다. 한방에서는 이뇨, 악성 종기, 신장 결석에 약용한다.

4. 이용

 동아를 수박 김치처럼 나박김치를 담가 먹거나 수제비 등에 호박을 넣듯 넣어서 먹는다. 된장국, 갈치 찌게에 넣어 먹을 수 있다. 인도의 몇몇 지방에서는 야채처럼 즐겨 먹는다. 효소나 식초로 담글 경우 열매뿐만 아니라 줄기와 잎도 약성이 있으므로 사용할 수 있다. 줄기나 잎을 재료로 사용할 경우 봄~가을 사이에 채취한 싱싱한 것을 사용한다.

동아 발효 식초 만드는 순서

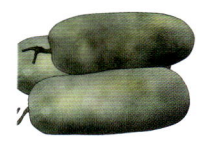

1. 재료 준비
밭에서 동아를 줄기째 수확한다. 혹은 농산물 시장이나 약재 상가에서 동아를 구입하되 싱싱한 것을 준비한다.

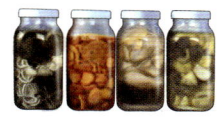

2. 세척 및 준비
전초를 흐르는 물에 세척한 뒤 물기를 털어낸다. 듬성듬성 썰어서 동량의 설탕에 버무린 뒤 유리 단지나 항아리에 밀봉한다. 줄기나 잎으로 담글 경우 수분이 충분하지 않으므로 동량의 수분을 설탕과 혼합해 담근다.

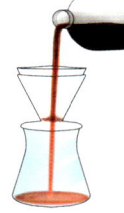

3. 숙성 과정
3개월 뒤 효소액이 나오면 건더기를 걸러낸 뒤 효소액을 밀봉하고 12개월 간 숙성시킨다. 몇 개월 간격으로 곰팡이가 보이면 제때 제거한다.

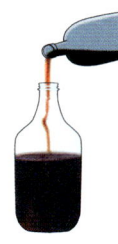

4. 혼합 비율 및 관리 방법
숙성된 효소액을 효소액 1, 발효주 막걸리 0.3, 생수 2 비율로 섞은 뒤 유리병에 넣어 천을 덮고 숨구멍이 있도록 완전 밀봉하지 않는다. 3~12개월 간 발효 및 숙성시키면 식초가 서서히 떠오른다.

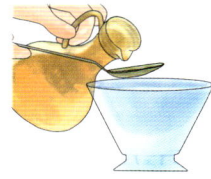

5. 음복 방법
걸러낸 식초를 병에 넣어서 냉장 보관하고, 필요할 때마다 생수를 7~10배 섞어서 음용한다.

피부 미용, 노화 예방, 기억력에 좋은
딸기 식초 & 산딸기 식초

장미과 여러해살이풀   *Fragaria x ananassa*   꽃 : 5~6월   높이 : 30m

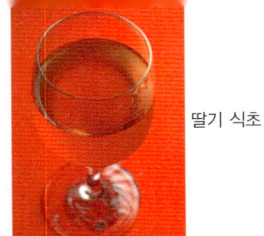
딸기 식초

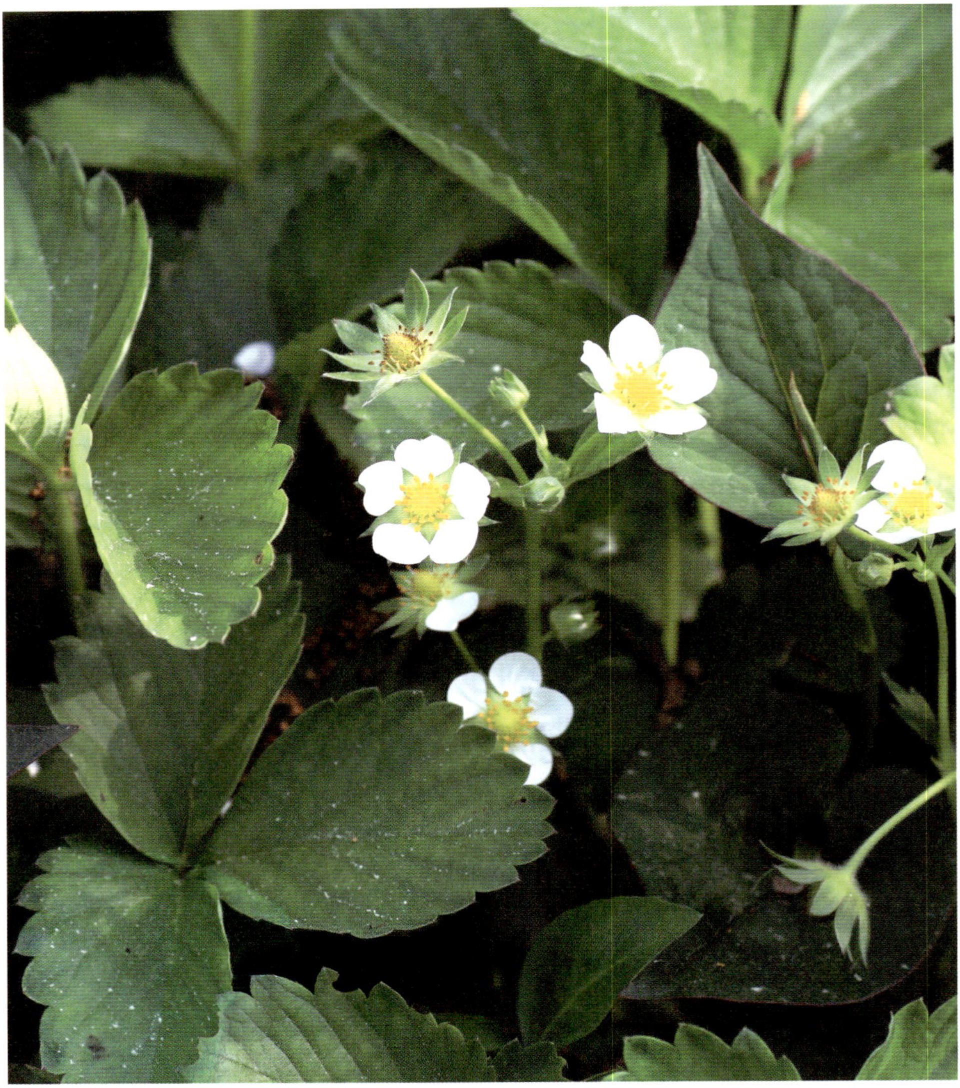

딸기 전초

1. 유래

딸기의 원산지는 남미의 야생 딸기로 추정되며, 과일 작물로 재배하기 시작한 것은 17세기 프랑스에서이다. 프랑스에서 재배하던 딸기가 세계적으로 보급되면서 지금의 수많은 재배종 딸기가 육종되었다. 아시아에서는 우리나라가 딸기 농사를 제일 잘 하는 나라이다.

2. 형태

원줄기는 30cm로 자라고 꽃은 5~6월에 개화한다. 줄기는 땅에 기면서 자라고 줄기에서 뿌리가 내리므로 포기나누기로 쉽게 번식할 수 있다. 잎자루에는 작은 잎이 3장씩 달려 있고 잎의 가장자리는 톱니 모양이다. 여러해살이풀이므로 매년 딸기를 수확할 수 있지만 해가 갈수록 열매의 크기가 작아진다.

3. 효능

딸기는 피부 미용, 기억력, 자양 강장, 노화 예방에 효능이 있다. 또한 여러 가지 암을 예방하는 효능이 있다. 야생 딸기인 산딸기는 열매 외에 뿌리와 줄기에 당뇨에 좋은 성분이 있다.

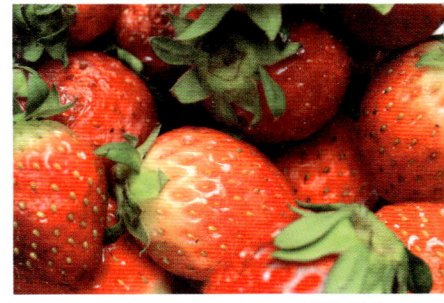

딸기 열매

4. 이용

딸기의 열매를 딸기라고 부르며 식용한다. 날것으로 식용하거나 딸기 잼을 만들 수 있고 주스로도 섭취할 수 있다. 비타민 C가 풍부하기 때문에 익히는 방법이 아닌 생것을 가공해 섭취하는 것이 좋다.

우리나라의 산과 들판에서 흔히 자라는 산딸기도 비슷한 효능이 있으므로 딸기 외에 산딸기, 복분자딸기, 곰딸기, 멍석딸기, 장딸기, 섬딸기 열매로도 효소 혹은 식초를 담글 만하다. 줄기와 뿌리에도 효능이 있는 산딸기는 열매뿐 아니라 줄기·뿌리도 효소나 식초로 담글 수 있다.

딸기 · 산딸기 식초 만드는 순서

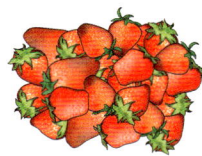

1. 재료 준비
딸기를 마트에서 구입해 준비한다. 야생 산딸기의 경우에는 열매뿐 아니라 줄기, 뿌리, 잎도 준비하되 가급적 싱싱한 것을 준비한다.

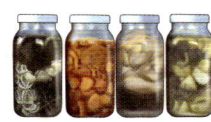

2. 세척 및 준비
뿌리를 포함한 전초를 흐르는 물에 세척한 뒤 물기를 털어낸다. 열매의 경우 수분을 넣지 않고 동량의 설탕과 버무린다. 산딸기의 줄기, 뿌리는 듬성듬성 썰어서 동량의 수분과 설탕에 버무린 뒤 유리 단지나 항아리에 밀봉한다.

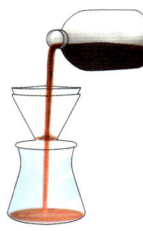

3. 숙성 과정
2~3개월 지나 효소액이 나오면 건더기를 걸러낸 뒤 효소액을 밀봉하고 12개월 간 숙성시킨다. 몇 개월 간격으로 곰팡이가 보이면 제때 제거한다.

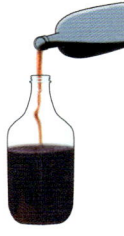

4. 혼합 비율 및 관리 방법
숙성된 효소액을 효소액 1, 발효주 막걸리 0.3, 생수 2 비율로 섞은 뒤 유리병에 넣어 천을 덮고 숨구멍이 있도록 완전 밀봉하지 않는다. 3~12개월 간 발효 및 숙성시키면 식초가 서서히 떠오른다.

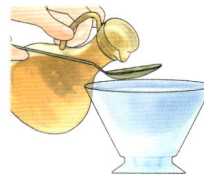

5. 음복 방법
걸러낸 식초를 병에 넣어서 냉장 보관하고, 필요할 때마다 생수를 7~10배 섞어서 음용한다.

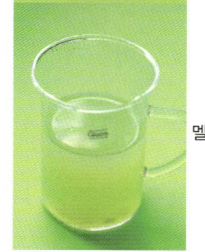
멜론 식초

이뇨에 좋은
멜론으로 만드는 멜론 식초

박과 한해살이덩굴식물   *Cucumis melo L.*   꽃 : 5~8월   길이 : 2m

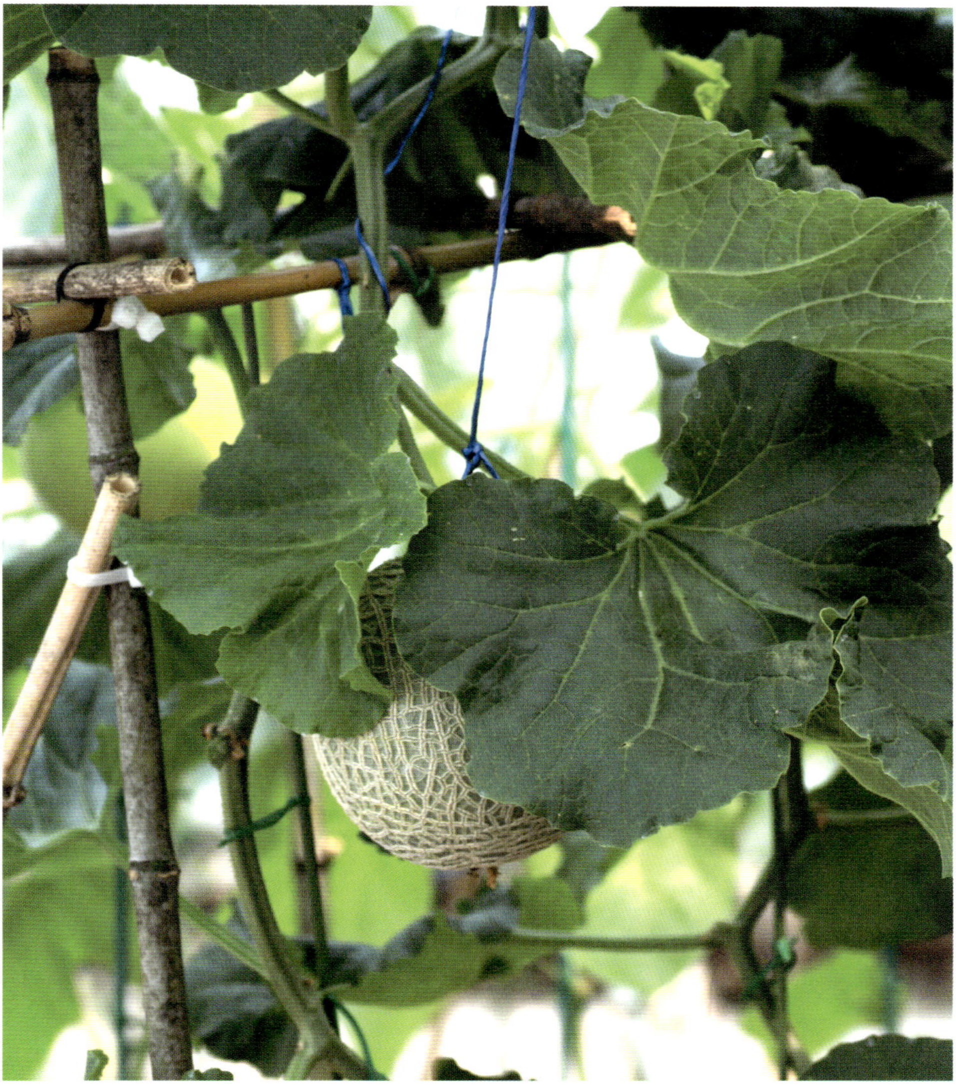

1. 유래

멜론은 참외와 비슷한 덩굴 식물로서 우리나라에서는 한해살이덩굴식물로 취급한다. 원산지는 중동 지역이지만 전세계에 전파된 뒤 각 지역에서 토착화되었다. 우리나라에서 재배하는 멜론 품종은 멜론 중에서 인기 있는 품종의 하나이다.

2. 형태

줄기는 길이 2m 내외로 자라고 호박 줄기처럼 털이 많다. 잎의 모양은 호박 잎이나 오이 잎과 닮았다. 꽃은 노란색이고 5~8월에 개화하는데 온실에서 재배하는 경우가 많아 개화 시기는 천차만별이다. 꽃의 색상은 노란색이고 생김새는 호박 꽃에 비해 작은 참외 꽃을 닮았다.

3. 효능

열매를 식용하거나 약용한다. 이뇨, 폐, 노화 예방에 효능이 있다. 멜론 꼭지는 참외 꼭지처럼 약용하는데 간암과 간염에 좋다.

4. 이용

멜론 열매를 날것으로 식용한다. 껍질을 벗긴 뒤 과육을 식용하는데 맛은 참외보다 뛰어나다.

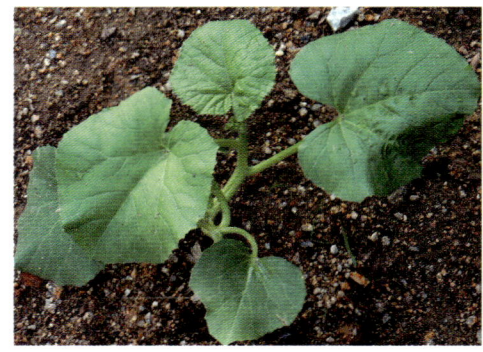

멜론의 싹

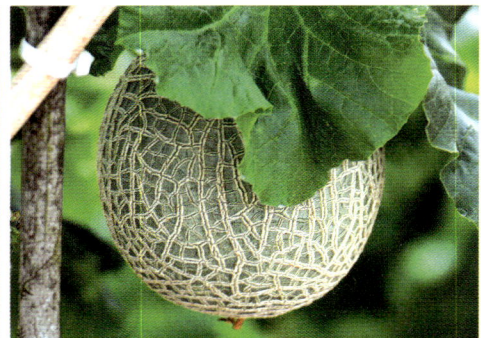

멜론 열매

멜론 발효 식초 만드는 순서

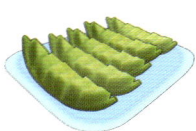

1. 재료 준비
마트에서 멜론을 구입해 준비하되 가급적 싱싱한 것을 준비한다.

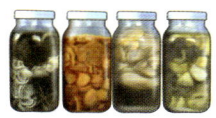

2. 세척 및 준비
흐르는 물에 세척한 뒤 물기를 털어낸다. 듬성듬성 썰어서 동량의 설탕에 버무린 뒤 유리 단지나 항아리에 밀봉한다.

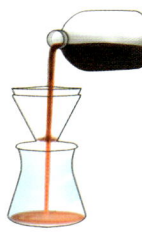

3. 숙성 과정
2~3개월 뒤 효소액이 나오면 건더기를 걸러낸 뒤 효소액을 밀봉하고 12개월 간 숙성시킨다. 몇 개월 간격으로 곰팡이가 보이면 제때 제거한다.

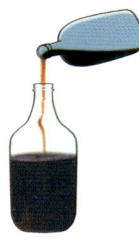

4. 혼합 비율 및 관리 방법
숙성된 효소액을 효소액 1, 발효주 막걸리 0.3, 생수 2 비율로 섞은 뒤 유리병에 넣어 천을 덮고 숨구멍이 있도록 완전 밀봉하지 않는다. 3~12개월 간 발효 및 숙성시키면 식초가 서서히 떠오른다.

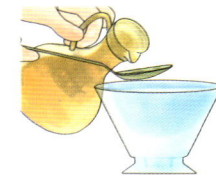

5. 음복 방법
걸러낸 식초를 병에 넣어서 냉장 보관하고, 필요할 때마다 생수를 7~10배 섞어서 음용한다.

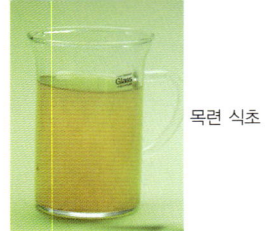
목련 식초

비염에 좋은
목련 꽃봉오리로 만드는 목련 식초

목련과 낙엽활엽교목   *Magnolia denudata*   꽃 : 4월   높이 : 10~15m

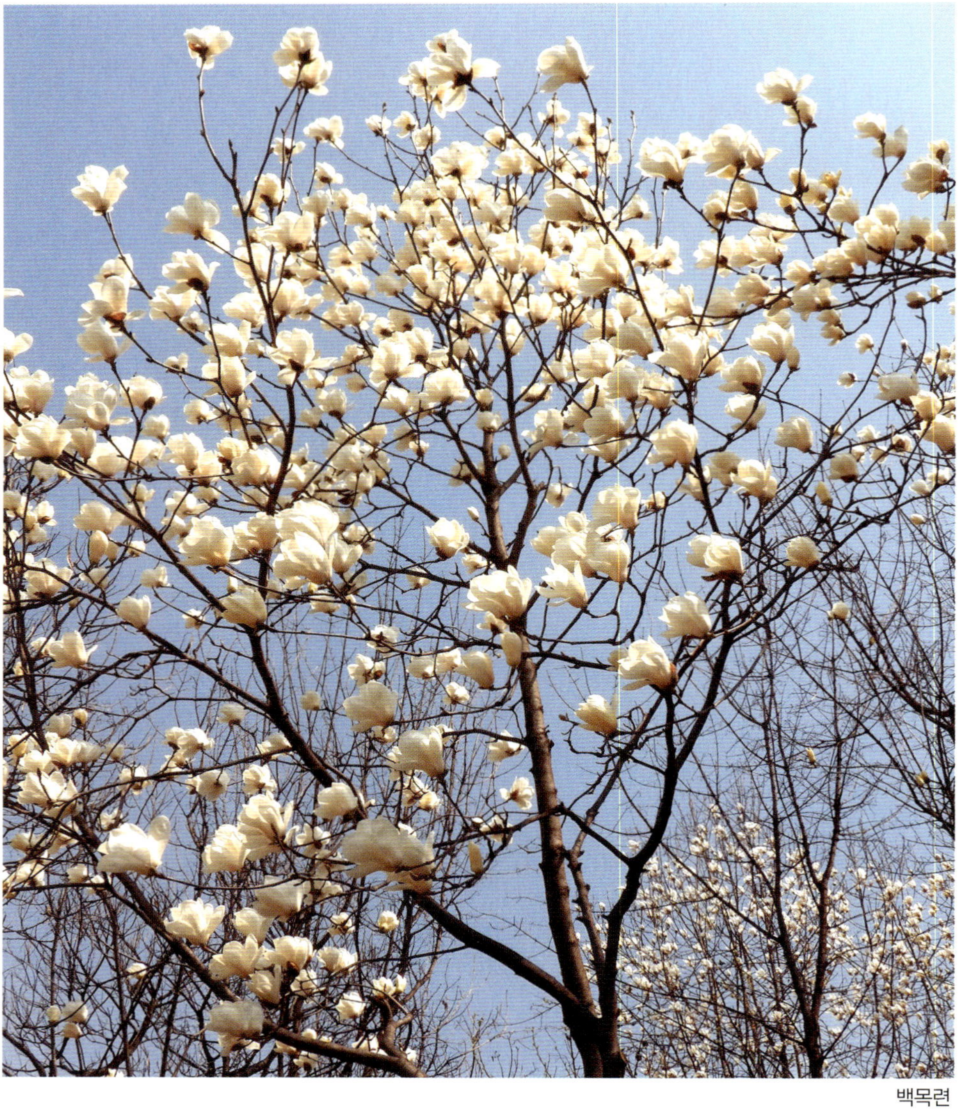

백목련

1. 유래

우리나라 토종 목련은 제주도에서 자생하고, 흔히 볼 수 있는 학교나 가정집의 목련은 대부분 중국산 백목련 또는 백목련 교배종들이다. 효소나 식초를 담글 때는 목련과 백목련을 동일 약재로 취급한다.

2. 형태

원줄기는 높이 10m 내외로 자란다. 꽃은 4월에 개화하는데 품종에 따라 꽃잎의 수가 조금 다르지만 일반적으로 6~9개의 꽃잎을 가지고 있다. 꽃받침은 꽃잎과 비슷하고 하단부 색상에 따라 품종 구별을 하기도 하는데 요즘은 대부분 교배종이기 때문에 품종 구별이 무의미해졌다. 잎은 어긋나고 잎의 가장자리는 밋밋하다. 열매는 9~10월에 붉은색으로 성숙한다.

3. 효능

목련, 백목련, 자목련 등의 목련의 꽃봉오리를 신이(辛夷)라고 부르며 약용한다. 꽃잎이 벌어지기 전 꽃잎이 노출되어 있지 않는 꽃봉오리만을 약으로 사용한다. 비염 같은 이비인후과 질환에 효능이 있다. 그 외에 두통·소염·축농증·고혈압·거담약으로 사용하며, 특히 축농증이나 알레르기성 비염에 특효이지만 맛이 매우 쓰다.

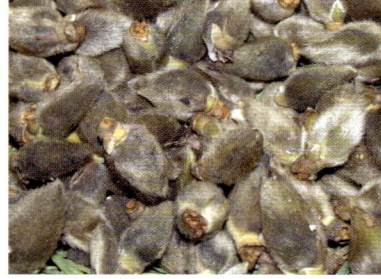

목련 꽃봉오리

꽃봉오리를 수확한 모습

4. 이용

목련은 송진 맛과 비슷한 매우 쓴맛이 나기 때문에 식용은 불가능하다. 보통 약용으로 사용하는데 약용 부위는 꽃잎이 벌어지기 전의 꽃봉오리이다. 통상 2~3월에 꽃봉오리를 채취할 수 있다.

목련 발효 식초 만드는 순서

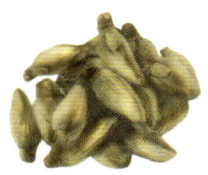

1. 재료 준비
이른 봄인 2~3월에 꽃이 피기 전의 꽃봉오리를 채취한다. 꽃봉오리는 나무 한 그루당 상당히 많은 양을 채취할 수 있다.

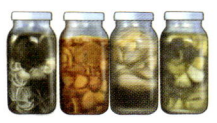

2. 세척 및 준비
먼지를 털어낸 뒤 흐르는 물에 세척하여 물기를 털어낸다. 듬성듬성 썰어서 동량의 설탕, 설탕 절반의 수분을 넣어 버무린 뒤 유리 단지나 항아리에 밀봉한다.

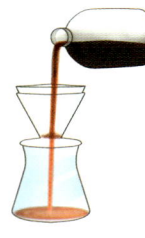

3. 숙성 과정
3개월 뒤 효소액이 나오면 건더기를 걸러낸 뒤 효소액을 밀봉하고 12개월 간 숙성시킨다. 몇 개월 간격으로 곰팡이가 보이면 제때 제거한다.

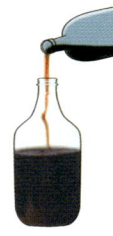

4. 혼합 비율 및 관리 방법
숙성된 효소액을 효소액 1, 발효주 막걸리 0.3, 생수 2 비율로 섞은 뒤 유리병에 넣어 천을 덮고 숨구멍이 있도록 완전 밀봉하지 않는다. 3~12개월 간 발효 및 숙성시키면 식초가 서서히 떠오른다.

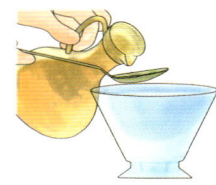

5. 음복 방법
걸러낸 식초를 병에 넣어서 냉장 보관하고, 필요할 때마다 생수를 10~20배 섞어서 음용한다.

항암, 항염, 노화 예방에 좋은
무화과 열매로 만드는 무화과 식초

뽕나무과 낙엽활엽관목   *Ficus carica*   꽃 : 5~6월   높이 : 2~3m

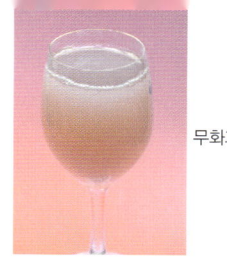
무화과 식초

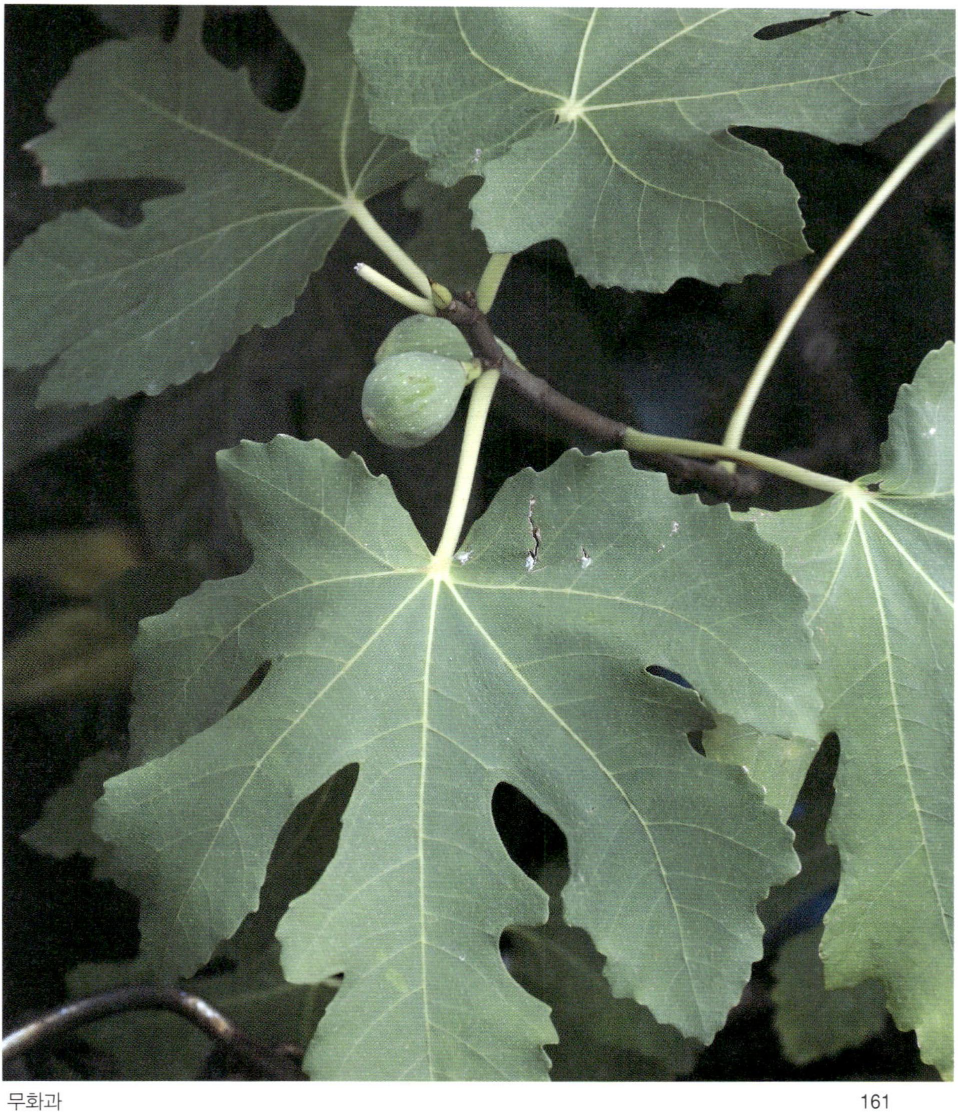

1. 유래

서아시아~지중해 원산의 무화과는 중국을 통해 들어온 뒤 해안 지방의 정원수로 식재되었지만 남부 지방의 무화과는 일본을 통해 들어온 것으로 추정된다. 꽃이 피지 않는 나무라고 해서 무화과라는 이름이 붙었다.

2. 형태

무화과의 원줄기는 높이 2~3m이고 잔가지가 많이 벌어진다. 잎은 어긋나고 잎의 가장자리는 3~5개로 갈라진다. 무화과는 꽃 대신 꽃주머니가 5~6월에 개화하는데 열매처럼 생긴 꽃주머니 속에 깨알 같은 꽃이 핀다. 가을이면 꽃주머니가 열매로 결실을 맺는데 보통 붉은색으로 성숙한다.

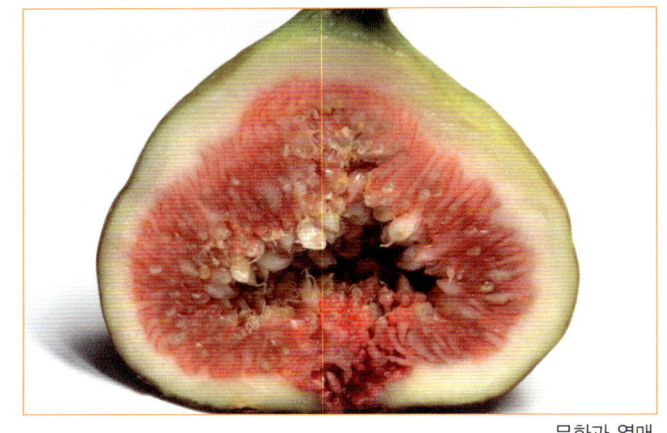

무화과 열매

3. 효능

무화과의 열매를 약용한다. 항염, 항균, 해독에 효능이 있고 해수, 변비, 인후통, 소종에 좋다. 또한 노화 예방, 항암에도 효능이 있다.

4. 이용

성숙한 무화과 열매를 날것으로 식용하거나 주스로 만들어 먹는다. 효소를 담글 경우 열매를 사용한다.

무화과 발효 식초 만드는 순서

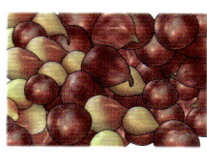
1. 재료 준비
가을에 싱싱한 열매를 수확하거나 농산물 시장에서 구입해 준비한다.

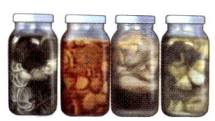
2. 세척 및 준비
열매를 흐르는 물에 세척한 뒤 물기를 털어낸다. 반쪽씩 썰어서 동량의 설탕에 버무린 뒤 유리 단지나 항아리에 밀봉한다.

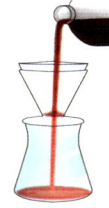
3. 숙성 과정
3개월 뒤 효소액이 나오면 건더기를 걸러낸 뒤 효소액을 밀봉하고 12개월 간 숙성시킨다. 몇 개월 간격으로 곰팡이가 보이면 제때 제거한다.

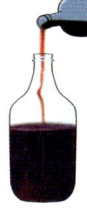
4. 혼합 비율 및 관리 방법
숙성된 효소액을 효소액 1, 발효주 막걸리 0.3, 생수 2 비율로 섞은 뒤 유리병에 넣어 천을 덮고 숨구멍이 있도록 완전 밀봉하지 않는다. 3~12개월 간 발효 및 숙성시키면 식초가 서서히 떠오른다.

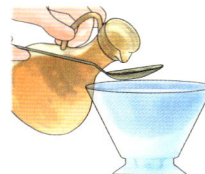
5. 음복 방법
걸러낸 식초를 병에 넣어서 냉장 보관하고, 필요할 때마다 생수를 7배 섞어서 음용한다.

고혈압 예방에 좋은
바나나 열매로 만드는 바나나 식초

파초과 여러해살이풀   Musa × paradisiaca   꽃 : 5월   높이 : 2~10m

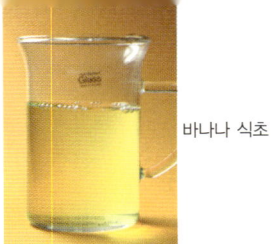
바나나 식초

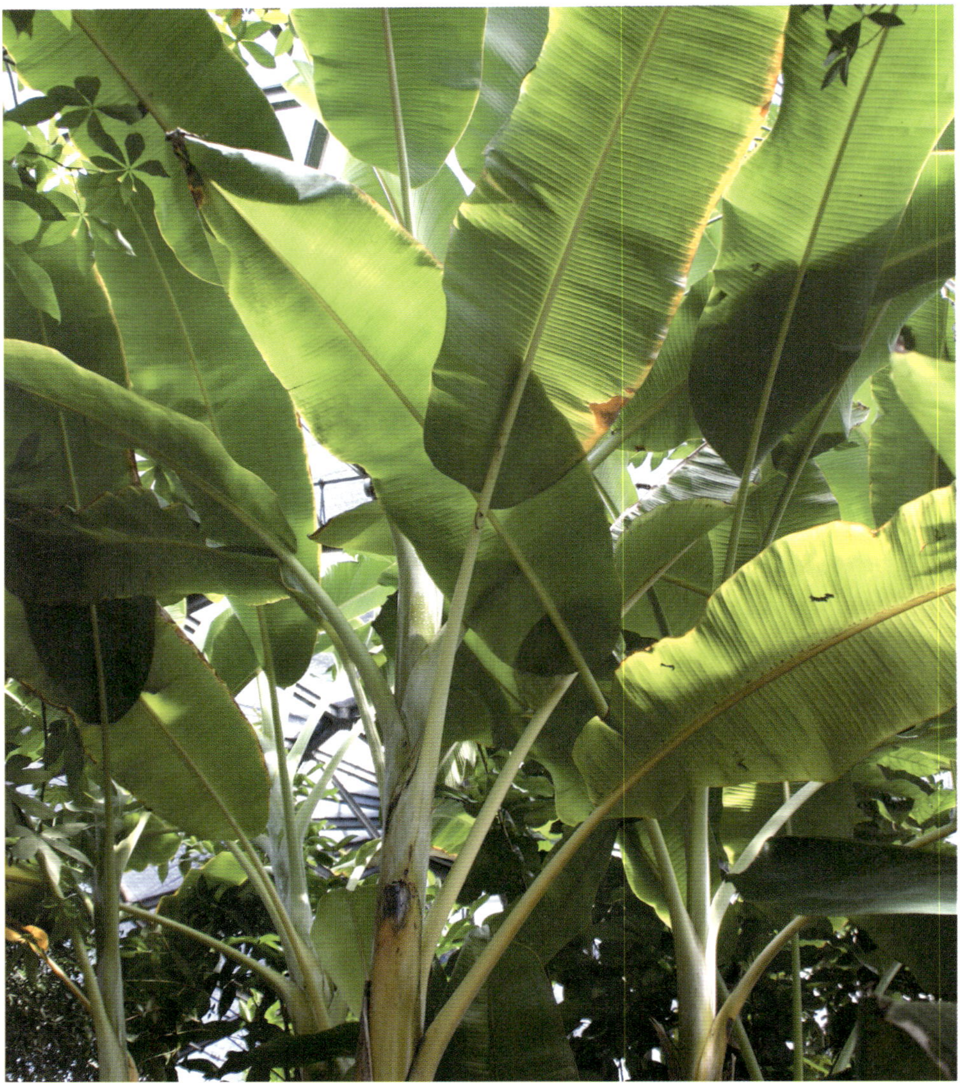

바나나나무

1. 유래

열대 아시아, 인도 등이 원산지이지만 현재는 세계 곳곳의 열대 지역에서 흔히 재배한다. 과실수로 인기를 얻으면서 열대 각국마다 제각기 품종을 개발하고 있다. 일반적으로 세계 각국이 바나나를 과일로 섭취하지만 중앙아프리카, 중앙아메리카의 일부 지역은 주식으로 섭취한다.

2. 형태

바나나의 원줄기는 높이 3~10m로 자란다. 흔히 말하는 몽키바나나 또는 왜성바나나는 높이 2~3m로 자라는 작은 바나나나무이고 오척바나나는 키가 큰 바나나나무이다. 국내의 경우 바나나 재배에 적합한 환경이 아니지만 제주도에서 몽키바나나류를 재배하는데 대부분 온실형 농장이다.

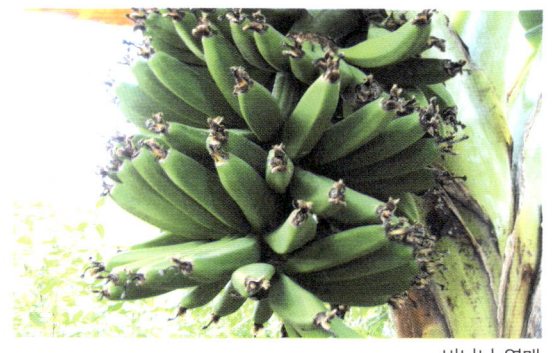

바나나 열매

3. 효능

소금을 많이 섭취하는 경우 바나나를 섭취하여 칼륨을 공급할 수 있는데 이 경우 고혈압, 뇌졸증을 예방할 수 있다. 또한 변비, 부종, 해독, 우울증, 피로 회복, 항암에 효능이 있다. 탄수화물 함량이 높은 과일이므로 바나나를 이용한 다이어트도 인기가 있지만 너무 많이 섭취할 경우 살이 찔 수도 있다.

4. 이용

바나나의 열매는 날것으로 식용한다. 또한 샐러드, 과일 칵테일, 제과, 제빵의 재료로 사용한다. 바나나 열매에는 탄수화물이 풍부하기 때문에 주식으로 섭취하기도 한다. 바나나 열매를 건조시킨 후 분말을 만들어 먹기도 한다.

바나나 발효 식초 만드는 순서

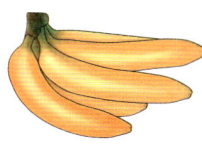

1. 재료 준비
마트에서 바나나 열매를 구입한다. 가급적 싱싱한 것을 준비한다.

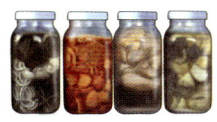

2. 세척 및 준비
열매를 흐르는 물에 세척한 뒤 물기를 털어낸다. 듬성듬성 썰어서 동량의 수분과 설탕에 버무린 뒤 유리 단지나 항아리에 밀봉한다.

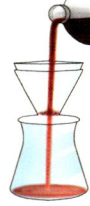

3. 숙성 과정
2~3개월 뒤 효소액이 나오면 건더기를 걸러낸 뒤 효소액을 밀봉하고 12개월 간 숙성시킨다. 몇 개월 간격으로 곰팡이가 보이면 제때 제거한다.

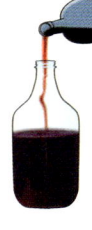

4. 혼합 비율 및 관리 방법
숙성된 효소액을 효소액 1, 발효주 막걸리 0.3, 생수 2 비율로 섞은 뒤 유리병에 넣어 천을 덮고 숨구멍이 있도록 완전 밀봉하지 않는다. 3~12개월 간 발효 및 숙성시키면 식초가 서서히 떠오른다.

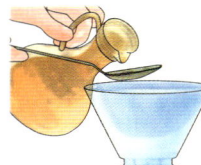

5. 음복 방법
걸러낸 식초를 병에 넣어서 냉장 보관하고, 필요할 때마다 생수를 7~10배 섞어서 음용한다.

고혈압, 피부 미용에 좋은
사과 식초

장미과 낙엽활엽소교목　*Malus pumila*　꽃 : 4~5월　높이 : 5~12m

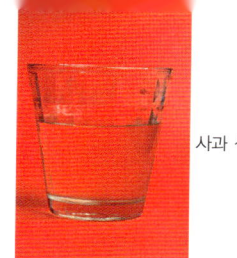

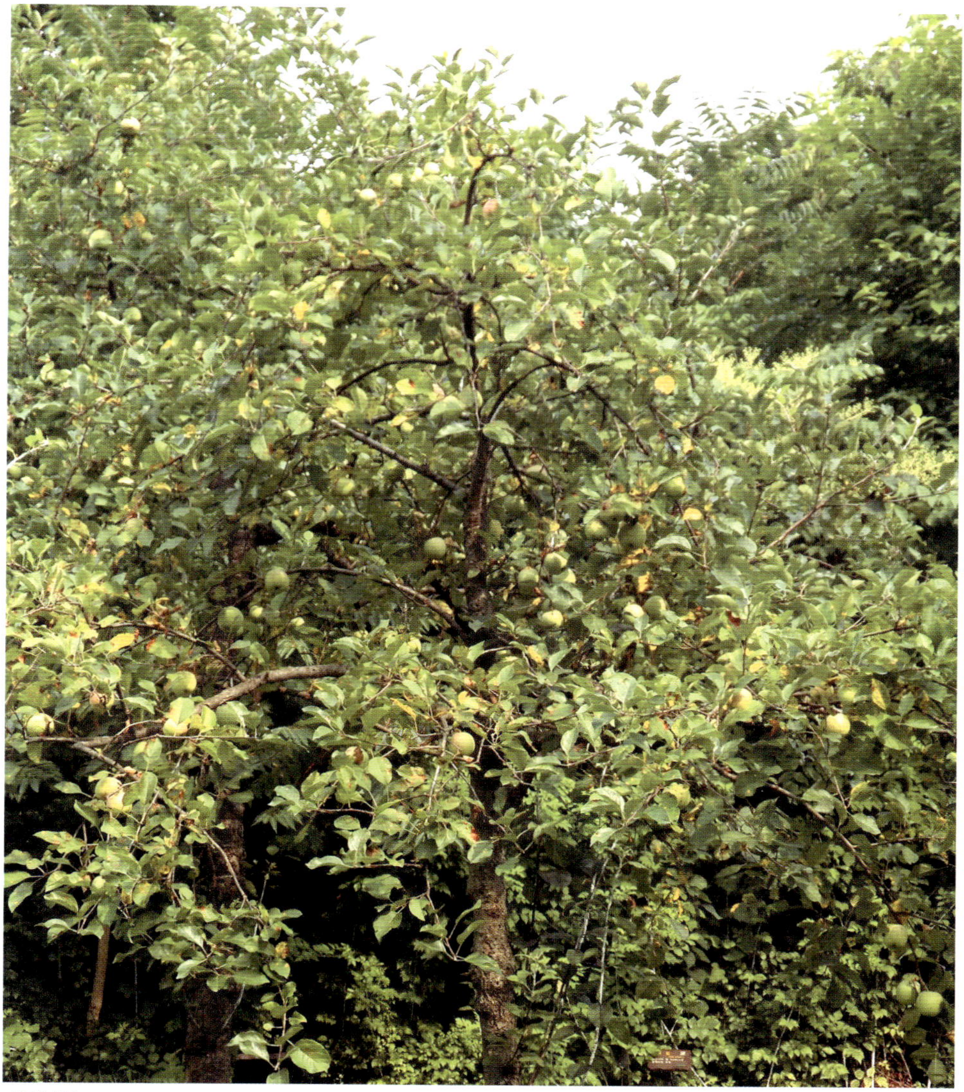

사과 식초

사과나무

1. 유래

발칸반도가 원산지인 사과나무는 기원전 2,000년부터 인간이 재배해 온 과실수이다. 지금의 사과나무 품종은 재배종 및 야생종을 교배해 온 품종으로 16~17세기에 유럽 각지에 전파되었다. 우리나라에서 사과나무를 본격 재배하기 시작한 것은 1900년대 초반이며 그전에는 능금이란 야생종 사과나무를 심었다.

2. 형태

사과나무의 원줄기는 높이 5~12m로 자라지만 과실의 수확을 용이하게 하기 위해 가지치기를 한다. 잎은 어긋나고 잎의 가장자리에 톱니가 있다. 꽃은 5월 전후에 피는데 보통 흰색이고 모서리에 분홍빛을 띠는 경우도 있다.

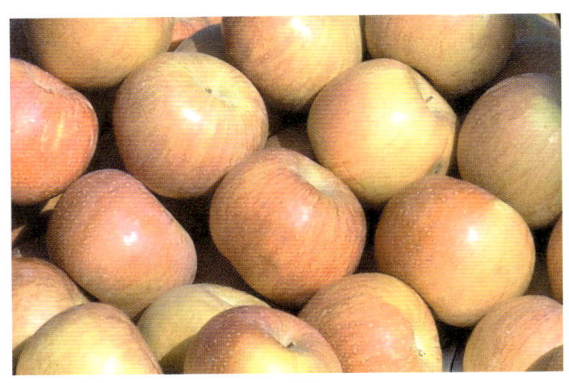
사과

3. 효능

열매를 사과라고 하며 식용하거나 약용한다. 열매에는 비타민 C, 탄수화물 등이 함유되어 있다. 감기, 피부 미용에 효능이 있고 동맥 경화, 고혈압, 뇌졸중을 예방한다. 사과나무의 씨앗에는 청산가리 성분이 미량 함유되어 있으므로 씨앗의 식용은 피하는 것이 좋다.

4. 이용

열매는 날것으로 먹거나 익혀 먹을 수 있다. 사과 잼, 사과 주스, 사과 술을 만들 수 있다. 제과·제빵에 넣을 수 있다. 사과 소스를 만들 수 있고 카레 요리에 사과를 넣으면 맛있다.

사과 발효 식초 만드는 순서

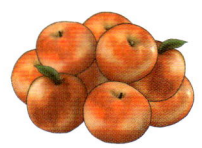
1. 재료 준비
마트에서 사과를 구입해 준비하되 가급적 싱싱한 것을 준비한다.

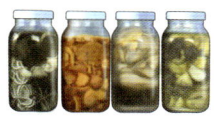
2. 세척 및 준비
흐르는 물에 세척한 뒤 물기를 털어낸다. 적당한 크기로 토막낸 뒤 씨앗과 꼭지는 제거하고 동량의 설탕과 약간의 수분으로 버무린 뒤 유리 단지나 항아리에 밀봉한다.

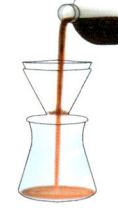
3. 숙성 과정
2~3개월 뒤 효소액이 나오면 건더기를 걸러낸 뒤 효소액을 밀봉하고 12개월 간 숙성시킨다. 몇 개월 간격으로 곰팡이가 보이면 제때 제거한다.

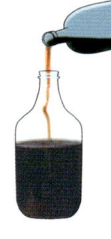
4. 혼합 비율 및 관리 방법
숙성된 효소액을 효소액 1, 발효주 막걸리 0.3, 생수 2 비율로 섞은 뒤 유리병에 넣어 천을 덮고 숨구멍이 있도록 완전 밀봉하지 않는다. 3~12개월 간 발효 및 숙성시키면 식초가 서서히 떠오른다.

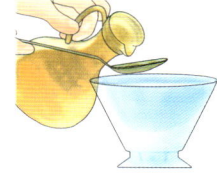
5. 음복 방법
걸러낸 식초를 병에 넣어서 냉장 보관하고, 필요할 때마다 생수를 7배 섞어서 음용한다.

부인병, 출혈, 갱년기에 좋은
석류 열매로 만드는 석류 식초

석류나무과 낙엽활엽소교목 *Punica granatum* 꽃 : 6~7월 높이 : 1~10m

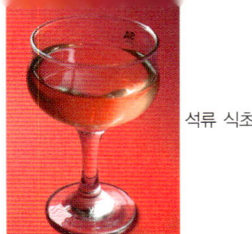
석류 식초

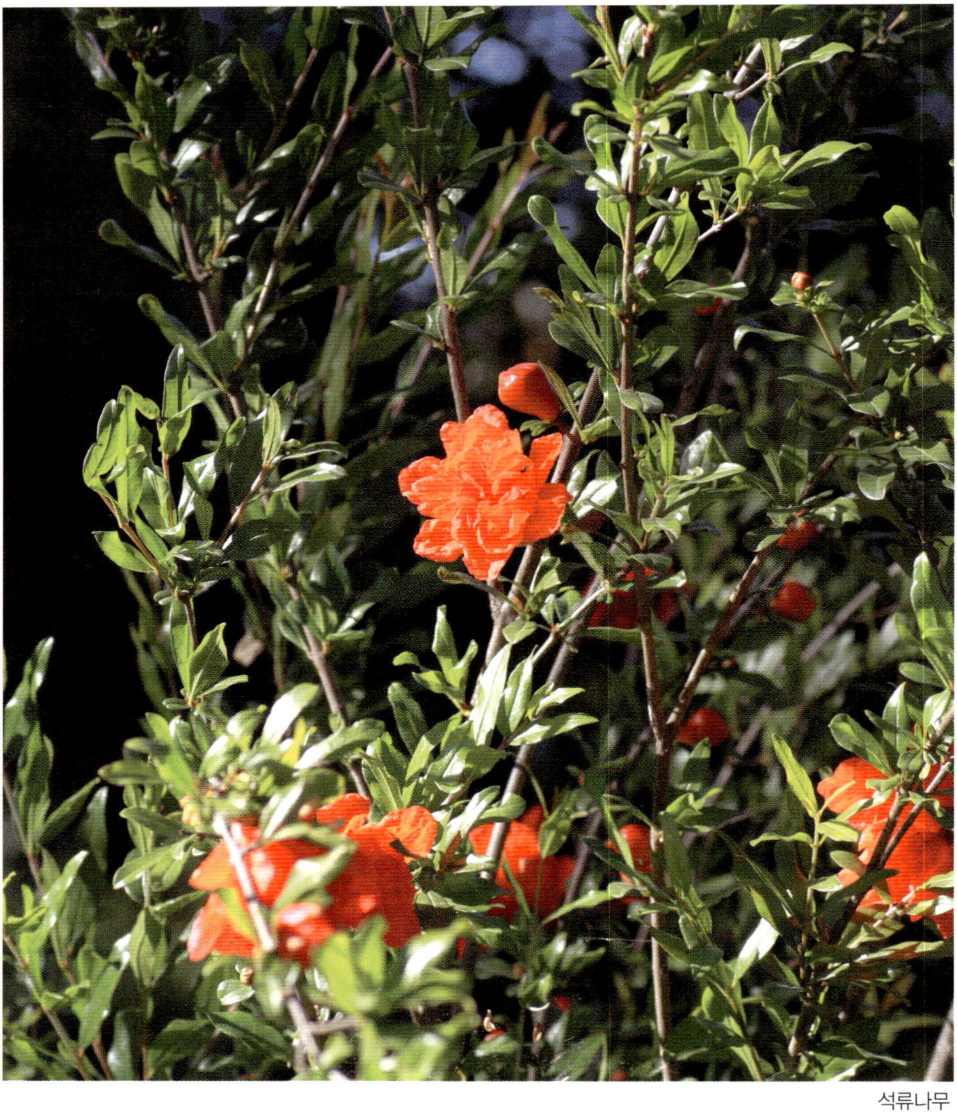

석류나무

1. 유래

서아시아, 지중해 원산의 석류나무는 고려~조선초에 중국을 통해 우리나라에 전래되었다. 추위에 약해 보통은 남부지방의 양반집, 농가에서 정원수로 많이 심었다.

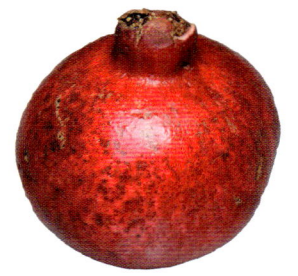

석류 열매

2. 형태

원산지에서는 높이 10m까지 자라지만 우리나라에서는 1~3m로 자란다. 원줄기는 잔가지가 많아 갈라진다. 꽃은 5월에 피고 꽃의 색상은 붉은색이지만 때때로 흰색, 겹꽃 품종이 있다. 잎은 마주나고 잎자루는 짧다. 가을이면 열매가 붉은색으로 성숙한다.

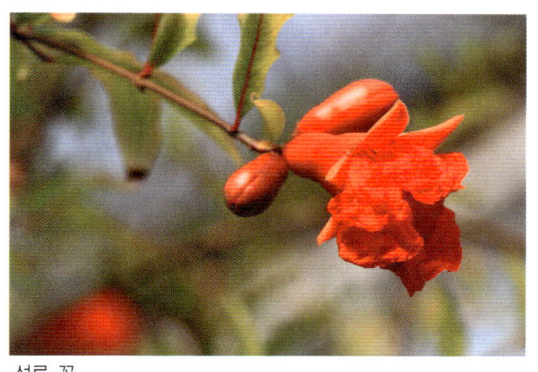

석류 꽃

3. 효능

열매를 석류라고 하며 약용하거나 식용한다. 열매 외에 꽃, 줄기껍질, 뿌리를 약용할 수 있다. 출혈 증세를 멈추게 하여 지혈, 혈변, 자궁출혈, 부인병 등에 효능이 있고 이질, 중이염, 변비에도 효능이 있다. 그 외에 고혈압, 동맥 경화를 예방하는 성분이 함유되어 있다.

4. 이용

열매껍질을 제외한 안쪽 과육과 종자를 식용한다. 숟가락으로 퍼서 섭취하거나 주스를 만들어 먹으면 새콤한 맛이 일품이다.

석류 발효 식초 만드는 순서

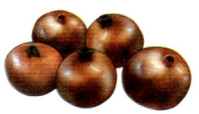
1. 재료 준비
시장에서 석류 열매를 구입한다. 석류 열매는 겉이 마른 상태라도 안쪽은 싱싱한 경우가 많다.

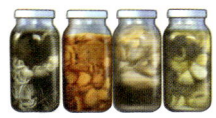
2. 세척 및 준비
열매를 흐르는 물에 깨끗이 세척한 뒤 물기를 털어낸다. 열매를 두 조각으로 갈라서 안쪽 과육만 동량의 설탕에 버무린 뒤 유리 단지나 항아리에 밀봉한다.

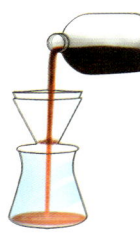
3. 숙성 과정
1~3개월 뒤 효소액이 나오면 건더기를 걸러낸 뒤 효소액을 밀봉하고 12개월 간 숙성시킨다. 몇 개월 간격으로 곰팡이가 보이면 제때 제거한다.

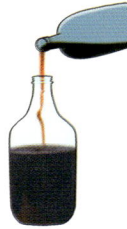
4. 혼합 비율 및 관리 방법
숙성된 효소액을 효소액 1, 발효주 막걸리 0.3, 생수 2 비율로 섞은 뒤 유리병에 넣어 천을 덮고 숨구멍이 있도록 완전 밀봉하지 않는다. 3~12개월 간 발효 및 숙성시키면 식초가 서서히 떠오른다.

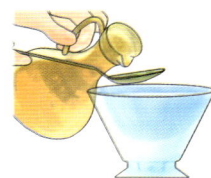
5. 음복 방법
걸러낸 식초를 병에 넣어서 냉장 보관하고, 필요할 때마다 생수를 7배 섞어서 음용한다.

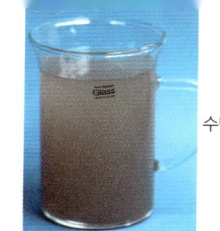

수박 식초

부종, 신장 결석에 좋은
수박으로 만드는 수박 식초

박과 한해살이풀   *Citrullus lanatus*   꽃 : 5~6월   길이 : 2m

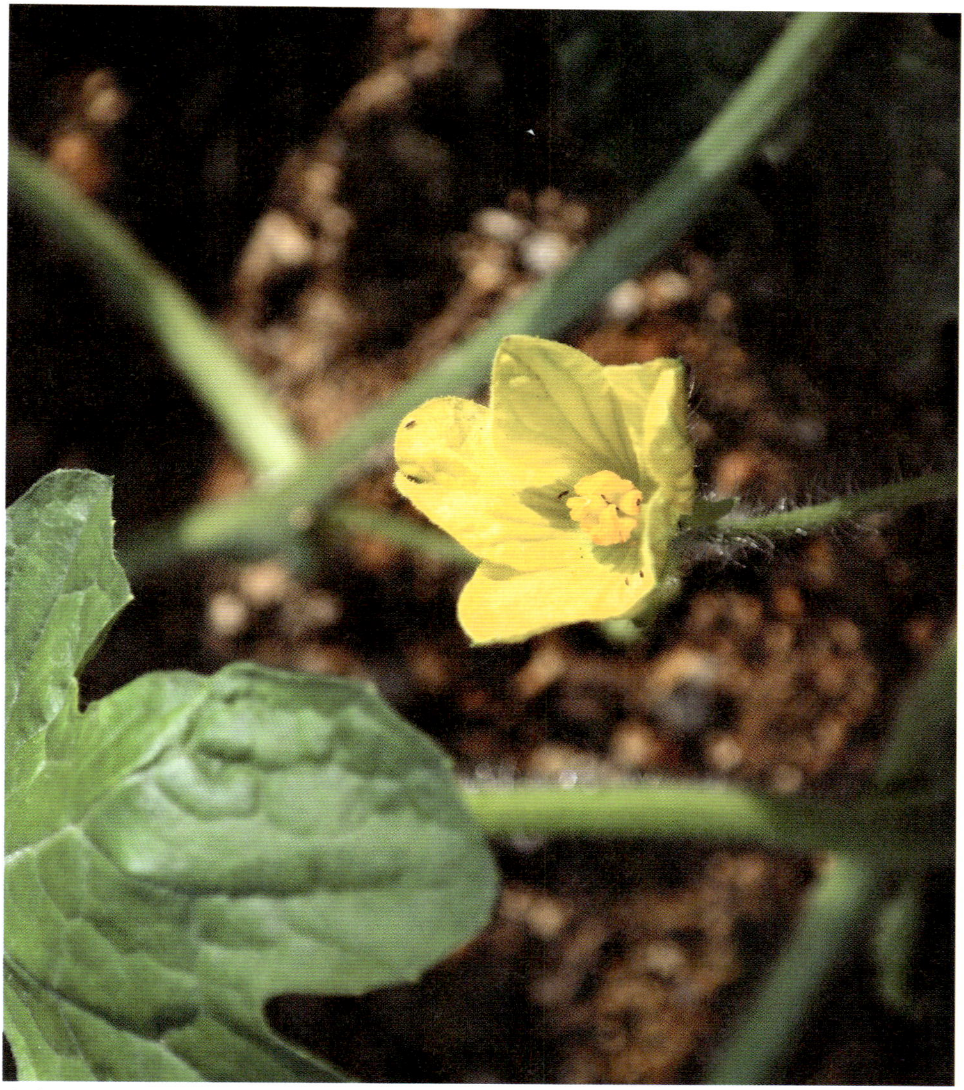

수박 꽃

1. 유래

수박의 원산지는 아프리카 아열대 지역으로, 우리나라에는 고려시대 때 원나라를 통해 전래되었다. 당시의 수박은 개성 일대에 심어졌는데 현재는 주로 남부지방에서 대규모로 재배한다. 외국의 수박은 맹탕에 가까운 맛인 반면 우리나라의 수박은 당도가 높기 때문에 맛있기로 유명하다.

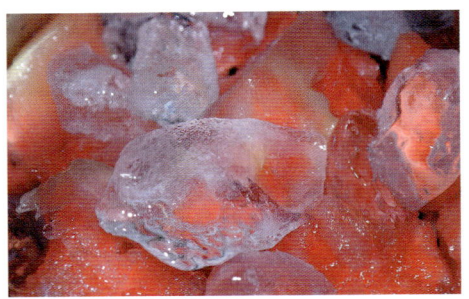

수박 화채

2. 형태

수박의 원줄기는 길이 2m로 자라고 호박 넝쿨처럼 땅을 긴다. 잎의 크기는 10~20cm이고 잎의 가장자리가 3~4개로 갈라진다. 꽃은 5~6월에 개화하고 작은 호박 꽃처럼 생겼다. 수박은 텃밭에서 키울 경우 참외처럼 작은 크기로 자라므로 특별히 관리를 해야 큼직한 열매를 얻을 수 있다.

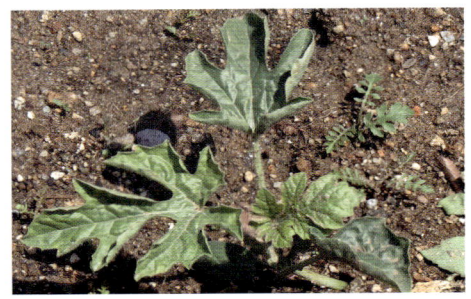

수박 모종

3. 효능

과육에 영양 성분이 함유되어 있다. 기본적으로 이뇨, 수종에 탁월한 효능이 있으므로 얼굴이 많이 붓는 사람이 섭취하면 좋다. 그 외에 해열, 구충, 신장 결석에 좋다. 씨앗은 독성이 있으므로 식용을 피한다.

4. 이용

열매의 껍질을 제외한 과육을 생으로 먹는다. 수박 주스나 화채를 만들어 먹는다. 수박의 속껍질은 나박김치와 비슷한 김치를 만들거나 무채 김치를 만들어 식용한다. 카레 같은 국물 요리에 넣을 수도 있다.

수박 발효 식초 만드는 순서

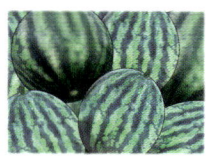

1. 재료 준비
마트나 재래 시장에서 수박을 구입한다. 꼭지가 싱싱하고 손으로 두들겼을 때의 소리가 둔탁할수록 싱싱하고 맛있는 수박이다.

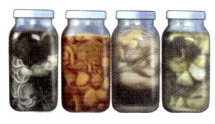

2. 세척 및 준비
흐르는 물에 세척한 뒤 물기를 털어낸다. 듬성듬성 썰어서 동량의 설탕에 버무린 뒤 유리 단지나 항아리에 밀봉한다.

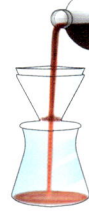

3. 숙성 과정
2~3개월 뒤 효소액이 나오면 건더기를 걸러낸 뒤 효소액을 밀봉하고 12개월 간 숙성시킨다. 몇 개월 간격으로 곰팡이가 보이면 제때 제거한다.

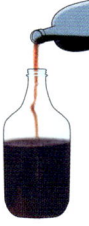

4. 혼합 비율 및 관리 방법
숙성된 효소액을 효소액 1, 발효주 막걸리 0.3, 생수 2 비율로 섞은 뒤 유리병에 넣어 천을 덮고 숨구멍이 있도록 완전 밀봉하지 않는다. 3~12개월 간 발효 및 숙성시키면 식초가 서서히 떠오른다.

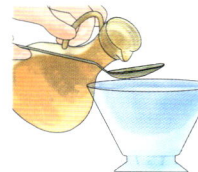

5. 음복 방법
걸러낸 식초를 병에 넣어서 냉장 보관하고, 필요할 때마다 생수를 7배 섞어서 음용한다.

주독에 좋은
수세미로 만드는 수세미 식초

박과 한해살이풀   *Luffa aegyptica*   꽃 : 8~9월   길이 : 1~2m

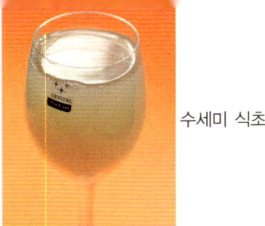
수세미 식초

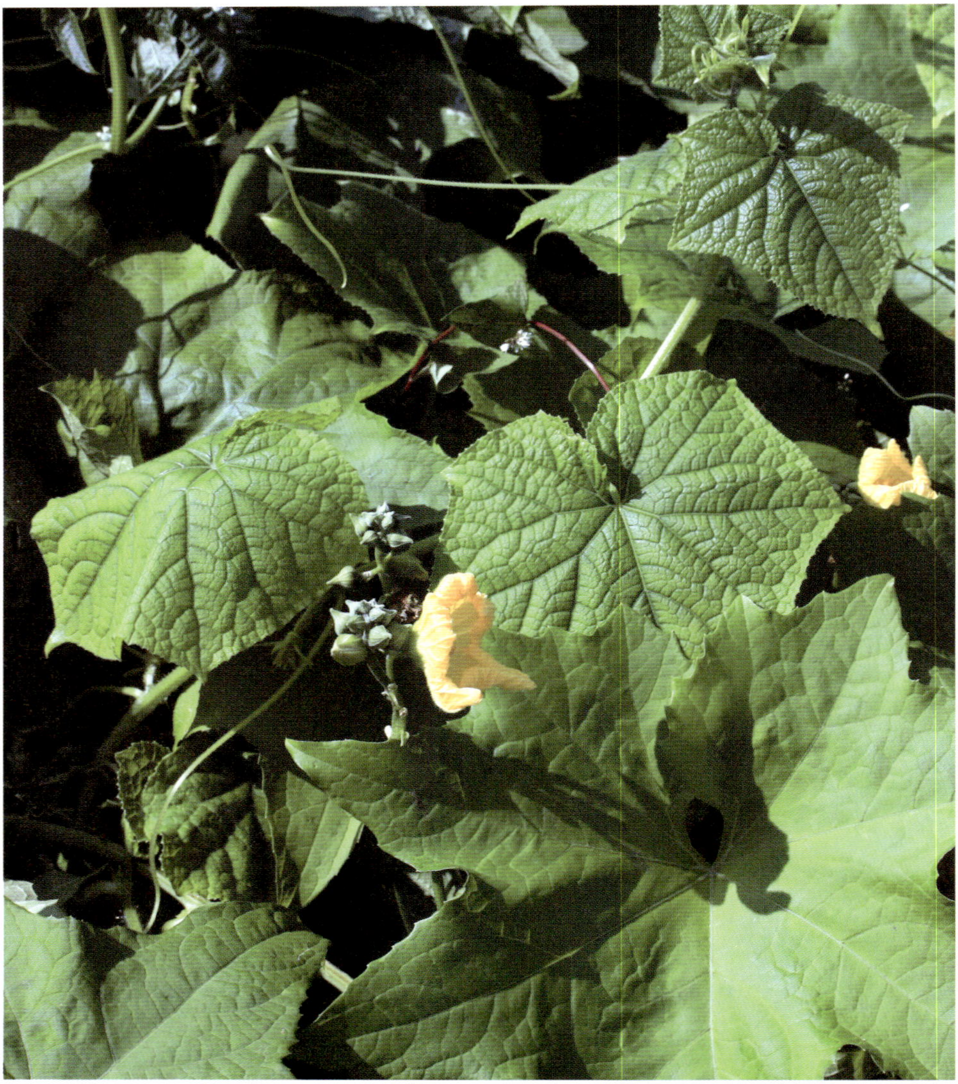

수세미 덩굴

1. 유래

수세미는 아프리카 열대 지방 원산이지만 지금은 세계 방방곳곳에서 약용 식물로 흔히 기른다. 우리나라의 경우 피부 미용 식품으로 인기를 얻으면서 가정의 옥상이나 민가의 텃밭에서 흔히 재배한다.

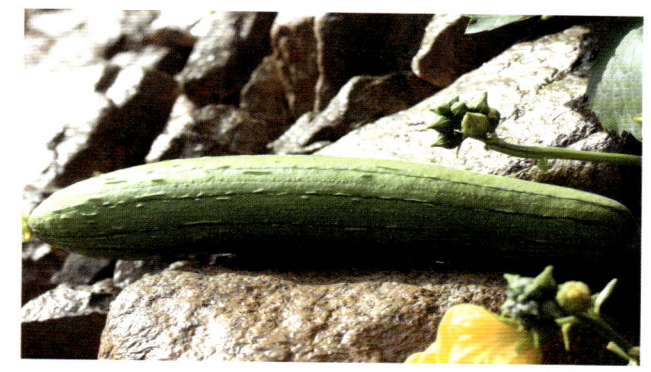

수세미 열매

2. 형태

수세미의 줄기는 길이 2m로 자란다. 꽃은 8~9월에 개화하는데 작은 호박꽃처럼 생겼다. 잎은 호박 잎처럼 생겼으나 더 작고 얇을 뿐 아니라 가장자리가 깊게 갈라지기도 한다. 텃밭이나 화단에서 재배하려면 막대를 꽂고 유인줄을 설치해 덩굴을 유인시켜야 한다.

3. 효능

주로 줄기에서 나오는 수액을 약용하거나 외용한다. 줄기를 자르면 나오는 수액을 받아서 약용하면 두통, 술독에 효능이 있고 화장수로 사용하면 피부 미용 및 각종 피부 질환에 효능이 있다. 줄기와 열매는 두통, 기관지염, 종기, 축농증, 인후염, 치통, 매독에 효능이 있다.

4. 이용

어린 열매는 날것으로 식용할 수 있다. 각종 국물 요리에 넣어 먹는다. 늙은 열매를 건조시키면 스폰지가 되는데 이를 수세미 대용으로 사용한다.

수세미 발효 식초 만드는 순서

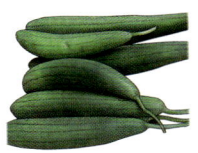

1. 재료 준비
밭에서 수세미 열매, 줄기, 잎, 수액을 채취하되 가급적 싱싱한 것을 준비한다. 일단 줄기 아래쪽을 잘라 수액을 먼저 받아낸다.

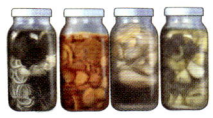

2. 세척 및 준비
수확한 전체를 흐르는 물에 세척한 뒤 물기를 털어낸다. 듬성듬성 썰어서 동량의 설탕과 받아 놓은 수액과 버무린 뒤 유리 단지나 항아리에 밀봉한다.

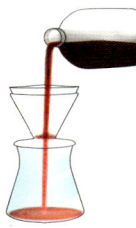

3. 숙성 과정
2~3개월 뒤 효소액이 나오면 건더기를 걸러낸 뒤 효소액을 밀봉하고 12개월 간 숙성시킨다. 몇 개월 간격으로 곰팡이가 보이면 제때 제거한다.

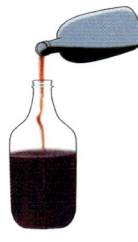

4. 혼합 비율 및 관리 방법
숙성된 효소액을 효소액 1, 발효주 막걸리 0.3, 생수 2 비율로 섞은 뒤 유리병에 넣어 천을 덮고 숨구멍이 있도록 완전 밀봉하지 않는다. 3~12개월 간 발효 및 숙성시키면 식초가 서서히 떠오른다.

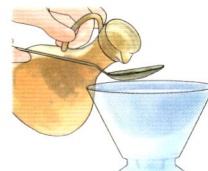

5. 음복 방법
걸러낸 식초를 병에 넣어서 냉장 보관하고, 필요할 때마다 생수를 7~10배 섞어서 음용한다.

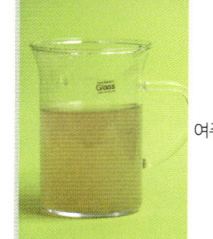
여주 식초

당뇨에 유명한
여주로 만드는 여주 식초

박과 덩굴성한해살이풀　*Momordica chinesis*　꽃 : 5~8월　높이 : 1~5m

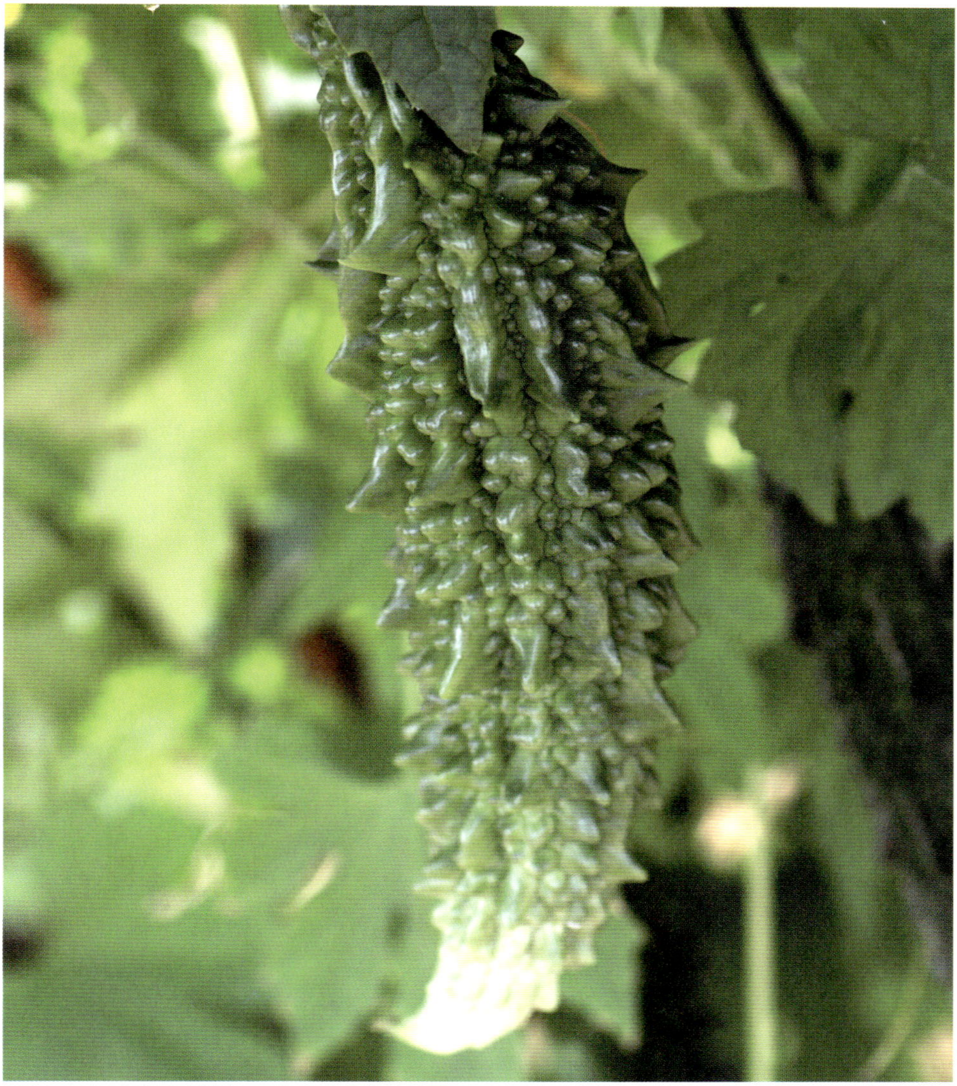

여주 열매

1. 유래

인도를 비롯한 열대 아시아 지역이 원산지이지만 지금은 아프리카 열대 지방에 토착화되었다. 고과(苦瓜)라고도 한다. 아시아 지역에서는 여주의 미성숙 녹색 열매를 야채처럼 식용한다.

2. 형태

줄기는 1~5m로 자라고 덩굴성이다. 잎은 손바닥 모양이고 가장자리가 5~7개로 갈라진다. 꽃의 개화 시기는 지방에 따라 다른데 통상 5~8월에 호박 꽃과 비슷한 꽃이 잎겨드랑이에서 개화한다. 열매는 긴 호박 모양이고 표면에 돌기가 많다. 가을이면 열매가 붉은색으로 성숙한다.

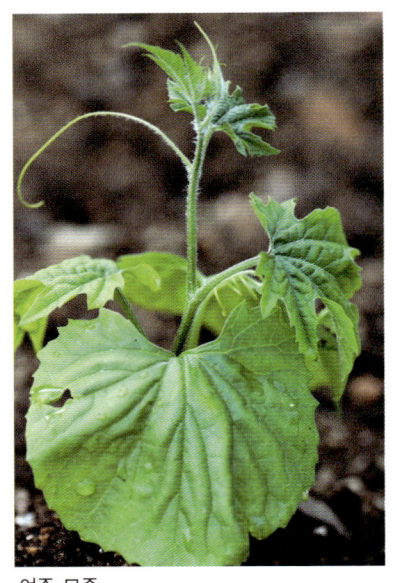

여주 모종

3. 효능

여름~가을에 녹색 열매 또는 붉은색 열매를 채취해 약용한다. 당뇨, 항암, 충혈, 피로 회복에 효능이 있다. 여름에 수확한 녹색 열매는 약용뿐 아니라 다이어트용 요리로 사용할 수 있다. 아프리카에서는 잎과 수액을 황열병 등에 외용한다.

4. 이용

여주를 요리용으로 사용할 경우 여름에 녹색일 때 수확한다. 삼계탕 같은 요리에 넣을 수 있는데 쓴맛이 난다. 열대 아시아에서는 카레 따위에 넣어 먹는다. 차로 우려 마시거나 절임으로 먹을 수 있다. 일본에서는 여주를 사용한 건강 음료가 있다.

여주를 효소나 식초용으로 담글 경우에도 붉은색이 아닌 녹색 여주를 사용하는 것이 좋다.

여주 발효 식초 만드는 순서

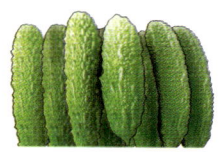

1. 재료 준비
여름에 약재 상가에서 녹색 여주를 구입하되 가급적 싱싱한 것을 준비한다. 가을에 구입한 붉은색 여주는 씨앗을 제거하고 효소를 담가야 한다.

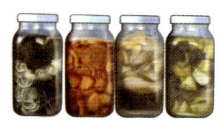

2. 세척 및 준비
열매를 흐르는 물에 세척한 뒤 물기를 털어낸다. 듬성듬성 썰어서 동량의 설탕에 버무린 뒤 유리 단지나 항아리에 밀봉한다. 가을 여주로 효소를 담글 경우에는 수분을 약간 추가해 준다.

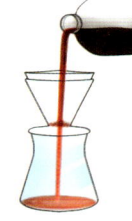

3. 숙성 과정
3~6개월 뒤 효소액이 나오면 건더기를 걸러낸 뒤 효소액을 밀봉하고 12개월 간 숙성시킨다. 몇 개월 간격으로 곰팡이가 보이면 제때 제거한다.

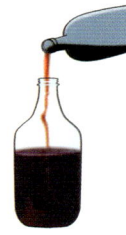

4. 혼합 비율 및 관리 방법
숙성된 효소액을 효소액 1, 발효주 막걸리 0.3, 생수 2 비율로 섞은 뒤 유리병에 넣어 천을 덮고 숨구멍이 있도록 완전 밀봉하지 않는다. 3~12개월 간 발효 및 숙성시키면 식초가 서서히 떠오른다.

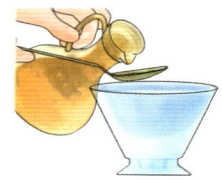

5. 음복 방법
걸러낸 식초를 병에 넣어서 냉장 보관하고, 필요할 때마다 생수를 7~10배 섞어서 음용한다.

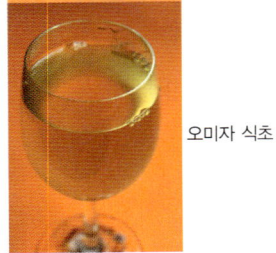
오미자 식초

기억력, 정력에 좋은
오미자 열매로 만드는 오미자 식초

오미자과 낙엽활엽덩굴식물　*Schisandra chinensis*　꽃 : 4~6월　길이 : 5~10m

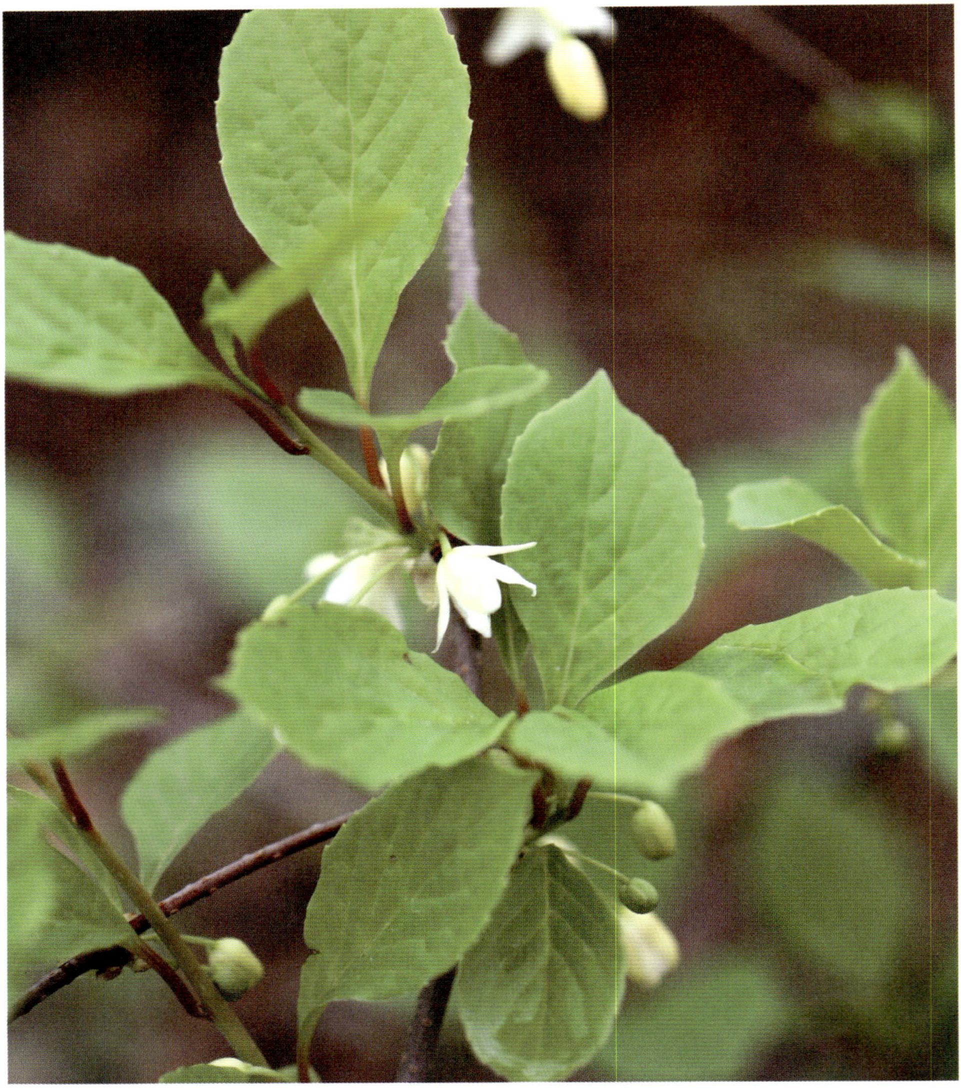

오미자 꽃과 덩굴

1. 유래

오미자의 원산지는 우리나라를 포함한 극동 지역이다. 열매의 맛이 맵고, 시고, 달고, 쓰고, 짠 맛이 난다고 하여 오미자(五味子)라고 불린다.

우리나라의 경우 깊은 산의 바위 부근에서 자라지만 요즘은 특용 작물로 재배하는 경우가 더 많다.

2. 형태

오미자의 원줄기는 길이 5~10m로 자란다. 잎은 어긋나고 잎의 가장자리에 톱니가 있다. 꽃은 4~6월에 개화하는데 암수딴그루이다. 가을이면 열매가 붉은색으로 성숙하면 수확하여 가을~겨울에 약재 시장에 상품으로 출하된다.

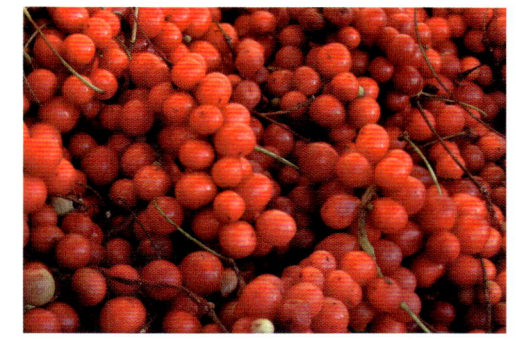

오미자 열매

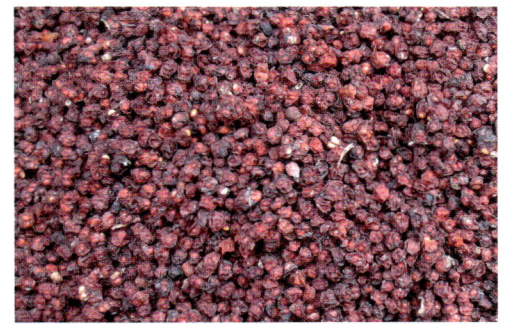

말린 오미자 열매

3. 효능

주로 열매를 약용하는데 강장, 강심, 기침, 천식, 불면증, 저혈압, 식은땀, 기력 회복에 좋다. 또한 기억력 증진, 정력 증진, 간염, 항암에 효능이 있다. 기침에 약용할 경우 감기에 의한 기침에는 금기이다.

4. 이용

오미자 열매는 차로 우려 마시거나 술로 담가 먹는데 일반적으로 술로 담가 먹는다. 오미자 화채로 먹을 수 있다. 성숙한 열매는 날것으로 식용할 수 있는데 달달하고 시큼하다.

오미자 발효 식초 만드는 순서

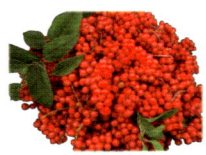

1. 재료 준비
가을~겨울에 약재 시장에서 싱싱한 오미자 열매를 구입한다. 싱싱한 열매가 없을 경우 말린 오미자 열매를 사용할 수도 있다.

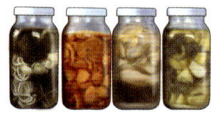

2. 세척 및 준비
싱싱한 오미자 열매 또는 말린 오미자 열매를 흐르는 물에 세척한 뒤 물기를 털어낸다. 듬성듬성 썰어서 동량의 설탕, 설탕 절반의 수분으로 버무린 뒤 유리 단지나 항아리에 밀봉한다.

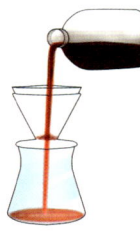

3. 숙성 과정
3개월 뒤 효소액이 나오면 건더기를 걸러낸 뒤 효소액을 밀봉하고 12개월 간 숙성시킨다. 몇 개월 간격으로 곰팡이가 보이면 제때 제거한다.

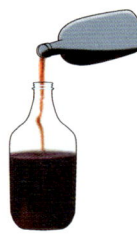

4. 혼합 비율 및 관리 방법
숙성된 효소액을 효소액 1, 발효주 막걸리 0.3, 생수 2 비율로 섞은 뒤 유리병에 넣어 천을 덮고 숨구멍이 있도록 완전 밀봉하지 않는다. 3~12개월 간 발효 및 숙성시키면 식초가 서서히 떠오른다.

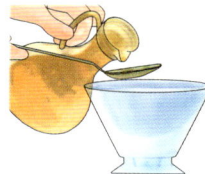

5. 음복 방법
걸러낸 식초를 병에 넣어서 냉장 보관하고, 필요할 때마다 생수를 7배 섞어서 음용한다.

당뇨 예방, 이뇨, 부종에 좋은
옥수수로 만드는 **옥수수 식초**

벼과 한해살이풀   *Zea mays*   꽃 : 7~8월   높이 : 1~3m

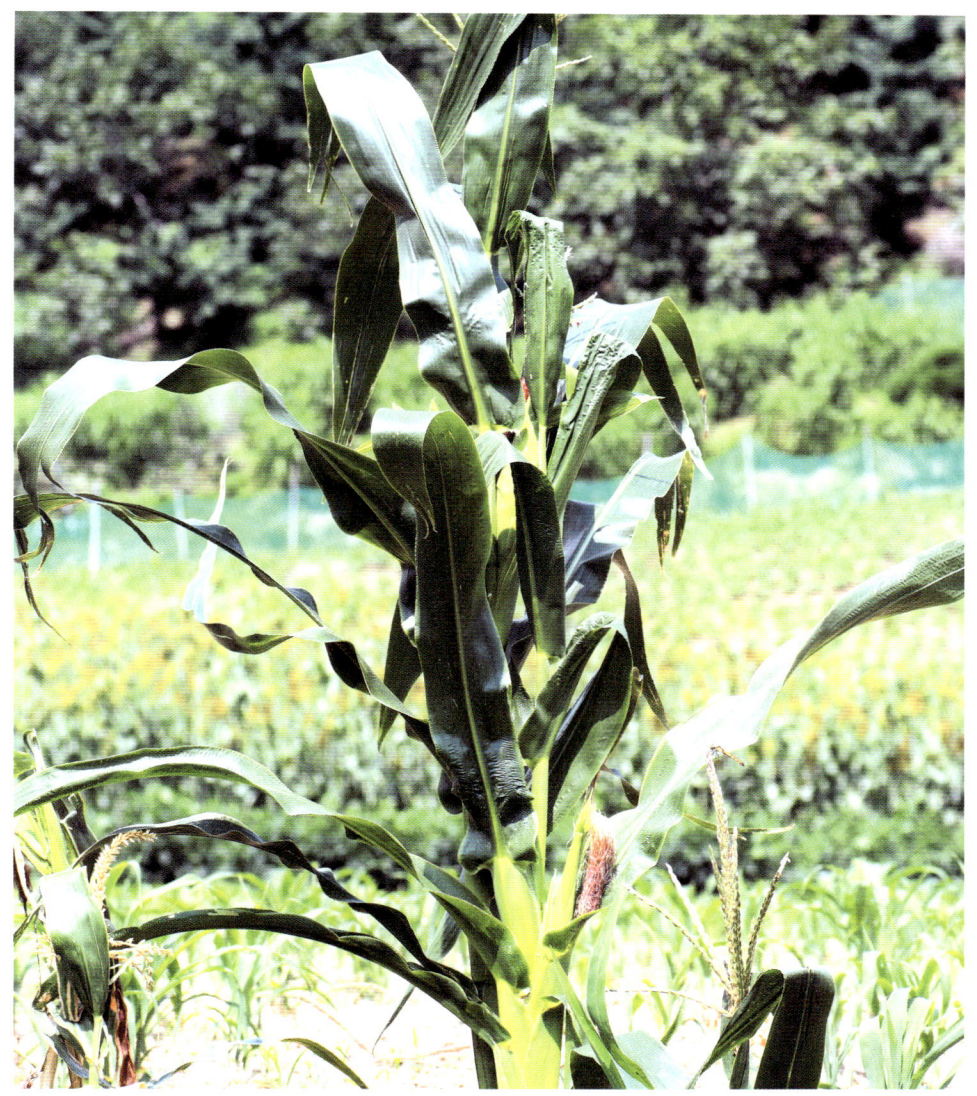

옥수수 식초

1. 유래

남아메리카 열대 지방 원산의 옥수수는 신대륙 발견 이후 전세계에 전파되었다. 우리나라에는 16세기경 명나라를 통해 전래된 것으로 추정되는데 여기에는 이설이 많다. 우리나라에서 옥수수를 강냉이라는 방언으로 부른 것은 19세기이다.

2. 형태

옥수수의 원줄기는 높이 1~3m로 자란다. 잎은 어긋나고 잎집이 있고 잎의 길이는 1m 안팎이다. 꽃은 7~8월에 피는데 수꽃이삭은 원줄기 상단에, 암꽃이삭은 잎겨드랑이에서 달린다. 열매는 가을에 성숙하는데 이를 옥수수라 부르고 열매에 붙어 있는 옥수수 알갱이는 사실 옥수수의 씨앗이다.

3. 효능

옥수수의 주약용 부위는 옥수수의 수염과 잎, 뿌리이고 옥수수 알갱이도 약용 효능이 있다. 옥수수 수염은 당뇨 예방에 좋다. 공통적으로 이뇨, 결석증, 저혈압, 부종에 좋을 뿐 아니라 항암에 좋은 성분이 함유되어 있다.

4. 이용

국내에서는 옥수수의 열매를 삶아 먹거나 뻥튀기로 먹는다. 옥수수의 수염은 차로 우려 마신다. 외국의 경우 옥수수를 통째로 익혀 각종 요리에 넣어 먹는다. 옥수수 분말은 밀가루와 섞어 제빵·제과에 사용한다. 옥수수 알갱이를 짜면 옥수수 식용유를 만들 수 있다.

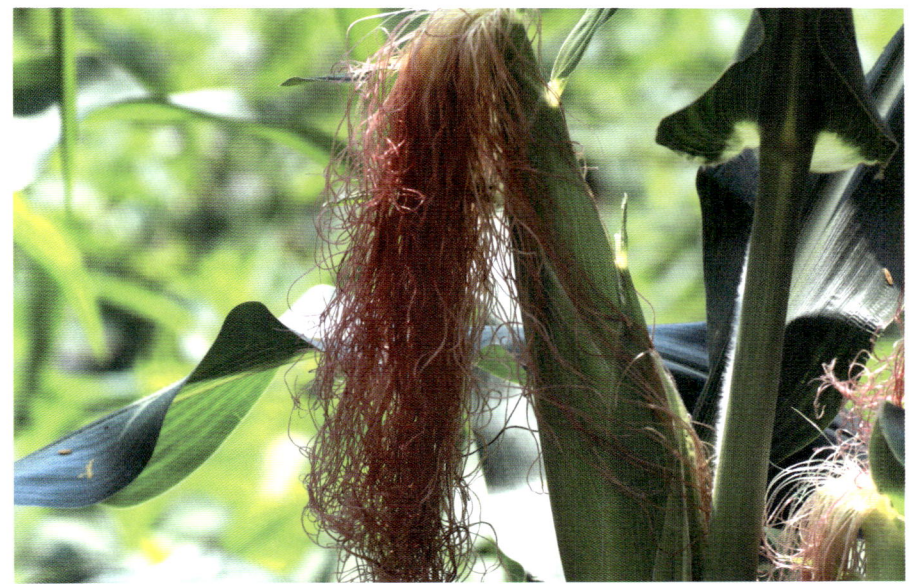
옥수수 열매와 수염(암꽃)

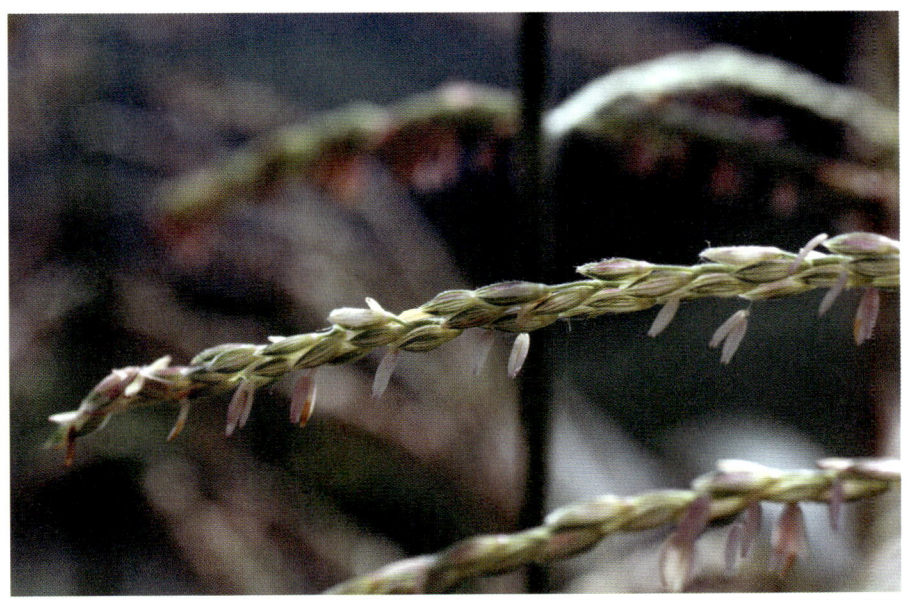
옥수수 수꽃

옥수수 발효 식초 만드는 순서

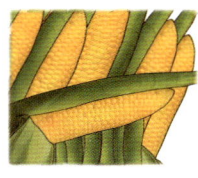

1. 재료 준비
밭에서 옥수수의 수염, 잎, 뿌리, 옥수수 알갱이를 채취하되 가급적 싱싱한 것을 채취한다.

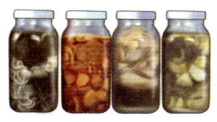

2. 세척 및 준비
재료를 흐르는 물에 세척한 뒤 물기를 털어낸다. 듬성듬성 자른 뒤 동량의 수분과 설탕에 버무린 뒤 유리 단지나 항아리에 밀봉한다.

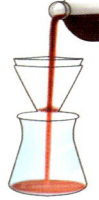

3. 숙성 과정
3개월 뒤 효소액이 나오면 건더기를 걸러낸 뒤 효소액을 밀봉하고 12개월 간 숙성시킨다. 몇 개월 간격으로 곰팡이가 보이면 제때 제거한다.

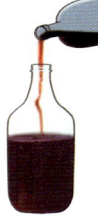

4. 혼합 비율 및 관리 방법
숙성된 효소액을 효소액 1, 발효주 막걸리 0.3, 생수 2 비율로 섞은 뒤 유리병에 넣어 천을 덮고 숨구멍이 있도록 완전 밀봉하지 않는다. 3~12개월 간 발효 및 숙성시키면 식초가 서서히 떠오른다.

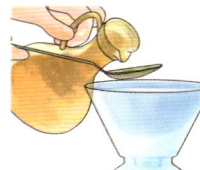

5. 음복 방법
걸러낸 식초를 병에 넣어서 냉장 보관하고, 필요할 때마다 생수를 7~10배 섞어서 음용한다.

이뇨, 해독에 좋은
오이로 만드는 오이 식초

박과 한해살이풀 *Cucumis sativus* 꽃 : 5~6월 길이 : 2m

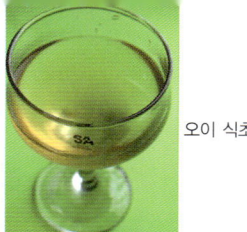
오이 식초

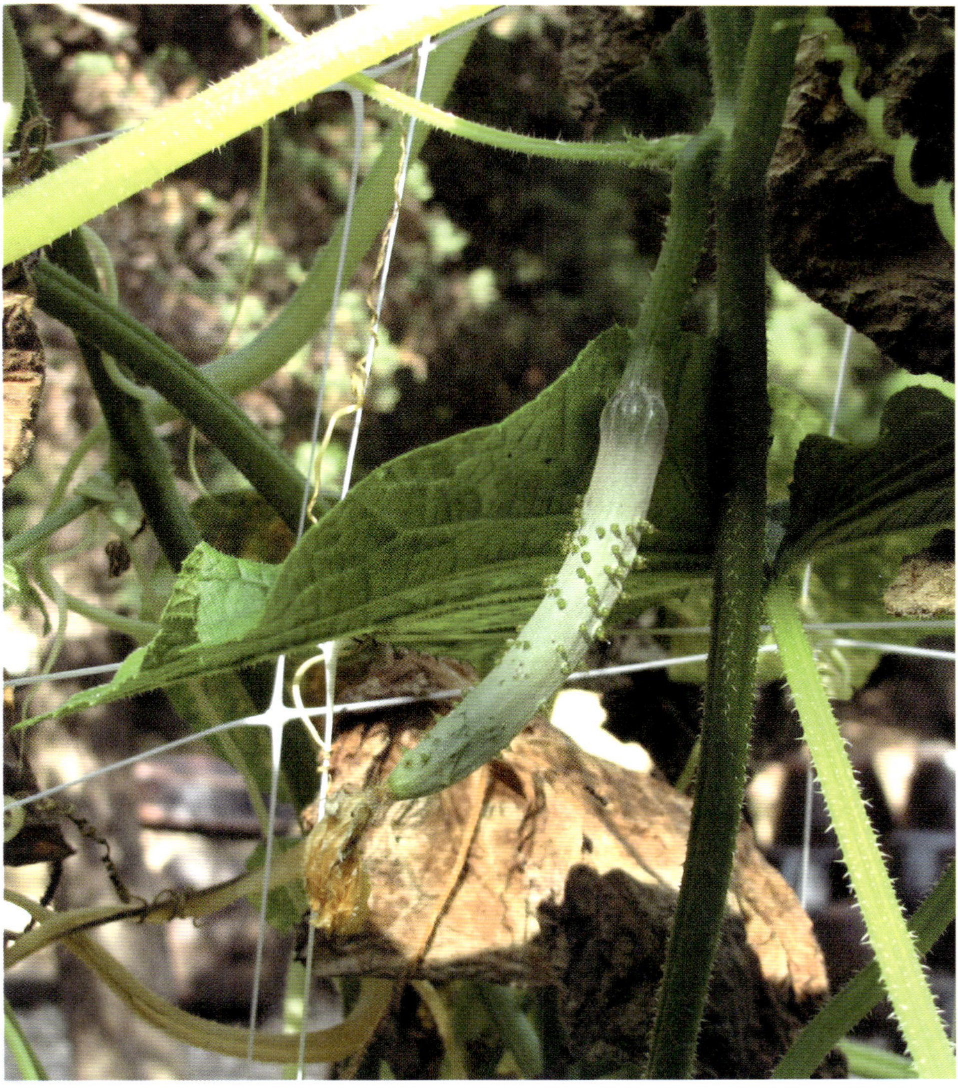

1. 유래

오이의 원산지는 인도 동부, 인도 서북부, 남아시아 등 여러 설이 있다. 대략 3,000년 전부터 재배한 작물로 추정되며 이것이 그리스를 거쳐 유럽 각국으로 전파되었다. 인도의 오이가 중국에 전파된 것은 6세기 전후로 추정되며, 우리나라에는 통일 신라시대 때 전래된 것으로 추정된다.

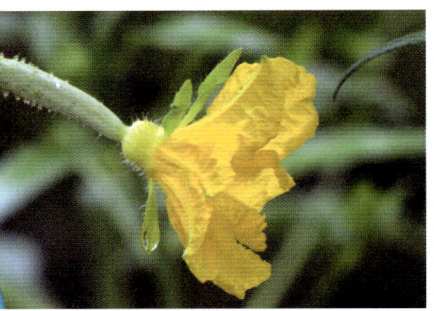

오이 꽃

2. 형태

줄기는 길이 1~2m로 자란다. 잎은 어긋나고 잎의 가장자리는 얇게 갈라진다. 꽃은 5~6월에 개화하는데 작은 호박 꽃처럼 생겼다. 열매는 꽃이 질 무렵 자라기 시작한 후 길이 10~30cm로 성장한다. 성숙한 오이는 황갈색이 되므로 성숙하기 전의 녹색일 때 수확해야 한다.

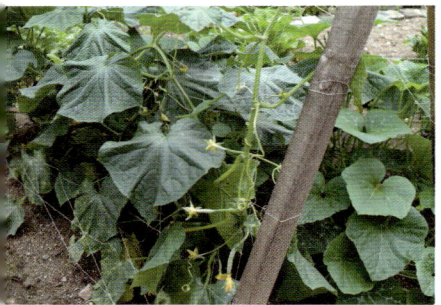

오이 텃밭

3. 효능

박과 식물들은 대개 이뇨와 변비에 효능이 높은 만큼 오이 역시 그와 비슷한 효능을 제공한다. 이뇨, 피부 미용, 피부 노화 방지, 구충, 강장에 효능이 있다. 열매뿐 아니라 뿌리도 비슷한 약효를 제공한다. 최근에는 해독, 항암, 항당뇨에 좋은 성분이 오이에 함유된 것으로 밝혀졌다.

4. 이용

오이 열매를 날것으로 먹거나 각종 반찬을 만들어 먹을 수 있다. 오이로 해독 주스를 만들 수 있다. 오이는 특히 피부 미용에 좋으므로 오이로 만든 세안 비누가 인기만점이다.

오이 발효 식초 만드는 순서

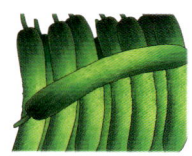

1. 재료 준비
텃밭에서 오이 열매·뿌리를 채취한다. 가급적 싱싱한 것을 준비한다.

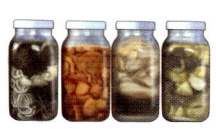

2. 세척 및 준비
뿌리 또는 오이를 나누어서 효소로 담근다. 흐르는 물에 깨끗이 세척한 뒤 듬성듬성 썰어서 동량의 설탕에 버무린 뒤 유리 단지나 항아리에 밀봉한다. 뿌리로만 효소를 담글 경우에는 동량의 수분을 추가해준다.

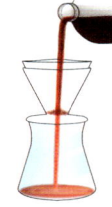

3. 숙성 과정
2~3개월 뒤 효소액이 나오면 건더기를 걸러낸 뒤 효소액을 밀봉하고 12개월 간 숙성시킨다. 몇 개월 간격으로 곰팡이가 보이면 제때 제거한다.

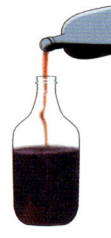

4. 혼합 비율 및 관리 방법
숙성된 효소액을 효소액 1, 발효주 막걸리 0.3, 생수 2 비율로 섞은 뒤 유리병에 넣어 천을 덮고 숨구멍이 있도록 완전 밀봉하지 않는다. 3~12개월 간 발효 및 숙성시키면 식초가 서서히 떠오른다.

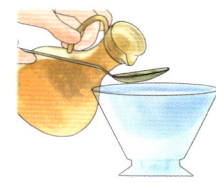

5. 음복 방법
걸러낸 식초를 병에 넣어서 냉장 보관하고, 필요할 때마다 생수를 7배 섞어서 음용한다.

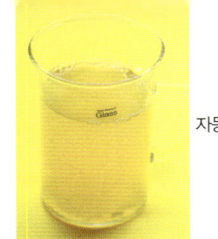
자몽 식초

술독과 노화 예방에 좋은
유자·자몽 식초

운항과 상록관목　*Citrus junos*　꽃 : 4~5월　높이 : 1~4m

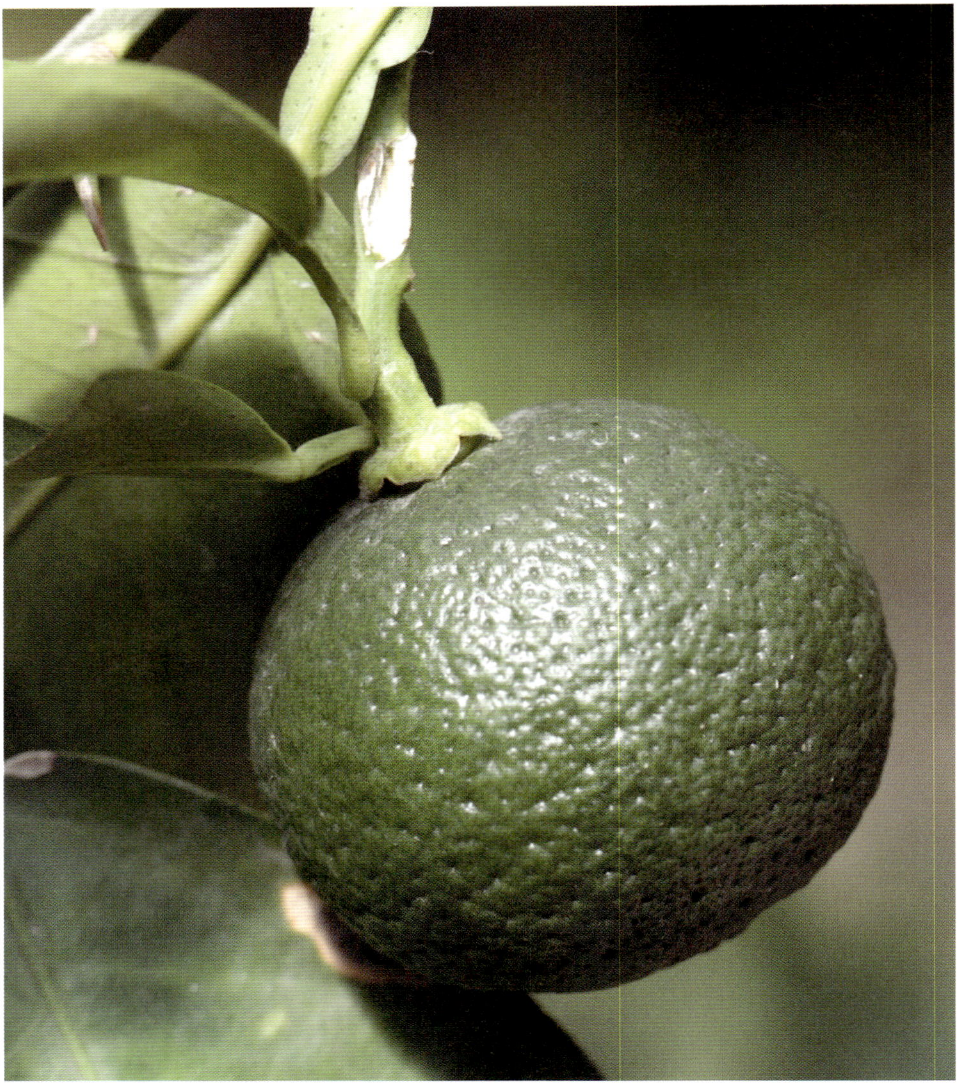

유자 열매

1. 유래

중국, 티벳 등의 동아시아가 원산지인 유자나무는 삼국시대 때 우리나라에 전해졌다. 국내의 경우 고흥, 완도, 장흥, 제주도 등에서 재배하는데 특히 고흥이 유자의 최대 재배 지역이다. 서인도제도의 아열대 지방에서 자생하는 자몽은 그레이프루트(Grapefruit)라고도 부르며 유자와 비슷한 방법으로 식초를 담근다.

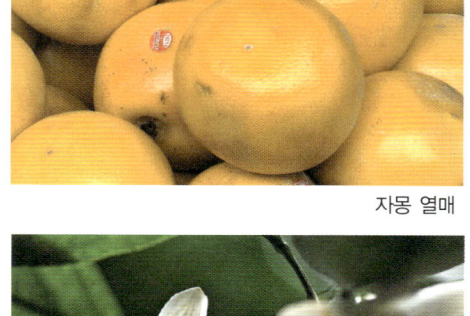

자몽 열매

2. 형태

유자의 원줄기는 높이 4m로 자라지만 유자 농장의 경우 과실수 수확을 위해 보통 2m 이하 크기로 재배한다. 꽃은 4~5월에 개화하며 귤 꽃과 비슷하게 생겼다. 잎은 어긋나고 가장자리에 톱니가 있고 잎자루에 넓은 날개가 있다.

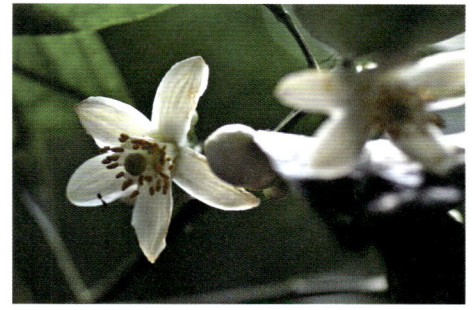

유자나무 꽃

3. 효능

유자의 열매를 차로 마시거나 약용한다. 구토, 술독, 해독, 식중독에 효능이 있다. 열매 껍질도 비슷한 효능이 있다. 유자의 종자는 요통, 임병에 효능이 있다. 민간에서는 유자차를 발한, 해열, 진해, 감기, 소염에 약용하고 피로 회복, 중풍 예방, 변비 예방으로 흔히 먹는다. 자몽은 간 기능, 노화 예방, 당뇨, 항암에 효능이 있다.

4. 이용

열매를 날것으로 섭취할 수 있지만 쓰고 신맛이 강하기 때문에 보통은 유자 잼을 만들고 이를 유자차로 우려 마신다.

유자 · 자몽 발효 식초 만드는 순서

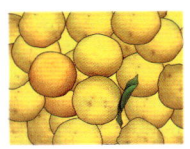

1. 재료 준비
마트에서 싱싱한 유자 열매 또는 자몽을 구입한다. 식초를 만드는 방법은 둘 다 동일하다.

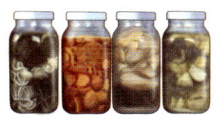

2. 세척 및 준비
열매를 흐르는 물에 세척한 뒤 물기를 털어낸다. 껍질을 포함해 듬성듬성 썰어서 동량의 설탕에 버무린 뒤 유리 단지나 항아리에 밀봉한다.

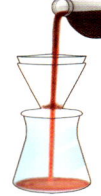

3. 숙성 과정
2~3개월 뒤 효소액이 나오면 건더기를 걸러낸 뒤 효소액을 밀봉하고 12개월 간 숙성시킨다. 몇 개월 간격으로 곰팡이가 보이면 제때 제거한다.

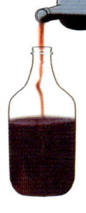

4. 혼합 비율 및 관리 방법
숙성된 효소액을 효소액 1, 발효주 막걸리 0.3, 생수 2 비율로 섞은 뒤 유리병에 넣어 천을 덮고 숨구멍이 있도록 완전 밀봉하지 않는다. 3~12개월 간 발효 및 숙성시키면 식초가 서서히 떠오른다.

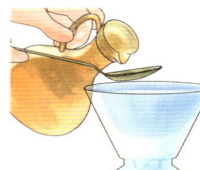

5. 음복 방법
걸러낸 식초를 병에 넣어서 냉장 보관하고, 필요할 때마다 생수를 7배 섞어서 음용한다.

머리가 나오게 하는
참외 잎으로 담그는 **참외 식초**

박과 한해살이풀   *Cucumis melo*   꽃 : 6~7월   길이 : 1~2m

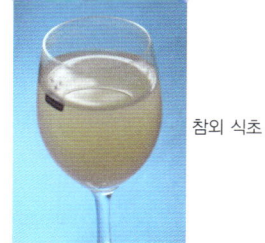
참외 식초

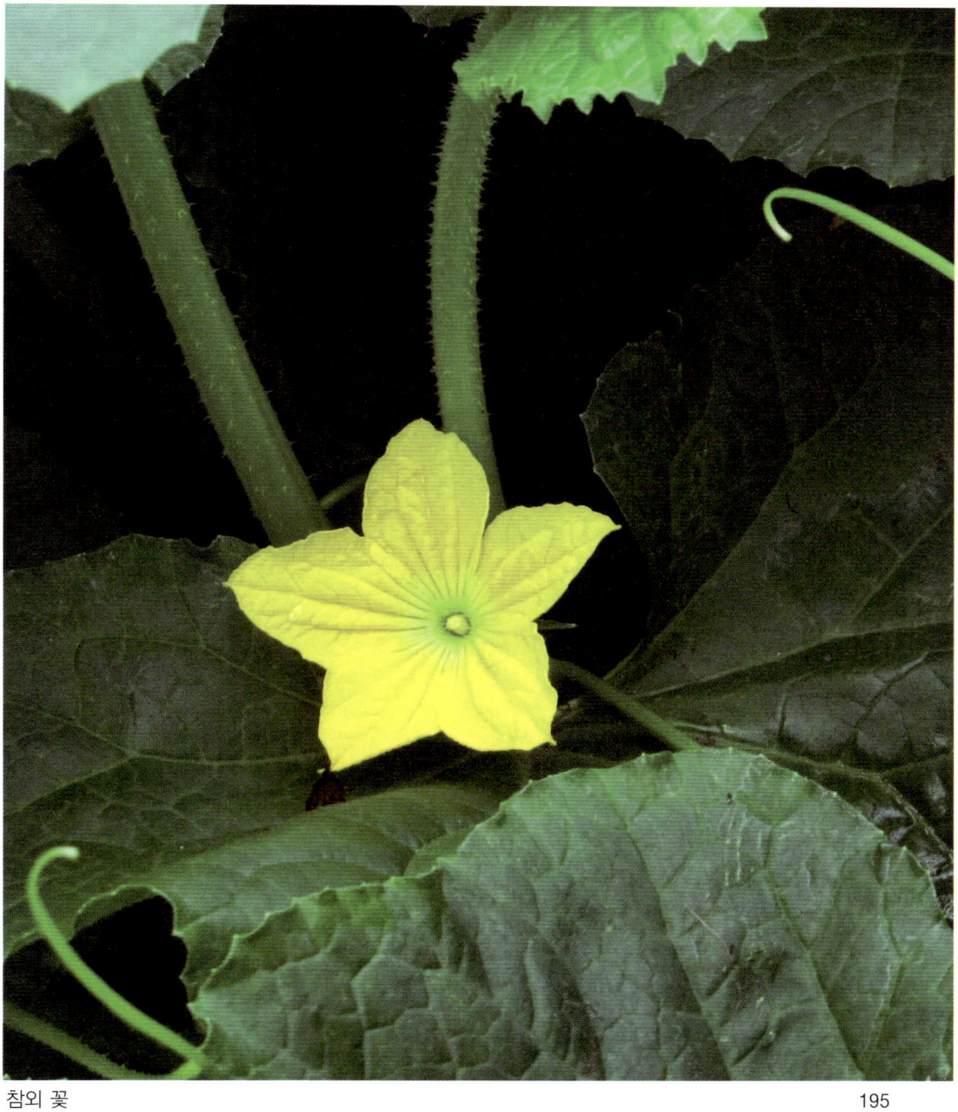

참외 꽃

1. 유래

참외의 원산지는 알려지지 않았지만 일반적으로 인도 지역의 동양 멜론의 변종이 지금의 참외가 된 것으로 추정한다. 따라서 참외 또한 동양 멜론의 한 종류로 보고 있는데 동양 멜론 중에서 표피가 노란색인 종류가 참외이다. 참외는 세계적으로 볼 때 우리나라에서만 유독 재배한다. 우리나라의 참외 주산지는 경기도 성환과 경북 성주이다.

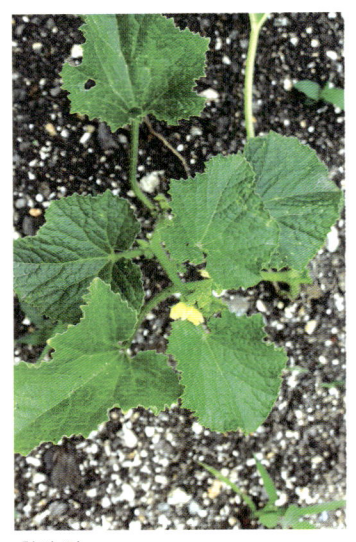

참외 잎

2. 형태

줄기는 길이 1~3m로 자라고 잎겨드랑이에 덩굴손이 있어 덩굴처럼 땅을 기며 자란다. 꽃은 6~7월에 개화를 하는데 노란색이고 작은 호박 꽃처럼 생겼다. 잎은 어긋나고 가장자리가 얇게 갈라지고 톱니가 있다. 열매는 통상 한 여름철에 결실을 맺기 때문에 여름 과일로 인기 있지만 요즘은 봄에도 출하되고 있다.

3. 효능

열매를 참외라고 부르며 약용하거나 식용하고 열매 꼭지는 약용한다. 과실은 가슴이 답답한 번갈 증세, 사지 마비, 사지 통증, 이뇨에 좋다. 열매의 꼭지는 담, 황달, 인후통, 부종, 간질에 효능이 있다. 잎은 어혈, 모발을 나오게 하고 종자는 장을 보하는 윤장 효능이 있다.

4. 이용

열매는 과일처럼 식용하거나 화채를 만들어 먹는다. 잎은 약용을 할 때 생즙으로 약용할 수 있다. 꼭지는 달여서 약용한다.

참외 발효 식초 만드는 순서

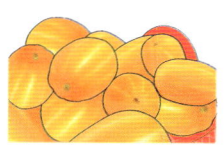

1. 재료 준비
참외 과실 식초, 참외 꼭지 식초, 참외 잎 식초를 만들 수 있는데 각기 약성이 조금 다르다. 원하는 재료를 준비하되 가급적 싱싱한 것을 준비한다.

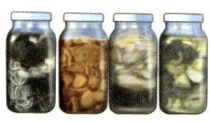

2. 세척 및 준비
흐르는 물에 세척한 뒤 물기를 털어낸다. 과실로 담글 경우 듬성듬성 썰어서 동량의 설탕, 약간의 수분으로 버무린 뒤 유리 단지나 항아리에 밀봉한다. 잎이나 꼭지로 식초를 담글 경우 설탕과 버무릴 때 동량의 수분을 추가한다.

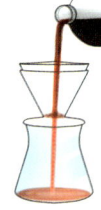

3. 숙성 과정
3개월 뒤 효소액이 나오면 건더기를 걸러낸 뒤 효소액을 밀봉하고 12개월 간 숙성시킨다. 몇 개월 간격으로 곰팡이가 보이면 제때 제거한다.

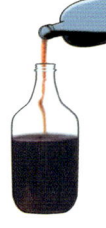

4. 혼합 비율 및 관리 방법
숙성된 효소액을 효소액 1, 발효주 막걸리 0.3, 생수 2 비율로 섞은 뒤 유리병에 넣어 천을 덮고 숨구멍이 있도록 완전 밀봉하지 않는다. 3~12개월 간 발효 및 숙성시키면 식초가 서서히 떠오른다.

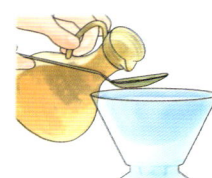

5. 음복 방법
걸러낸 식초를 병에 넣어서 냉장 보관하고, 필요할 때마다 생수를 7배 섞어서 음용한다.

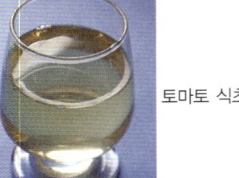
토마토 식초

항암, 노화 예방에 좋은
토마토 & 방울토마토 식초

가지과 한해살이풀　　*Lycopersicon esculentum*　　꽃 : 5~6월　　높이 : 1m

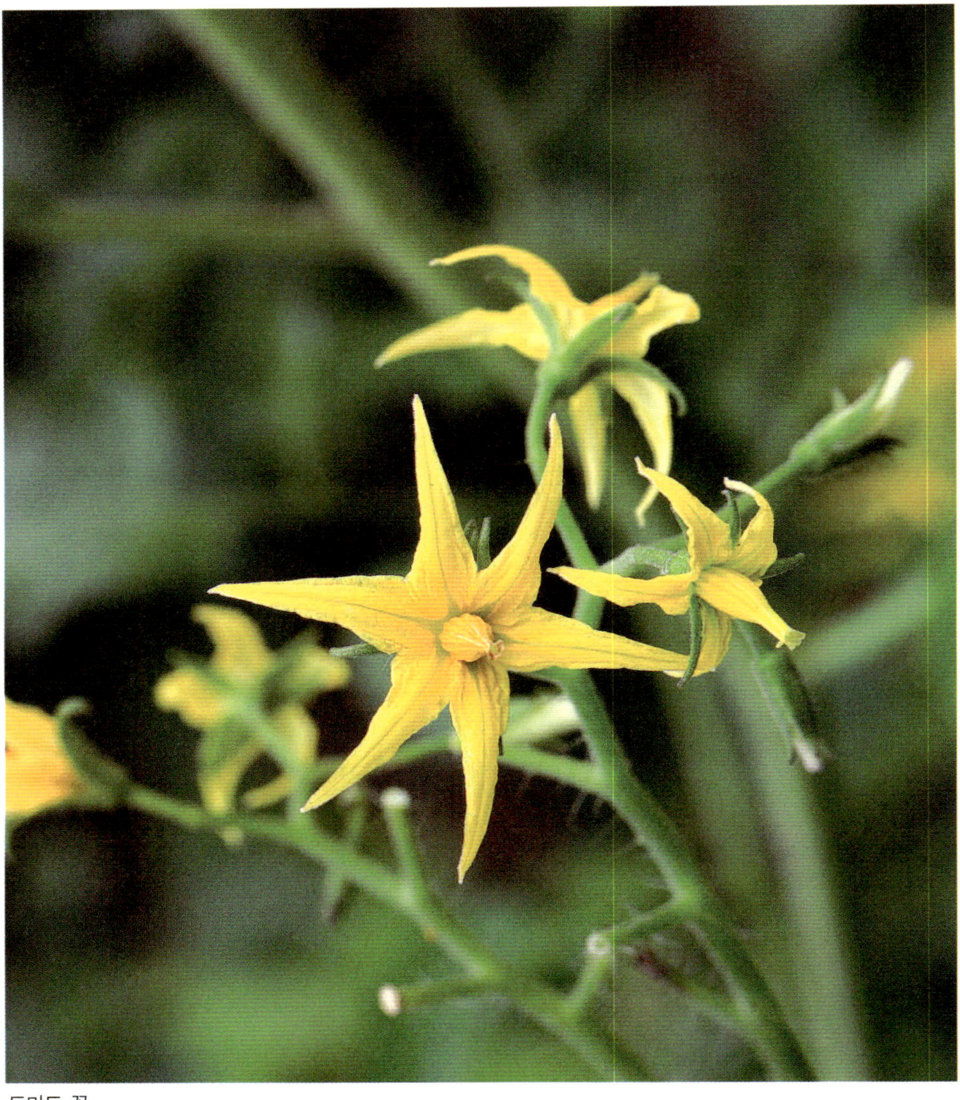

토마토 꽃

1. 유래

세계 10대 슈퍼 푸드의 하나인 토마토의 원산지는 남미 페루이다. 페루의 토마토는 중남미로 전파된 뒤 신대륙 발견 때 유럽으로 전파되었다. 그 후의 토마토는 중동, 아시아로 전파되었고 우리나라에는 임진왜란 전후에 중국을 통해 전래되었다.

2. 형태

원줄기는 높이 50~100cm 내외이다. 꽃은 5~6월에 노란색으로 개화한다. 잎은 어긋나고 깃꼴겹잎이고 작은 잎이 무우 잎처럼 달려 있다. 열매는 가을에 붉은색으로 성숙한다.

3. 효능

토마토 열매의 붉은색 부분은 리코펜 색소인데 이 색소는 노화 예방, 항암에 효능이 있으므로 초록색보다는 붉은색 토마토가 건강에 더 좋다. 또한 토마토는 혈액 순환, 혈압 강하, 전립선에 효능이 있고 피부 미용, 불면증에도 좋다.

토마토의 뿌리는 치통에 효능이 있다.

4. 이용

토마토는 날것으로 섭취할 수 있다. 간혹 토마토를 소금이나 설탕에 찍어 먹기도 하는데 그럴 경우 토마토의 좋은 성분이 소금이나 설탕 분해에 사용되므로 몸에는 이득이 되지 않는다. 토마토는 각종 스튜, 카레, 스파게티 소스에 넣어서 익혀 먹기도 하는데 익혀 먹어도 맛나다. 약한 불에 10분 정도 익혀서 섭취하면 리코펜 흡수율이 더 높아진다.

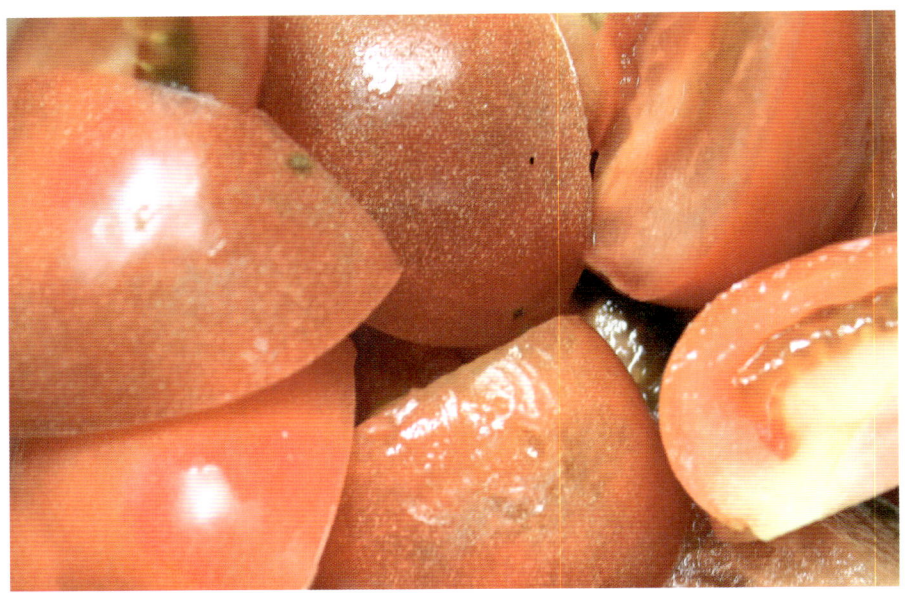
토마토 재료

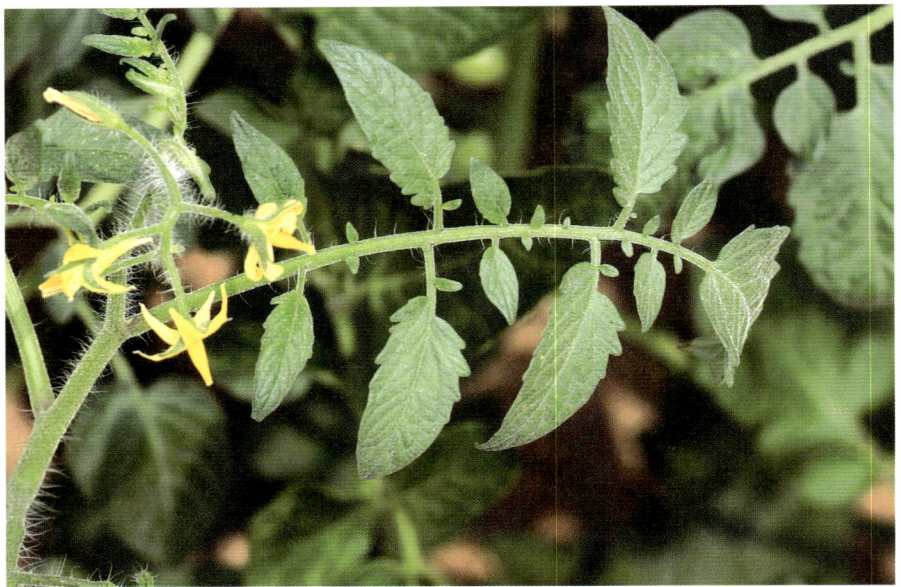
방울토마토 전초

토마토·방울토마토 발효 식초 만드는 순서

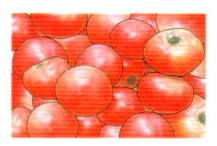

1. 재료 준비
마트에서 토마토 또는 방울토마토를 구입하되 가급적 싱싱한 것을 준비한다.

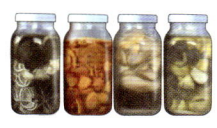

2. 세척 및 준비
재료를 흐르는 물에 세척한 뒤 물기를 털어낸다. 듬성듬성 썰어서 동량의 설탕과 버무린 뒤 유리 단지나 항아리에 밀봉한다.

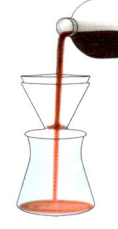

3. 숙성 과정
1~2개월 뒤 효소액이 나오면 건더기를 걸러낸 뒤 효소액을 밀봉하고 12개월 간 숙성시킨다. 몇 개월 간격으로 곰팡이가 보이면 제때 제거한다.

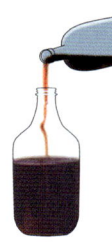

4. 혼합 비율 및 관리 방법
숙성된 효소액을 효소액 1, 발효주 막걸리 0.3, 생수 2 비율로 섞은 뒤 유리병에 넣어 천을 덮고 숨구멍이 있도록 완전 밀봉하지 않는다. 3~12개월 간 발효 및 숙성시키면 식초가 서서히 떠오른다.

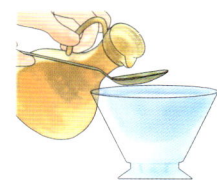

5. 음복 방법
걸러낸 식초를 병에 넣어서 냉장 보관하고, 필요할 때마다 생수를 7배 섞어서 음용한다.

부종, 이뇨, 뼈에 좋은
포도 잎이나 포도 열매로 만드는 포도 식초

포도과 덩굴식물　*Vitis vinifera*　꽃 : 6월　길이 : 2~3m

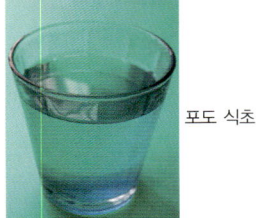
포도 식초

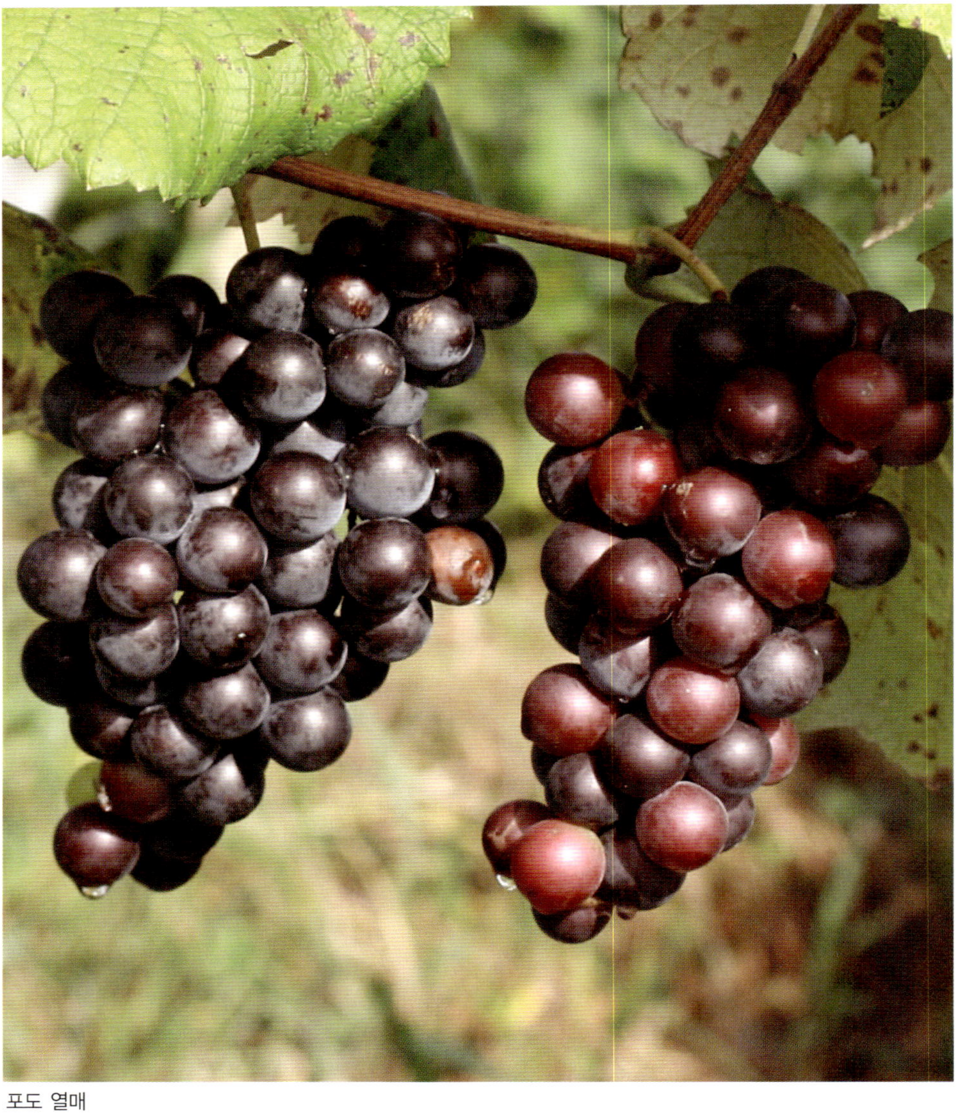

포도 열매

1. 유래

원산지는 지중해~서남아시아이다. 역사적으로는 기전원 3,000년 전후부터 재배한 것으로 보인다. 우리나라에 포도나무가 전래된 시기는 정확하지 않으나 고려 말~조선 초 사이로 보이고, 그전에는 야생종 포도라고 할 수 있는 머루가 우리나라의 산야에서 자랐다. 농산물 시장에서 흔히 만나는 우리나라 재배 포도는 과실 판매용 재배종 포도이며 1,900년대 초부터 본격 재배된 미국계 포도이다.

2. 형태

포도는 덩굴성 식물이다. 열대 기온이라면 덩굴 길이가 30m 이상으로 자라지만 국내에서는 2~3m로 자란다. 최근 우리나라에 한 그루에 4,000송이가 달린 포도나무가 소개되기도 했다. 잎은 어긋나고 잎의 가장자리는 3~5개로 갈라진다. 꽃은 6월에 원뿔모양화서로 자잘한 연록색 꽃이 모여서 개화한다. 열매는 8~9월에 검자색으로 성숙하는데 이를 포도라고 한다.

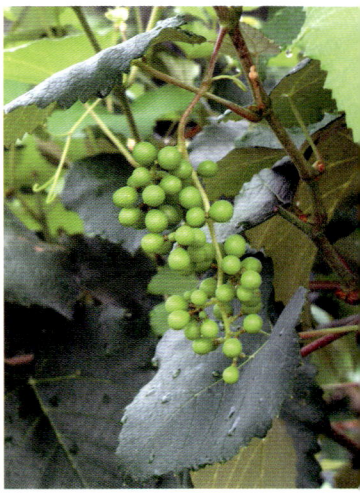

포도 열매

3. 효능

포도 열매는 이뇨, 해독, 진통, 기침, 임병, 요통, 부종에 좋고 간, 위장, 기를 보하고 뼈를 튼튼하게 해준다. 뿌리와 가지는 이뇨에 효능이 있고 잎은 급성 결막염, 해수에 약용하고 염증·상처에 외용한다.

4. 이용

싱싱한 포도 열매는 날것으로 섭취한다. 생포도는 주스, 와인, 잼을 만들 수 있다. 잘 건조시킨 포도는 건포도라고 부르며 술 안주 등으로 먹는다. 압착한 종자에서는 포도 식용유를 얻을 수 있고 볶은 종자는 커피 대용으로 우려 마실 수 있다.

포도 발효 식초 만드는 순서

1. 재료 준비
포도 열매를 준비하거나 포도 잎을 준비한다. 가급적 싱싱한 것을 준비한다.

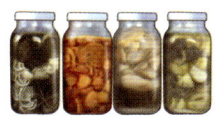

2. 세척 및 준비
재료를 흐르는 물에 세척한 뒤 물기를 털어낸다. 포도 열매는 동량의 설탕에 버무린 뒤 유리 단지나 항아리에 밀봉한다. 포도 잎은 설탕에 버무릴 때 동량의 수분을 추가해 주어야 한다.

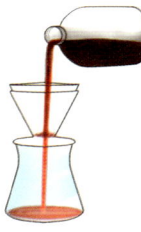

3. 숙성 과정
3개월 뒤 효소액이 나오면 건더기를 걸러낸 뒤 효소액을 밀봉하고 12개월 간 숙성시킨다. 몇 개월 간격으로 곰팡이가 보이면 제때 제거한다.

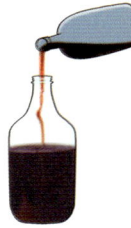

4. 혼합 비율 및 관리 방법
숙성된 효소액을 효소액 1, 발효주 막걸리 0.3, 생수 2 비율로 섞은 뒤 유리병에 넣어 천을 덮고 숨구멍이 있도록 완전 밀봉하지 않는다. 3~12개월 간 발효 및 숙성시키면 식초가 서서히 떠오른다.

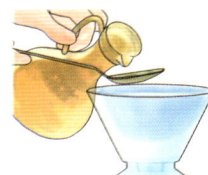

5. 음복 방법
걸러낸 식초를 병에 넣어서 냉장 보관하고, 필요할 때마다 생수를 7배 섞어서 음용한다.

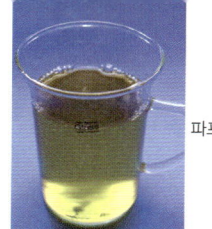
파프리카 식초

약성에 맞게 식초를 담글 수 있는
피망·파프리카 식초

가지과 한해살이풀   *Capsicum annuum*   꽃 : 7~9월   높이 : 0.5~1.5m

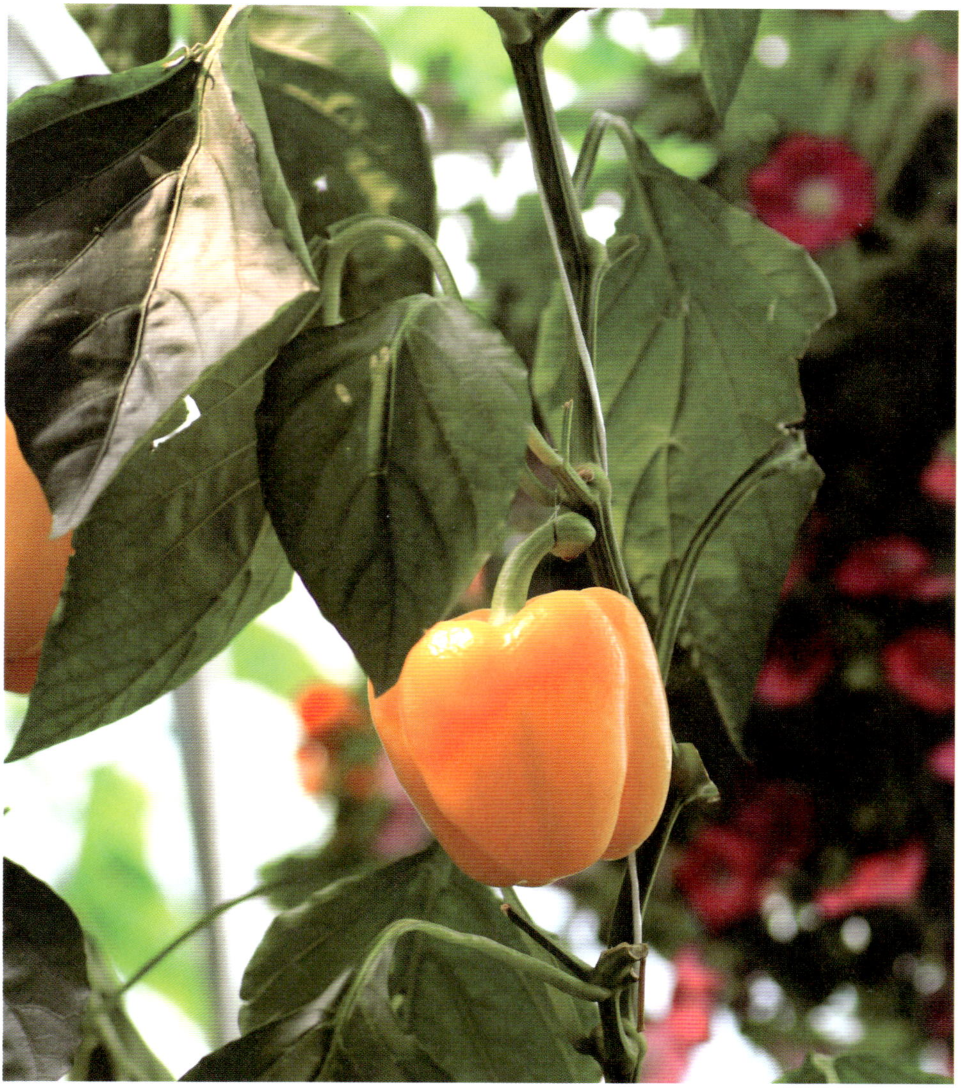

노란색 파프리카

1. 유래

피망은 중남미 열대지역에서 자라는 고추의 변종으로 프랑스어 'Piment'에서 유래되었다. 'Piment'은 프랑스에서 고추를 지칭하는 단어이고 우리가 아는 피망은 'Poivron'이라고 부르는데 'Poivron'은 피망을 비롯해 파프리카까지 모두 지칭하는 단어이다. 파프리카는 고추의 변종인 피망을 개량한 개량종 품종이다. 피망은 남쪽 지방에서는 노지 재배도 가능하지만 파프리카는 하우스에서 재배하는 작물이다.

2. 형태

피망 또는 파프리카의 원줄기는 높이 0.5~1.5m로 자란다. 꽃은 7~9월에 개화하는데 고추 꽃과 비슷하다. 피망, 파프리카의 잎은 고추 잎과 거의 비슷하지만 조금 더 크다.

3. 효능

피망과 파프리카 중 약성이 좋은 것은 파프리카이다. 단지 가격면에서 피망이 저렴하기 때문에 피망도 같이 판매되는 실정이다. 파프리카가 더 비싼 이유는 하우스 재배라는 특성이 있을 뿐 아니라 종자값이 비싸기 때문이다.

파프리카는 색상에 따라 약성이 다른데 녹색과 노란색 파프리카는 평범한 약성, 붉은색과 자주색 파프리카는 더 좋은 약성을 보인다. 피망과 파프리카는 둘 다 비타민 C, E 등이 함유되어 골다공증, 피부 미용, 노화 방지, 항암, 면역력 강화에 좋다. 일반적으로 피부 미용에는 빨간색 파프리카, 혈액 순환에는 노란색 파프리카, 시력에는 자주색 파프리카를 효소 및 식초로 담그는 것이 좋다.

4. 이용

피망은 매운 맛이 조금 나고 파프리카는 단맛이 난다. 둘 다 샐러드나 날것으로 식용하지만 영양소의 흡수량을 높이려면 기름에 볶는 것이 좋다. 피망은 매운맛이 있기 때문에 각종 요리에 고추 대용으로 넣을 수 있다. 파프리카는 날것을 샐러드로 먹거나 고추장에 찍어 먹으면 맛나다.

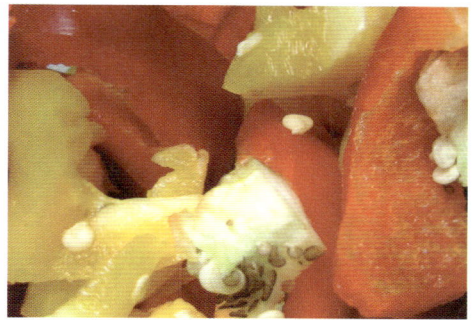
파프리카 재료

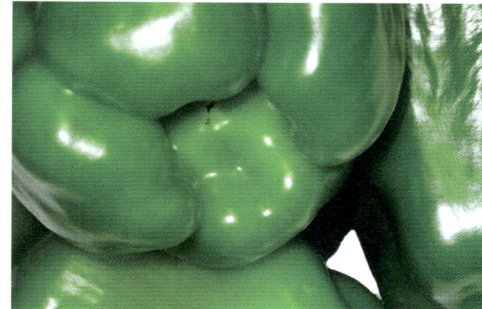
피망

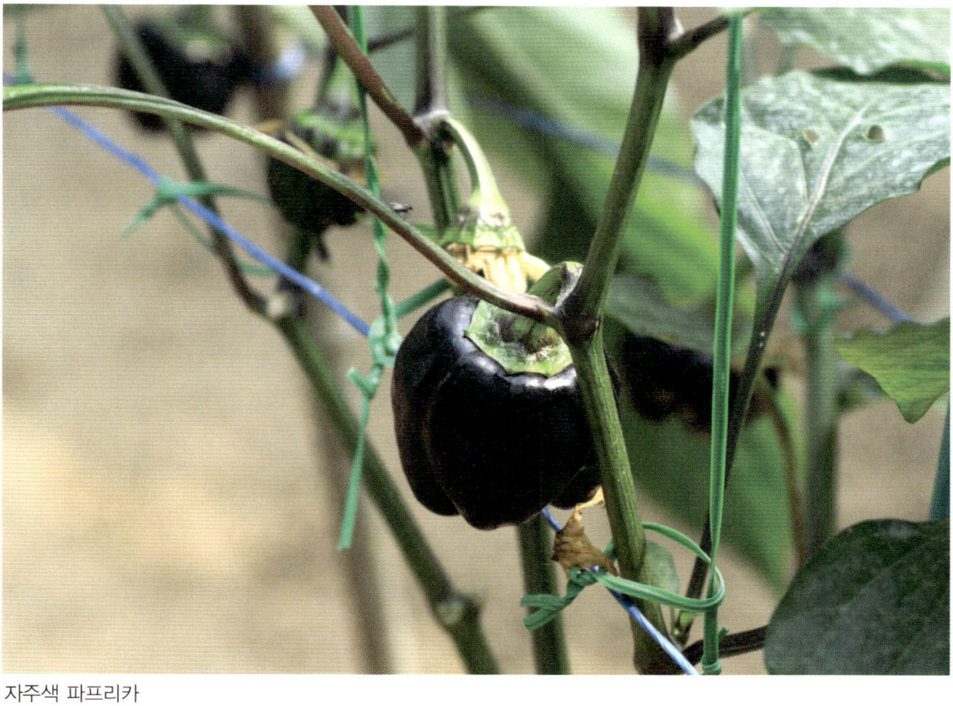

자주색 파프리카

피망·파프리카 발효 식초 만드는 순서

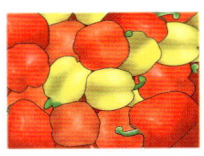

1. 재료 준비
피망, 파프리카를 준비하되 원하는 약성에 맞게 색깔별 파프리카 또는 피망을 준비한다.

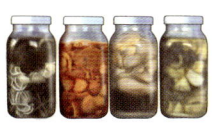

2. 세척 및 준비
준비한 재료를 흐르는 물에 깨끗이 세척한 뒤 물기를 털어낸다. 듬성듬성 썰어서 동량의 설탕, 설탕 절반의 수분으로 버무린 뒤 유리 단지나 항아리에 밀봉한다.

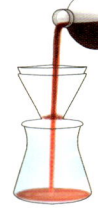

3. 숙성 과정
3개월 뒤 효소액이 나오면 건더기를 걸러낸 뒤 효소액을 밀봉하고 12개월 간 숙성시킨다. 몇 개월 간격으로 곰팡이가 보이면 제때 제거한다.

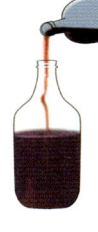

4. 혼합 비율 및 관리 방법
숙성된 효소액을 효소액 1, 발효주 막걸리 0.3, 생수 2 비율로 섞은 뒤 유리병에 넣어 천을 덮고 숨구멍이 있도록 완전 밀봉하지 않는다. 3~12개월 간 발효 및 숙성시키면 식초가 서서히 떠오른다.

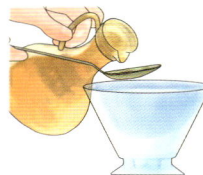

5. 음복 방법
걸러낸 식초를 병에 넣어서 냉장 보관하고, 필요할 때마다 생수를 7배 섞어서 음용한다.

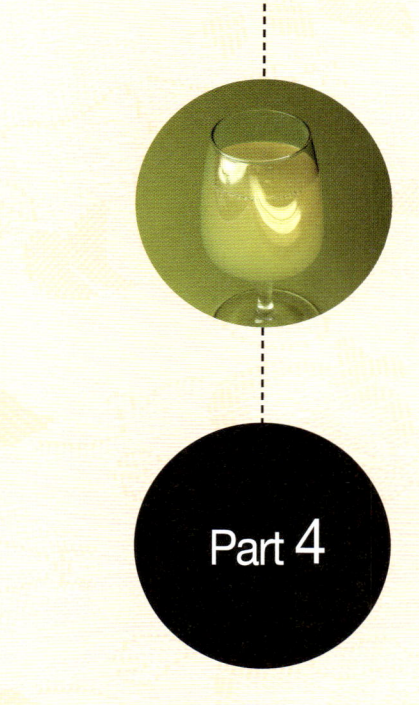

Part 4

산약초 식초 만들기

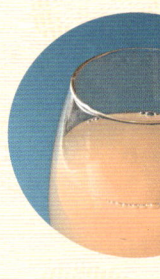
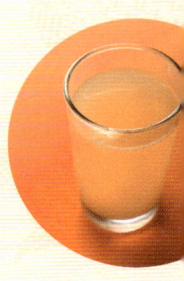
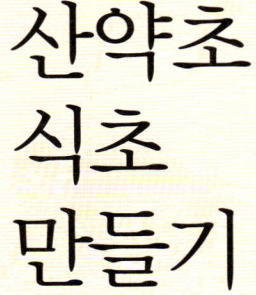
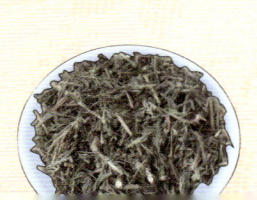

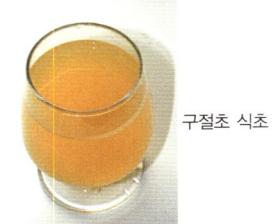
구절초 식초

부인병, 불임에 효능이 있는
구절초 전초로 담그는 구절초 식초

국화과 여러해살이풀   *Dendranthema zawadskii*   꽃 : 7~9월   높이 : 50~80cm

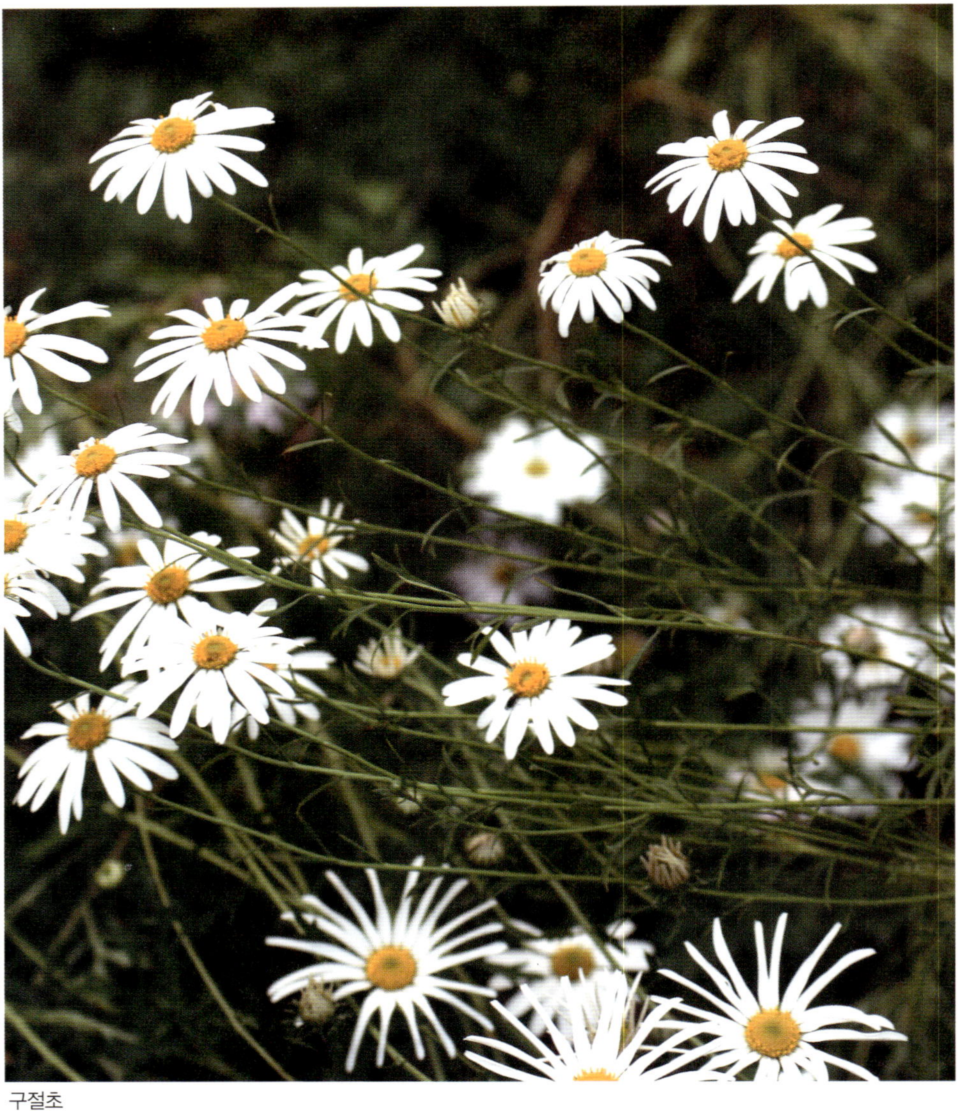

구절초

1. 유래

음력 9월 9일에 채취한 것이 약성이 가장 좋다고 하여 구절초(九折草)라는 이름이 붙었다. 야생 국화의 일종으로 구절초는 들판에서, 산에서는 산구절초, 산의 암석 지대에서는 바위구절초가 더러 자란다. 구절초, 산구절초, 바위구절초 모두 구절초로 취급하며 약용한다.

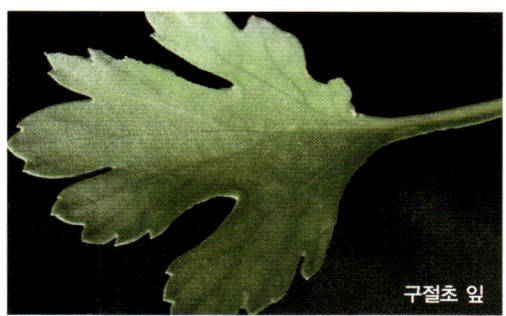

구절초 잎

2. 형태

높이는 50~80cm 내외로 산과 바위 주변에서 자라는 구절초는 키가 작다. 줄기는 품종에 따라 잔가지가 갈라지거나 갈라지지 않는다. 잎은 1회 우상으로 갈라지고 갈라진 부분이 약간 갈라지거나 큰 톱니가 있다. 꽃은 9~11월에 줄기 끝에서 흰색~연분홍색으로 달리고 줄기 끝이나 가지 끝에 한 송이씩 달리므로 유사한 식물인 산국이나 감국과 구별할 수 있다. 꽃의 지름은 5cm 정도이다.

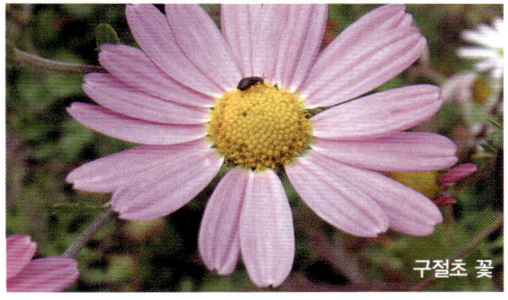

구절초 꽃

3. 효능

약이나 식초로 사용하려면 개화하기 전 뿌리를 포함한 전초를 채취하되 보통은 지상부만 채취한다. 소화 불량, 월경 불순, 불임에 효능이 있다.

4. 이용

꽃은 그늘에서 잘 건조시킨 뒤 차로 음용하고, 약으로 사용할 때는 지상부를 채취한 뒤 햇볕에 건조시켜 사용한다.

구절초 발효 식초·효소 만드는 순서

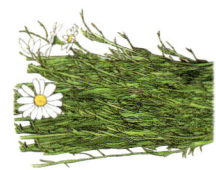

1. 재료 준비
꽃이 피기 전 지상부를 채취해 준비한다. 도로변에 심어 놓은 것은 매연에 노출되었으므로 가급적 들판에서 채취하되 싱싱한 것을 준비한다.

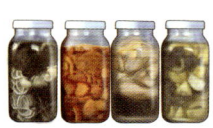

2. 세척 및 준비
싱싱한 재료를 흐르는 물에 세척한다. 물기가 있는 상태에서 듬성듬성 썰어서 동량의 설탕과 버무린 뒤 유리 단지나 항아리에 밀봉한다.
버무릴 때 재료의 절반에 해당하는 수분을 첨가하는 것이 좋다.

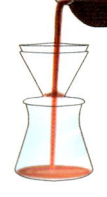

3. 숙성 과정
2~3개월 뒤 효소액이 나오면 건더기를 걸러낸 뒤 효소액을 밀봉하고 6~12개월 간 숙성시킨다. 몇 개월 간격으로 곰팡이가 보이면 제때 제거한다.

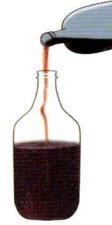

4. 혼합 비율 및 관리 방법
숙성된 효소액을 효소액 1, 발효주 막걸리 0.3, 생수 2 비율로 섞은 뒤 유리병에 넣어 천을 덮고 숨구멍이 있도록 완전 밀봉하지 않는다. 3~12개월 간 발효 및 숙성시키면 식초가 서서히 떠오른다.

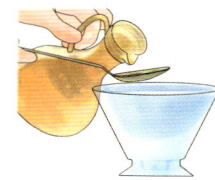

5. 음복 방법
걸러낸 식초를 병에 넣어서 냉장 보관하고, 필요할 때마다 생수를 7~20배 섞어서 음용한다.

익모초 식초

부인병에 좋은

익모초 지상부로 담그는 익모초 식초

꿀풀과 두해살이풀 *Leonurus japonicus Houtt* 꽃 : 7~8월 높이 : 1m

익모초

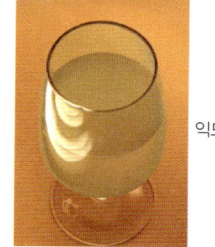

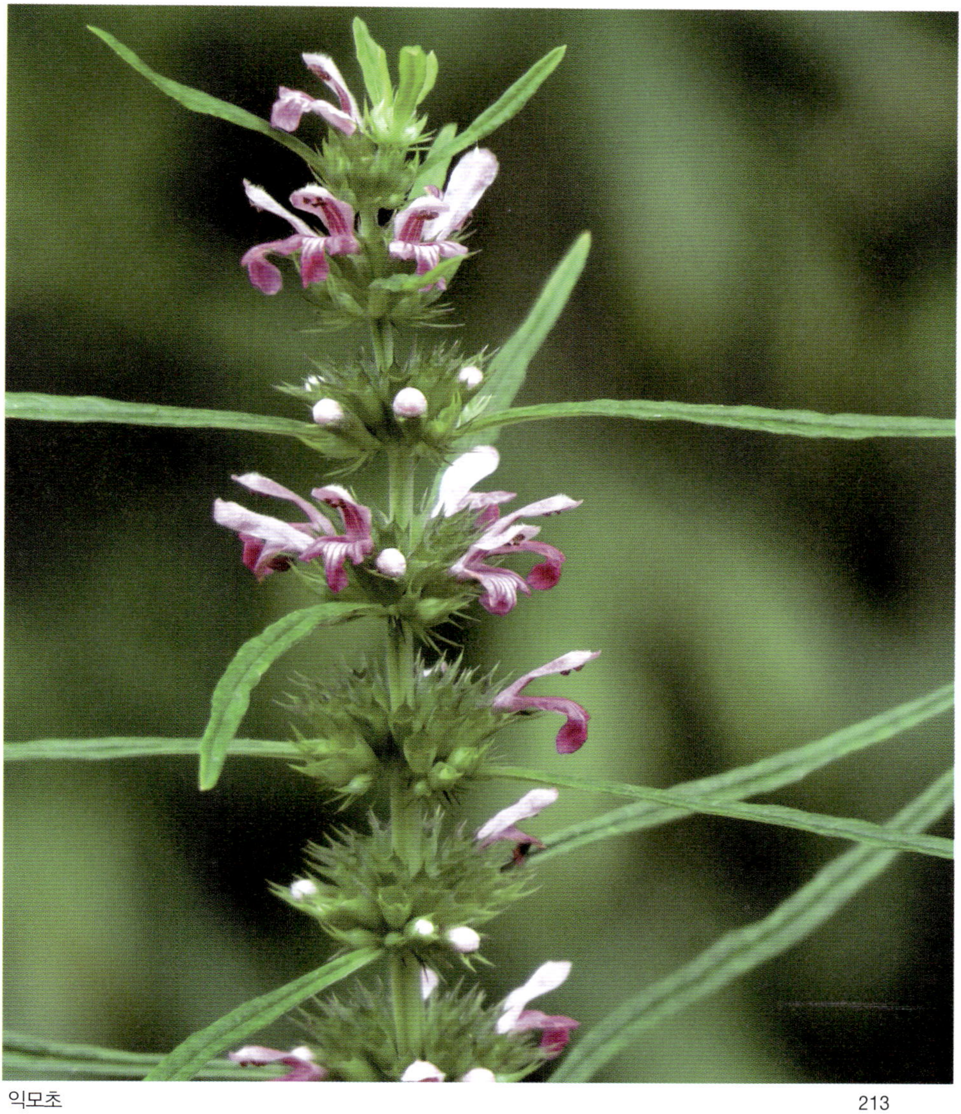

1. 유래

산과 들, 논둑, 밭둑, 강둑, 시골 도로변에서 흔히 자라는데 조금 축축한 곳에서 많이 볼 수 있다. 어머니에게 유익한 약초라는 뜻에서 익모초(益母草)라는 이름이 붙었다.

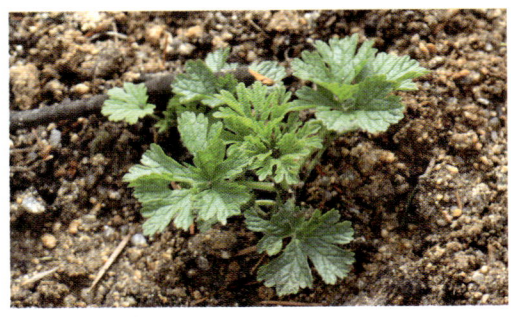

익모초 꽃

익모초 어린 잎

2. 형태

높이는 1m 정도이나 생육 환경이 좋으면 더 크게 자란다. 줄기는 둔한 사각형이고 전체에 흰색 잔털이 있다. 잎은 마주나고 잎자루가 있다. 줄기잎은 3개로 깊게 갈라지며 갈라진 부분이 다시 2~3개로 갈라지고 잎의 가장자리에 톱니가 있다. 꽃은 7~8월에 잎겨드랑이에서 돌려난다. 꽃잎은 입술 모양이고 수술은 4개이다.

3. 효능

줄기를 포함한 지상부는 혈액 순환, 산후 출혈, 난산, 월경 불순, 어혈 복통, 혈뇨, 종창에 효능이 있다. 종자는 시력, 두통에 좋고 풍을 예방한다. 말린 꽃은 임신 후 발생하는 여러 가지 부인병에 효능이 있다.

4. 이용

6~7월경 꽃이 막 개화했을 때 전초를 채취해 식초로 담근다. 꽃이 달려 있는 상태라도 상관없다. 건조시킨 꽃과 잎, 줄기는 차로 우려 마신다.

익모초 발효 식초·효소 만드는 순서

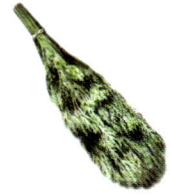

1. 재료 준비
6~7월에 지상부를 수확해 준비하되 가급적 싱싱한 상태일 때 사용한다.

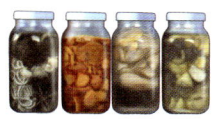

2. 세척 및 준비
재료를 흐르는 물에 세척한다. 물기가 조금 있는 상태에서 듬성듬성 썰어서 동량의 설탕과 버무린 뒤 유리 단지나 항아리에 밀봉한다. 약간 수분을 첨가하는 것이 좋다.

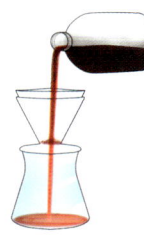

3. 숙성 과정
2~3개월 뒤 효소액이 나오면 건더기를 걸러낸 뒤 효소액을 밀봉하고 12개월 간 숙성시킨다. 몇 개월 간격으로 곰팡이가 보이면 제때 제거한다.

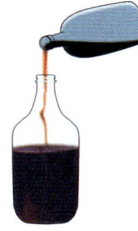

4. 혼합 비율 및 관리 방법
숙성된 효소액을 효소액 1, 발효주 막걸리 0.3, 생수 2 비율로 섞은 뒤 유리병에 넣어 천을 덮고 숨구멍이 있도록 완전 밀봉하지 않는다. 6~12개월 간 발효 및 숙성시키면 식초가 서서히 떠오른다.

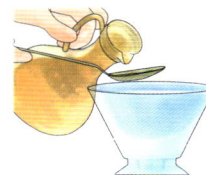

5. 음복 방법
걸러낸 식초를 병에 넣어서 냉장 보관하고, 필요할 때마다 생수를 7~20배 섞어서 음용한다.

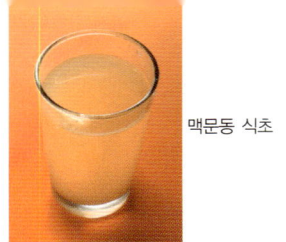
맥문동 식초

기관지염, 당뇨에 좋은
맥문동 뿌리로 담그는 맥문동 식초

백합과 상록 여러해살이풀　Liriope muscari　꽃 : 5~6월　높이 : 50cm

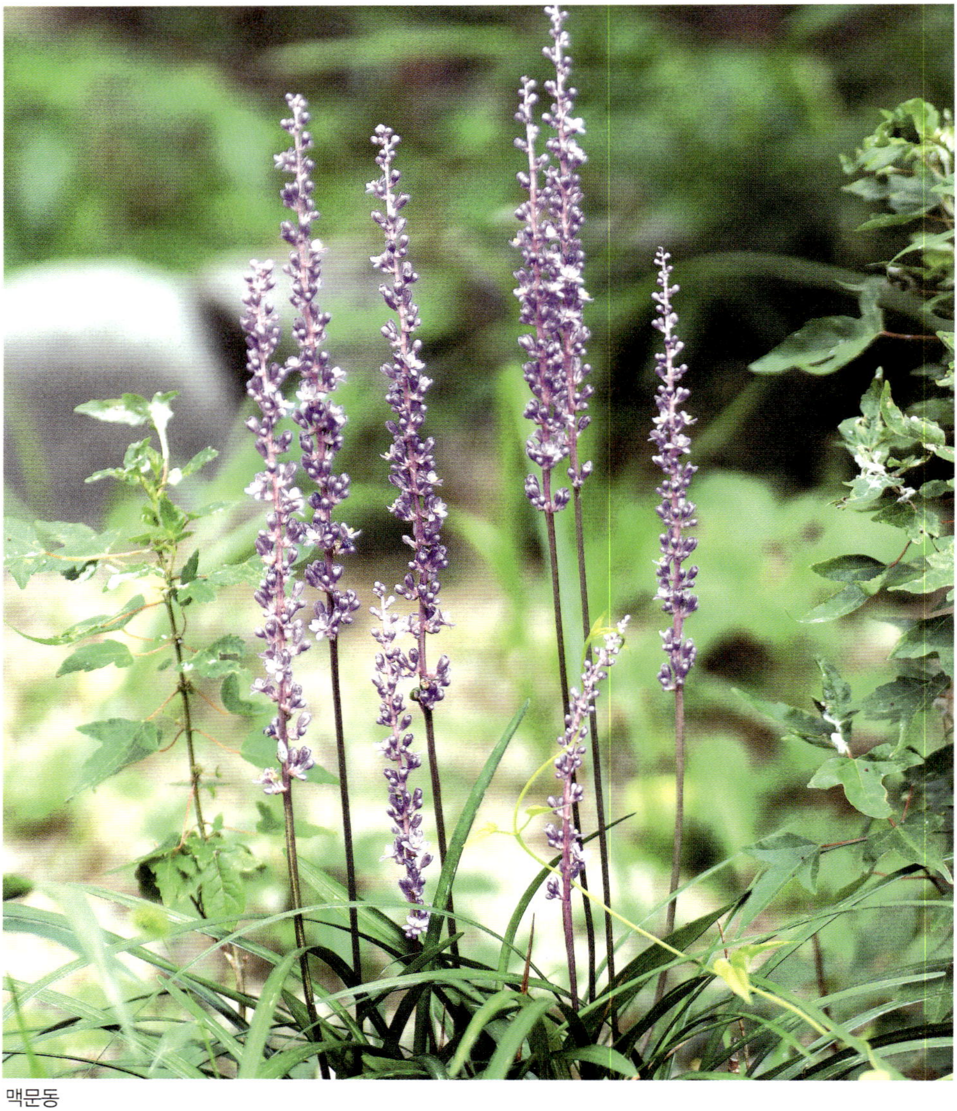

맥문동

1. 유래

산과 들의 그늘에서 자생하지만 조경용으로 널리 보급되면서 왕릉이나 도시 공원의 그늘진 화단, 큰 나무 밑에 많이 식재한다. 뿌리는 보리를, 잎은 겨울에 죽지 않는다 하여 맥문동(麥門冬)이라 한다. 한방에서는 뿌리를 맥문동이란 약재로 사용한다.

2. 형태

봄이면 뿌리에서 보리 잎처럼 생긴 잎이 무리지어 올라온다. 잎의 표면에는 11~15개의 맥이 있어 유사종과 구별할 수 있다. 꽃은 5~6월에 긴 꽃대가 올라온 뒤 꽃대 끝에서 총상화서로 달린다. 수술은 6개이고 암술대는 1개이다. 열매는 가을에 검정색으로 성숙하는데 작은 구슬처럼 생겼다.

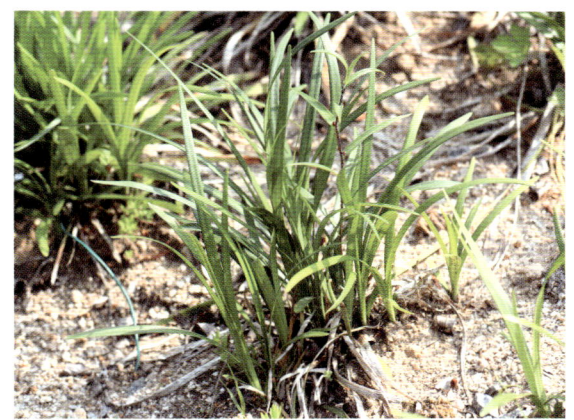

맥문동 어린 잎

3. 효능

뿌리를 약용하되 2~3년 재배한 뿌리를 채취한다. 보통 늦봄인 4~5월에 채취한 것을 상품으로 친다. 토혈, 객혈, 생진, 청심, 소갈, 변비, 건조증에 약용한다.

4. 이용

뿌리를 건조시킨 뒤 약용하거나 차로 우려 마신다. 효소나 식초로 담글 경우 가급적 싱싱한 뿌리를 준비하되 4~5월에 수확한다. 맥문동의 뿌리는 땅속 깊이 들어가 있기 때문에 삽으로 캐야 한다.

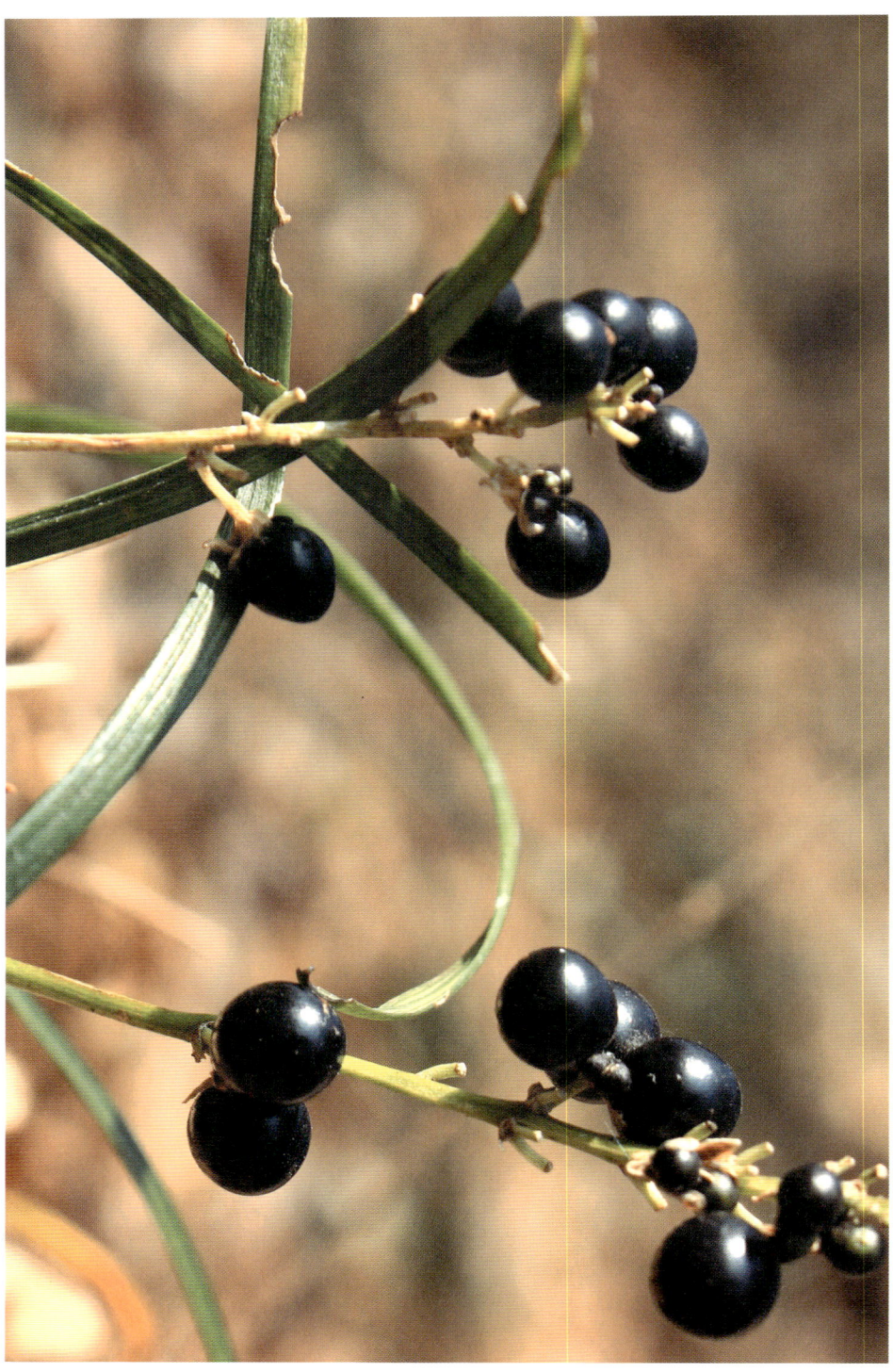

맥문동 열매

맥문동 발효 식초·효소 만드는 순서

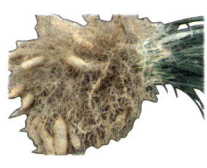

1. 재료 준비
4~5월에 뿌리를 채취한 뒤 싱싱한 상태에서 효소를 담근다. 가급적 공해에 오염되지 않은 곳에서 채취한다.

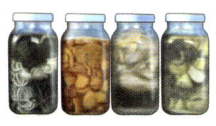

2. 세척 및 준비
재료를 흐르는 물에 세척한 뒤 물기를 털어낸다. 몇 토막을 낸 뒤 동량의 설탕과 동량의 수분을 넣어 잘 버무리데 설탕의 30%는 단지에 효소를 담근 후 그 위에 부어 공기가 통하지 않도록 해 준다.

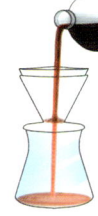

3. 숙성 과정
3개월 뒤 효소액이 나오면 건더기를 걸러낸 뒤 효소액을 밀봉하고 12개월 간 숙성시킨다. 몇 개월 간격으로 곰팡이가 보이면 제때 제거한다.

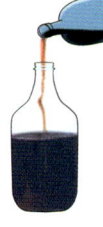

4. 혼합 비율 및 관리 방법
숙성된 효소액을 효소액 1, 발효주 막걸리 0.3, 생수 2 비율로 섞은 뒤 유리병에 넣어 천을 덮고 숨구멍이 있도록 완전 밀봉하지 않는다. 6~12개월 간 발효 및 숙성시키면 식초가 서서히 떠오른다.

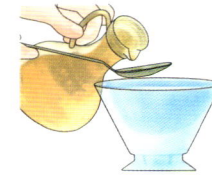

5. 음복 방법
걸러낸 식초를 병에 넣어서 냉장 보관하고, 필요할 때마다 생수를 7~20배 섞어서 음용한다.

감기, 기침에 좋은
지상부로 담그는 배초향 식초

꿀풀과 여러해살이풀　*Agastache rugosa*　꽃 : 7~9월　높이 : 1.2m

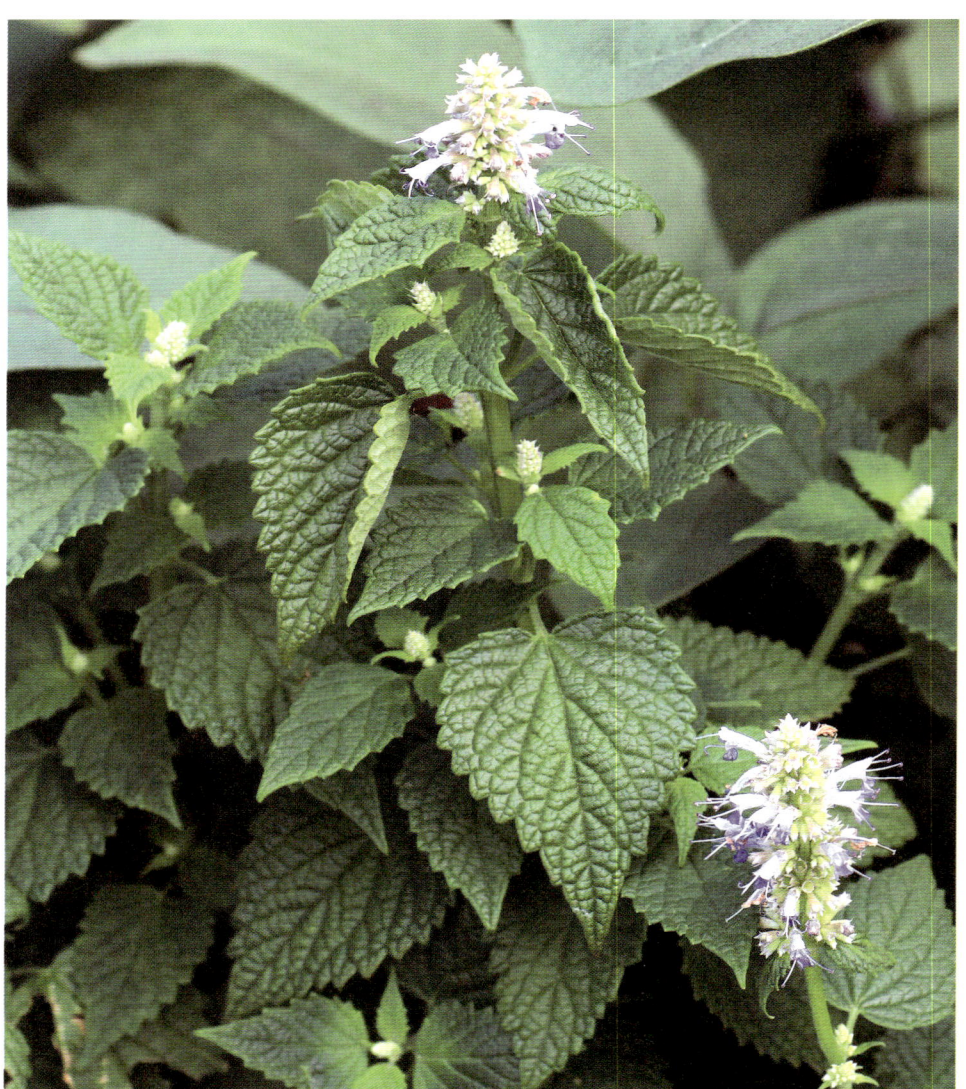

배초향

1. 유래

산과 들의 축축한 풀밭에서 자생하지만 경상도에서 '방아잎'이라고 부르며 더러 재배한다. 대도시에서도 화단에 재배하는 가정이 많다. 보통 5~8월에 잎을 채취해 식용한다.

2. 형태

줄기는 곧추서고 높이 1.2m 내외로 자라지만 생육 조건이 좋으면 더 울창하게 자란다. 잎은 마주나고 깻잎과 비슷하지만 깻잎과 다른 진한 박하 향이 난다. 잎의 크기는 깻잎보다 작고 가장자리에 둔한 톱니가 있다. 꽃은 7~9월에 연한 자주색으로 핀다.

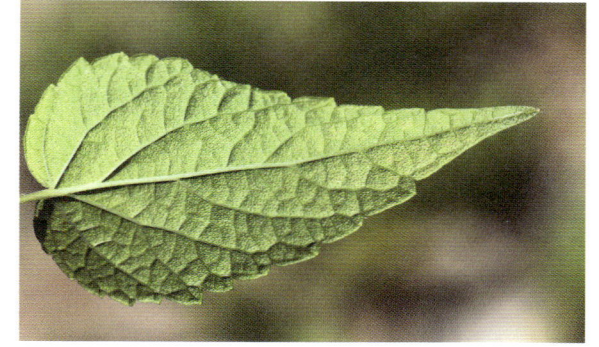

배초향 잎

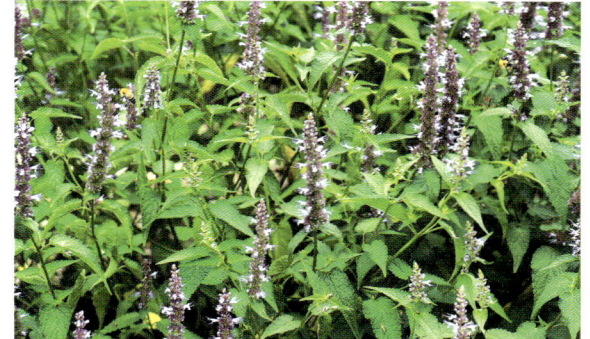

배초향 군락

3. 효능

꽃이 피기 전 지상부를 채취해 효소로 담그거나 그늘에서 건조시킨 뒤 약용한다. 항암에 좋은 유효 성분이 있고 감기, 두통, 위염, 소화 불량, 항균에 효능이 있다.

4. 이용

배초향의 어린 순이나 어린 잎을 나물로 섭취하거나 쌈채로 식용하고 육류, 생선 요리의 잡냄새를 제거하는 용도로 사용한다. 햇볕에 말린 잎과 꽃은 차로 우려 마신다.

배초향 발효 식초·효소 만드는 순서

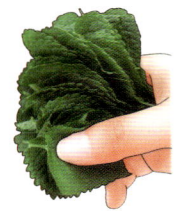

1. 재료 준비
꽃이 개화하기 전 지상부를 채취하되 싱싱한 것을 준비한다.

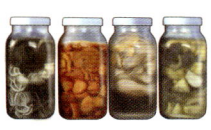

2. 세척 및 준비
재료를 흐르는 물에 세척한 뒤 물기가 있는 상태에서 듬성듬성 썰어서 동량의 설탕과 버무린 뒤 유리단지나 항아리에 밀봉한다.
버무릴 때 재료의 절반에 해당하는 수분을 첨가하는 것이 좋다.

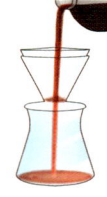

3. 숙성 과정
2~3개월 뒤 효소액이 나오면 건더기를 걸러낸 뒤 효소액을 밀봉하고 12개월 간 숙성시킨다. 몇 개월 간격으로 곰팡이가 보이면 제때 제거한다.

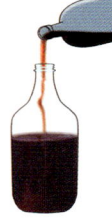

4. 혼합 비율 및 관리 방법
숙성된 효소액을 효소액 1, 발효주 막걸리 0.3, 생수 2 비율로 섞은 뒤 유리병에 넣어 천을 덮고 숨구멍이 있도록 완전 밀봉하지 않는다. 3~12개월 간 발효 및 숙성시키면 식초가 서서히 떠오른다.

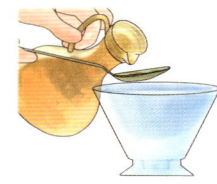

5. 음복 방법
걸러낸 식초를 병에 넣어서 냉장 보관하고, 필요할 때마다 생수를 7~10배 섞어서 음용한다.

항암에 좋은
백선 뿌리로 담그는 백선 식초

운향과 여러해살이풀 *Dictamnus dasycarpus* 꽃 : 5~6월 높이 : 90cm

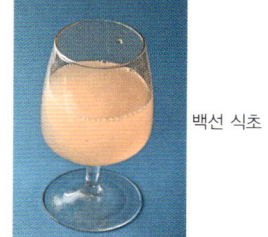
백선 식초

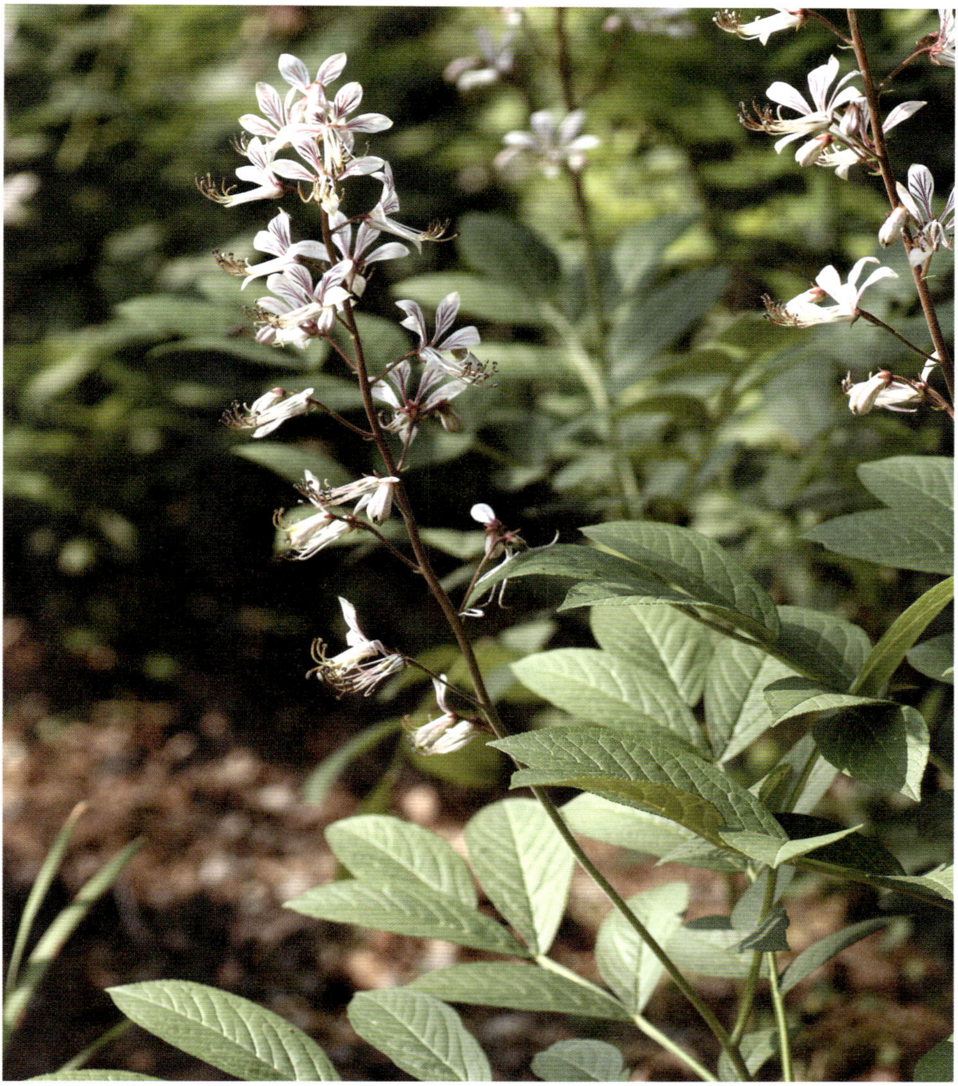

백선 전초

1. 유래

농촌의 인적이 드문 산에서 더러 자라며 특히 서해안에서는 인적이 드문 낮은 산에서도 많이 볼 수 있다. 풀밭에서 자생하는데 일단 한 그루가 보이면 주변에 서너 그루가 연이어서 보인다. 꽃이나 잎을 짓이겨서 냄새를 맡으면 귤 냄새와 비슷한 향이 난다.

2. 형태

땅속에서 뿌리잎이 둥글게 모여 올라오고 꽃대가 최고 90cm까지 자란다. 잎은 어긋나고 2~4쌍의 작은 잎이 붙어 있으며 잎은 육질이 있다. 5~6월에 개화하는 꽃은 총상화서이고 꽃잎은 5개, 꽃의 지름은 2.5cm 내외이다.

3. 효능

뿌리껍질을 백선이라고 하며 약용한다. 항암, 항균, 해독, 비염, 천식에 좋고 중풍을 예방한다. 피부병에는 외용한다.

4. 이용

남부지방은 여름에 뿌리를 채취하고 중부지방은 봄과 가을에 채취한다. 가급적 뿌리껍질을 약용하거나 효소로 담그되 수량이 부족하면 뿌리 속까지 담근다. 뿌리가 길고 토심 깊숙이 뻗어 있으므로 채취하려면 삽을 사용하되 가급적 남획을 금하고 약재상이 판매하는 싱싱한 뿌리를 구입한다.

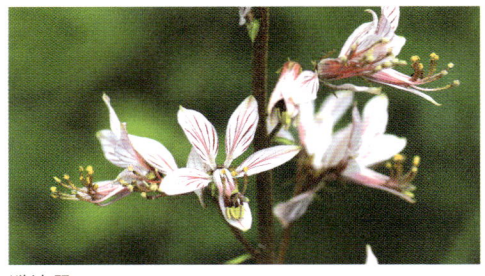

백선 꽃

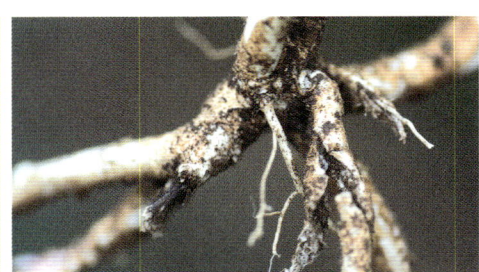

백선 뿌리

백선 발효 식초 · 효소 만드는 순서

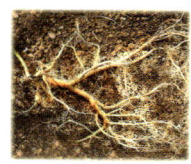

1. 재료 준비
적기에 뿌리를 채취하고 싱싱한 상태일 때 효소로 담근다. 뿌리껍질로 효소를 담그는 것이 좋지만 수량이 부족하면 뿌리속까지 효소로 담근다.

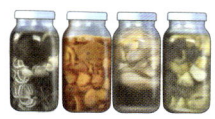

2. 세척 및 준비
재료를 흐르는 물에 세척한 뒤 듬성듬성 썰어서 동량의 설탕, 동량의 수분과 버무리되 설탕의 30%는 유리 단지에 재료를 넣고 그 위에 부어서 공기가 통하지 않도록 하고 뚜껑을 밀봉한다.

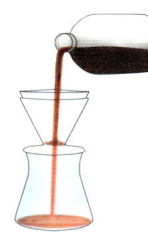

3. 숙성 과정
3개월 뒤 효소액이 나오면 건더기를 걸러낸 뒤 효소액을 밀봉하고 12개월 간 숙성시킨다. 몇 개월 간격으로 곰팡이가 보이면 제때 제거한다.

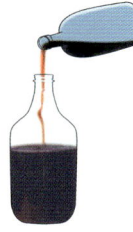

4. 혼합 비율 및 관리 방법
숙성된 효소액을 효소액 1, 발효주 막걸리 0.3, 생수 2 비율로 섞은 뒤 유리병에 넣어 천을 덮고 숨구멍이 있도록 완전 밀봉하지 않는다. 3~12개월 간 발효 및 숙성시키면 식초가 서서히 떠오른다.

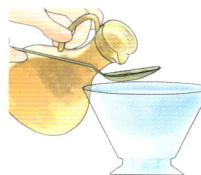

5. 음복 방법
걸러낸 식초를 병에 넣어서 냉장 보관하고, 필요할 때마다 생수를 7~20배 섞어서 음용한다.

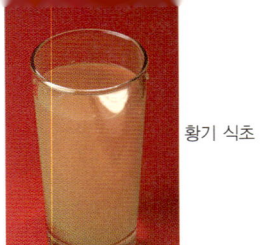
황기 식초

허약 체질, 당뇨에 좋은
황기 뿌리로 담그는 황기 식초

콩과 여러해살이풀　*Astragalus membranaceus*　꽃 : 7~8월　높이 : 1~1.5m

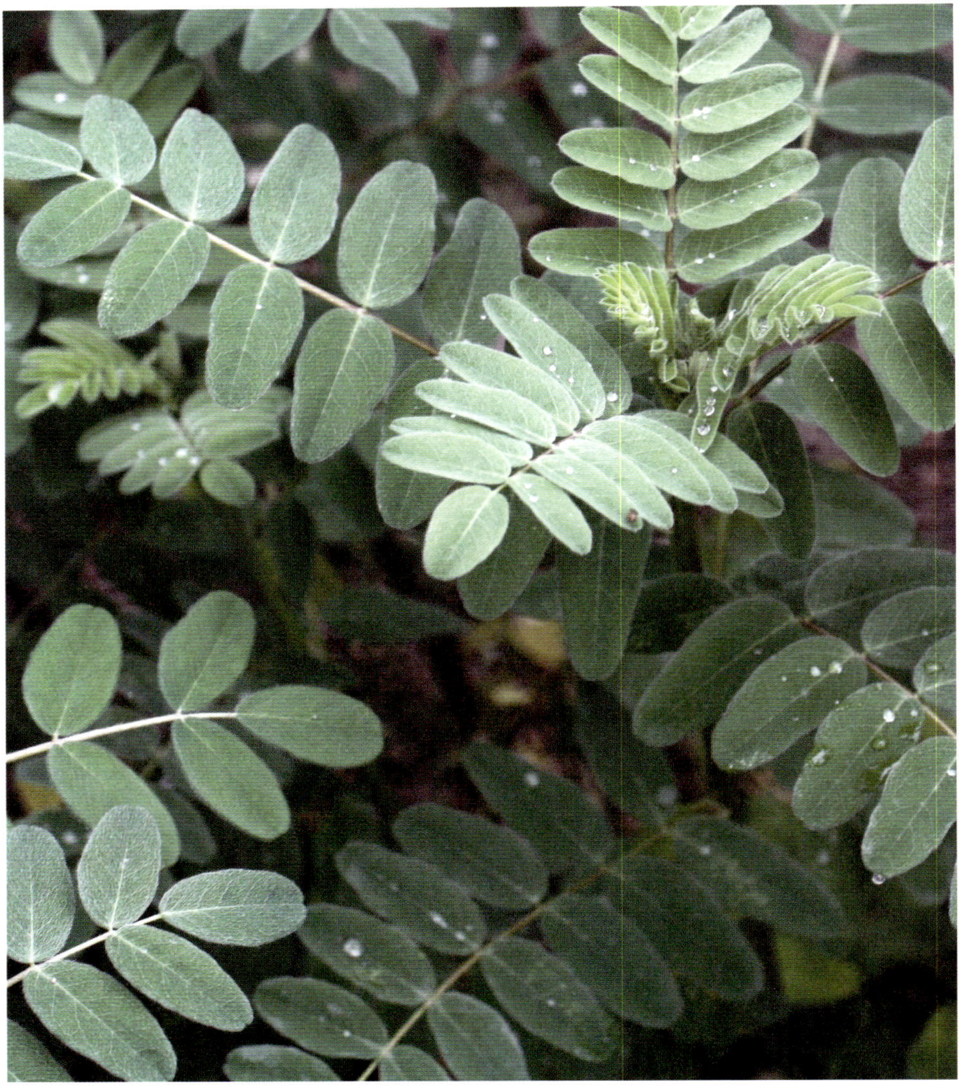

잎

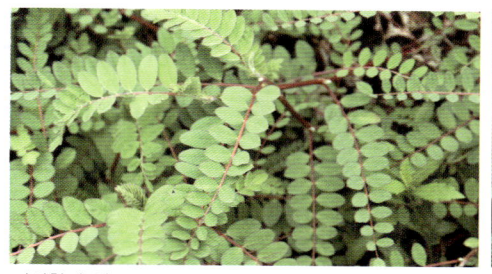
정선황기 잎

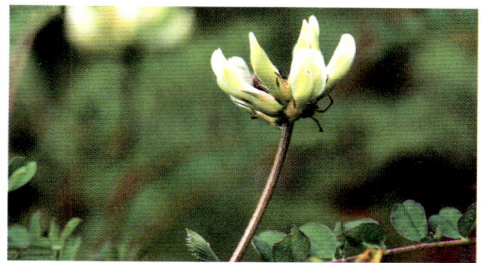
정선황기 꽃

1. 유래

깊은 산에서 자생하지만 뿌리를 수확할 목적으로 밭에서 많이 재배한다. 뿌리를 황기라고 하며 약용하거나 뿌리의 분말, 추출액을 찐빵 반죽에 넣어 반죽하는데 이를 황기 찐빵이라고 부른다.

2. 형태

원줄기의 높이는 1~1.5m 내외이고 잡목처럼 강건하게 자란다. 어긋난 잎은 6~11쌍의 작은 잎으로 구성되어 있고 작은 아까시 잎처럼 생겼다. 원줄기에 털이 있다. 꽃은 7~8월에 개화하고 꽃의 색상은 황백색이다. 열매는 11월에 성숙하고 꼬투리 안에는 5~7개의 종자가 들어 있다.

3. 효능

뿌리를 세척한 뒤 겉껍질을 벗기고 햇볕에서 말려 약으로 사용한다. 허약 체질을 개선하고 혈액 순환, 이뇨, 당뇨, 해열, 고혈압, 자궁 출혈에 효능이 있다.

4. 이용

잘 건조시킨 뿌리를 삼계탕에 넣어 먹거나 술을 담가 먹는다. 뿌리의 분말 혹은 황기액은 각종 밀가루 반죽에 넣어 섭취한다. 효소나 식초로 담글 경우에는 가급적 싱싱한 뿌리를 사용하되 구할 수 없을 경우 약재상을 통해 구입한 건조시킨 뿌리를 사용한다.

황기 발효 식초·효소 만드는 순서

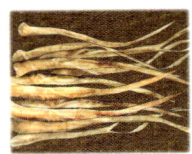

1. 재료 준비
뿌리 또는 잎이 붙어 있는 전초를 준비하되 싱싱한 것을 준비한다. 잎이 붙어 있는 줄기도 약효가 있지만 가급적 뿌리를 사용한다.

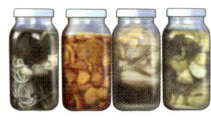

2. 세척 및 준비
재료를 흐르는 물에 세척한 뒤 물기를 털어낸다. 물기가 조금 있는 상태에서 듬성듬성 썰어서 동량의 설탕, 동량의 수분과 버무린 뒤 유리 단지나 항아리에 넣어 설탕으로 위를 덮고 뚜껑으로 밀봉한다.

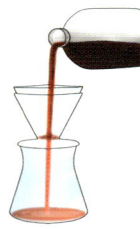

3. 숙성 과정
3개월 뒤 효소액이 나오면 건더기를 걸러낸 뒤 효소액을 밀봉하고 12개월 간 숙성시킨다. 몇 개월 간격으로 곰팡이가 보이면 제때 제거한다.

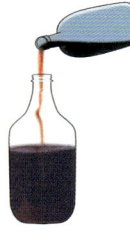

4. 혼합 비율 및 관리 방법
숙성된 효소액을 효소액 1, 발효주 막걸리 0.3, 생수 2 비율로 섞은 뒤 유리병에 넣어 천을 덮고 숨구멍이 있도록 완전 밀봉하지 않는다. 3~12개월 간 발효 및 숙성시키면 식초가 서서히 떠오른다.

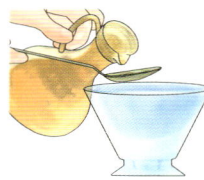

5. 음복 방법
걸러낸 식초를 병에 넣어서 냉장 보관하고, 필요할 때마다 생수를 7~10배 섞어서 음용한다.

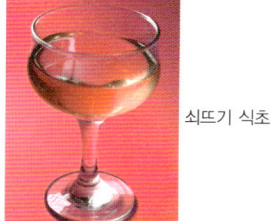
쇠뜨기 식초

기침, 가래, 천식에 좋은
쇠뜨기 꽃으로 담그는 쇠뜨기 식초

속새과 여러해살이풀　*Equisetum arvense*　꽃 : 4월　높이 : 30cm

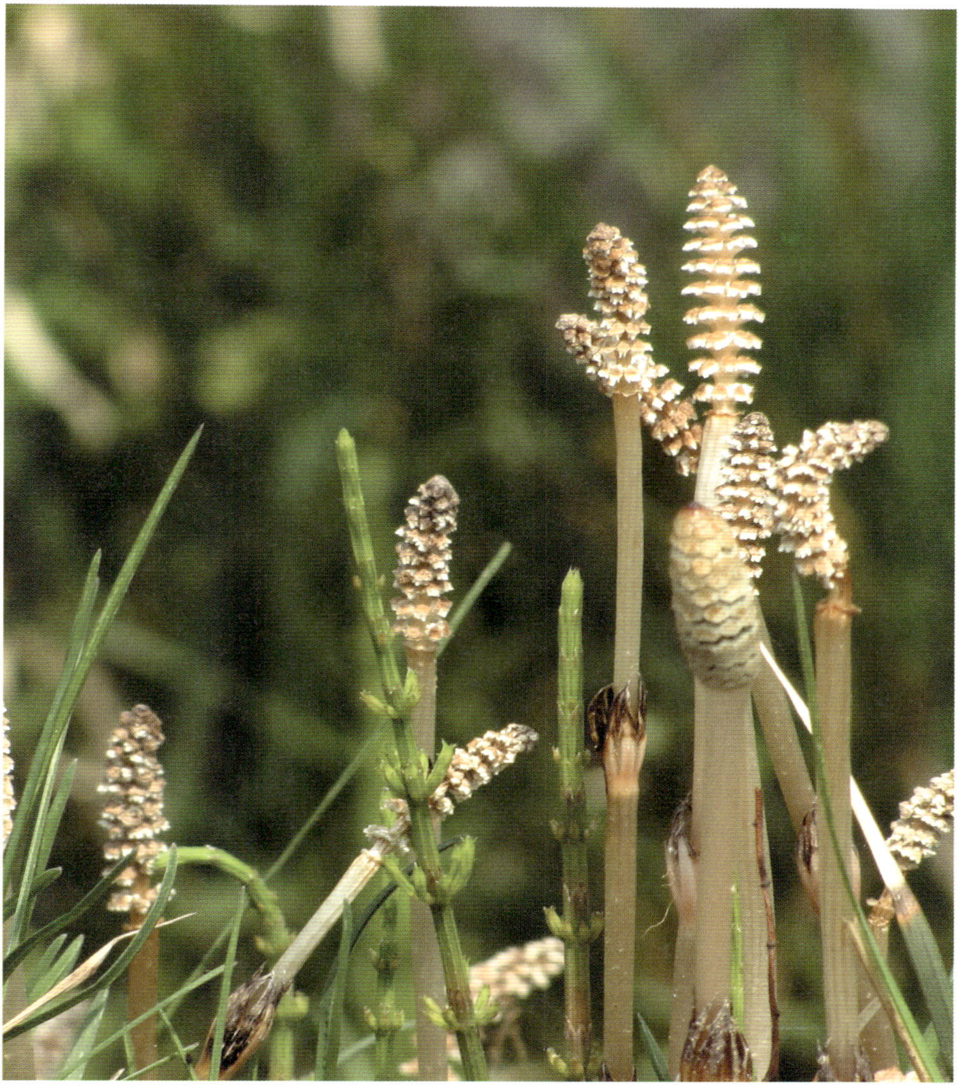

쇠뜨기의 생식줄기(꽃)

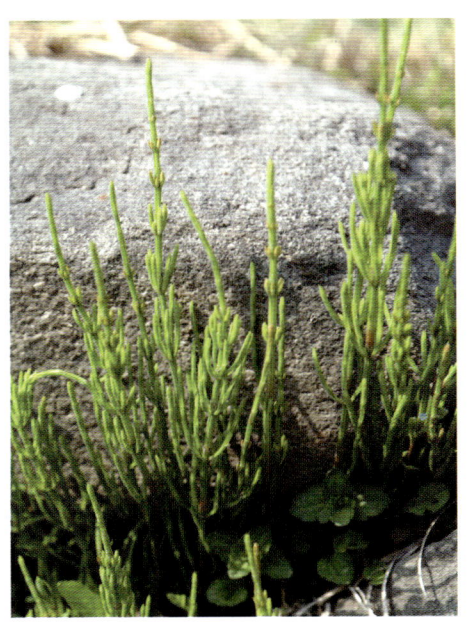

쇠뜨기의 영양줄기

1. 유래

농촌의 논둑, 밭둑, 강둑, 도랑가, 묘지 등의 양지바른 풀밭에서 흔히 자생한다. 소가 즐겨 먹는 풀이라고 하여 쇠뜨기라고 하고 한자로는 필두엽(筆頭葉)이라고도 부른다.

2. 형태

이른 봄에 새끼손가락만한 뱀머리 모양의 줄기가 풀밭에서 올라오는데 이를 쇠뜨기의 생식 줄기, 즉 쇠뜨기의 꽃이라고 부른다. 민간에서는 '뱀밥'이라고 부른다.

생식 줄기가 쓰러지면 녹색의 영양 줄기(잎)가 올라오고 침 모양의 잎이 돌려난다. 뿌리는 땅속에서 옆으로 길게 뻗는다.

3. 효능

이른 봄에 채취한 쇠뜨기의 생식 줄기를 그늘에서 잘 말린 뒤 약용한다. 신장염, 결핵, 천식에 효능이 있다. 민간에서는 8월에 채취한 녹색 줄기를 잘 건조시킨 뒤 기침, 가래, 이뇨, 신경통 약으로 달여 먹는다.

4. 이용

이른 봄에 수확한 생식 줄기를 잘 건조시켜서 약용하거나 차로 우려 마신다. 녹색 줄기는 8월에 수확한 뒤 잘 건조시켜서 약용하거나 농약으로 사용한다. 녹색 줄기를 물에 10여일 간 우려내면 시커먼 액비가 되는데 이 액비를 민간에서는 천연 농약으로 사용한다.

쇠뜨기 발효 식초·효소 만드는 순서

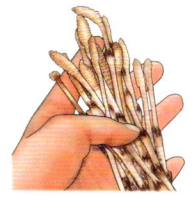

1. 재료 준비

이른 봄 풀밭에서 쇠뜨기 생식 줄기가 올라오면 뿌리를 포함한 전초를 채취하여 준비한다. 또는 8월에 뿌리를 포함한 녹색 줄기를 채취한다.

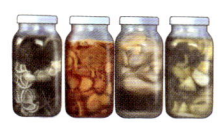

2. 세척 및 준비

재료를 흐르는 물에 세척한 뒤 물기를 털어낸다. 물기가 조금 있는 상태에서 듬성듬성 썰어서 동량의 설탕과 버무린 뒤 유리 단지나 항아리에 밀봉한다. 버무릴 때 재료의 절반에 해당하는 수분을 첨가하는 것이 좋다.

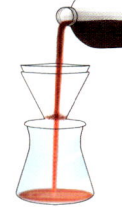

3. 숙성 과정

2~3개월 뒤 효소액이 나오면 건더기를 걸러낸 뒤 효소액을 밀봉하고 12개월 간 숙성시킨다. 몇 개월 간격으로 곰팡이가 보이면 제때 제거한다.

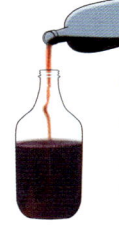

4. 혼합 비율 및 관리 방법

숙성된 효소액을 효소액 1, 발효주 막걸리 0.3, 생수 2 비율로 섞은 뒤 유리병에 넣어 천을 덮고 숨구멍이 있도록 완전 밀봉하지 않는다. 3~12개월 간 발효 및 숙성시키면 식초가 서서히 떠오른다.

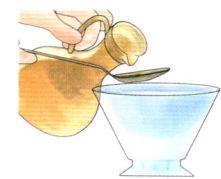

5. 음복 방법

걸러낸 식초를 병에 넣어서 냉장 보관하고, 필요할 때마다 생수를 7~10배 섞어서 음용한다.

항암, 종기에 좋은
뱀딸기 전초로 담그는 뱀딸기 식초

장미과 여러해살이풀   *Duchesnea chrysantha*   꽃 : 4~5월   높이 : 30cm

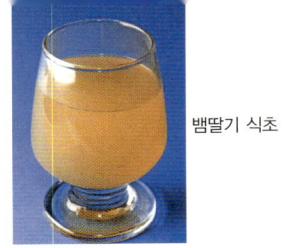
뱀딸기 식초

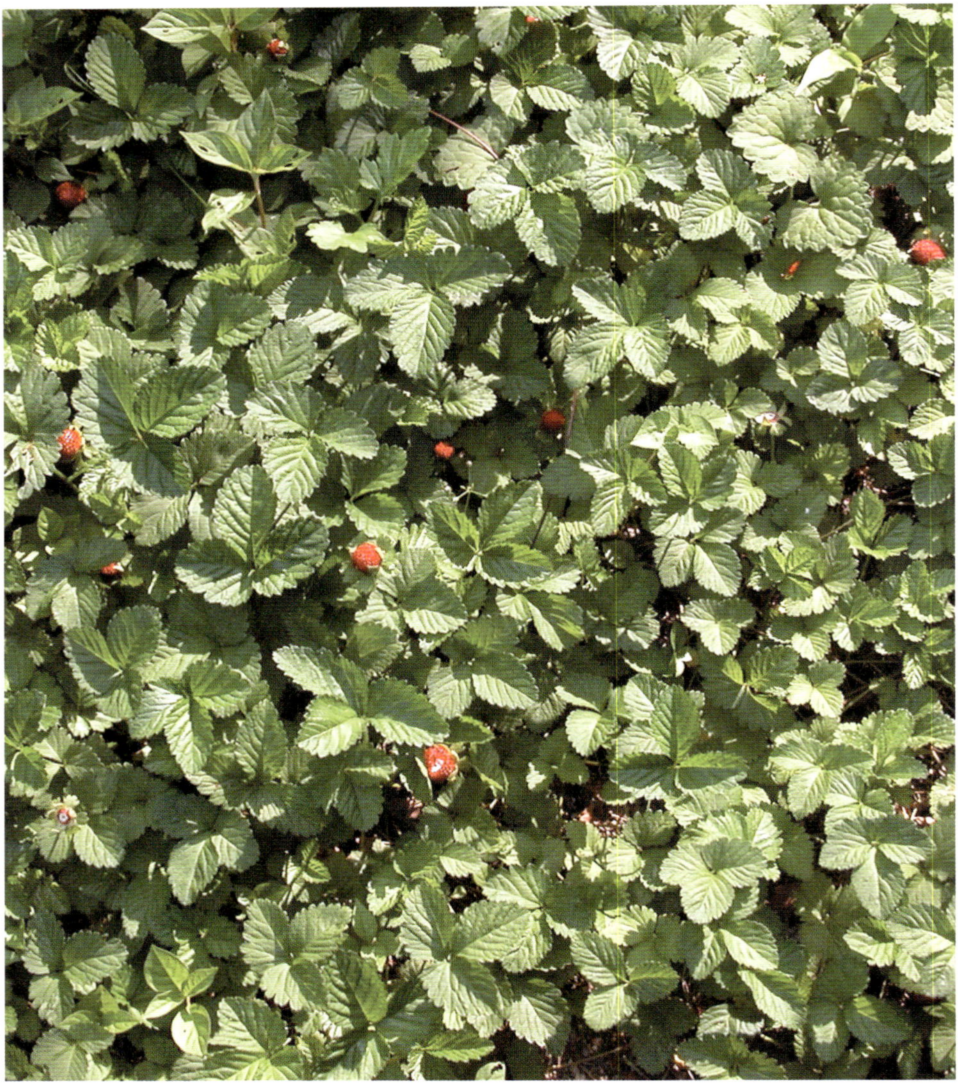

뱀딸기 군락

1. 유래

농촌의 논둑, 밭둑, 도랑가나 야산의 양지바른 풀밭에서 흔히 자생한다. 뱀이 먹을 만한 딸기 열매가 열린다고 해서 뱀딸기이다.

2. 형태

줄기는 30cm 내외이고 땅을 기면서 마디에서 뿌리를 내린다. 줄기에는 잔털이 있다. 잎은 3출엽의 작은 잎 3장으로 되어 있고 뒷면에 잔털이 있다. 꽃은 4~5월에 잎겨드랑이에서 긴 꽃대가 올라온 뒤 노란색 꽃이 1개씩 달린다. 열매는 작은 딸기 모양이고 사람이 섭취할 수 있다.

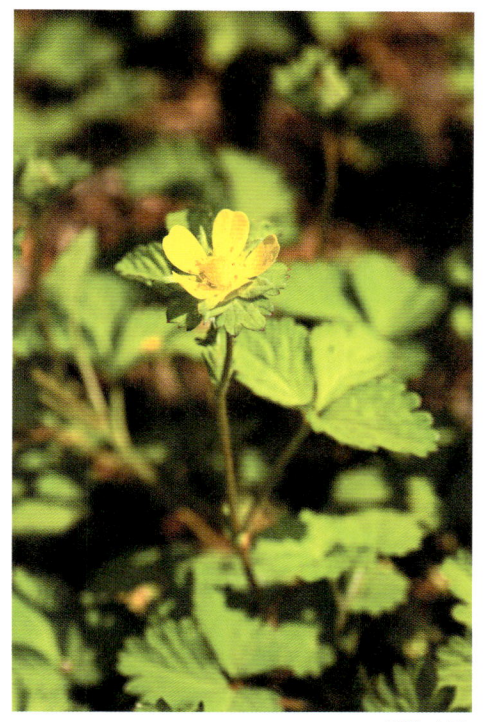

뱀딸기 꽃

3. 효능

민간에서는 뿌리를 포함한 전초를 약용한다. 각종 염증에 효능이 있는데 특히 종기, 인후염, 구내염에 좋다. 또한 코피, 자궁 출혈, 지혈에 효능이 있다. 벌레에 물린 상처에는 응급 조치의 하나로 뱀딸기 잎을 짓이겨 바른다. 최근 항암에 유효한 성분이 있는 것으로 밝혀졌다.

4. 이용

가을에 지상부를 채취하거나 뿌리를 포함한 전초를 채취한 뒤 햇볕에 말린 후 약용하거나 싱싱한 것을 효소나 식초로 담근다. 이른 봄에 수확한 어린 잎은 나물로 볶아 먹는다.

뱀딸기 발효 식초 · 효소 만드는 순서

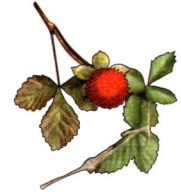

1. 재료 준비
가을에 전초나 지상부를 준비하되 싱싱한 것을 준비한다.

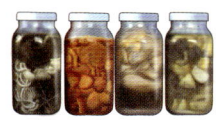

2. 세척 및 준비
재료를 흐르는 물에 세척한 뒤 물기를 털어낸다. 물기가 조금 있는 상태에서 듬성듬성 썰어서 동량의 설탕과 버무린 뒤 유리 단지나 항아리에 밀봉한다. 버무릴 때 재료의 절반에 해당하는 수분을 첨가하는 것이 좋다.

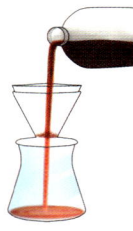

3. 숙성 과정
2~3개월 뒤 효소액이 나오면 건더기를 걸러낸 뒤 효소액을 밀봉하고 12개월 간 숙성시킨다. 몇 개월 간격으로 곰팡이가 보이면 제때 제거한다.

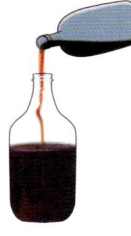

4. 혼합 비율 및 관리 방법
숙성된 효소액을 효소액 1, 발효주 막걸리 0.3, 생수 2 비율로 섞은 뒤 유리병에 넣어 천을 덮고 숨구멍이 있도록 완전 밀봉하지 않는다. 3~12개월 간 발효 및 숙성시키면 식초가 서서히 떠오른다.

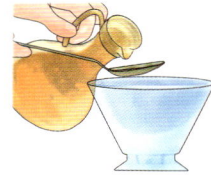

5. 음복 방법
걸러낸 식초를 병에 넣어서 냉장 보관하고, 필요할 때마다 생수를 7~10배 섞어서 음용한다.

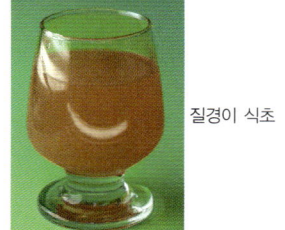

질경이 식초

지혈과 시력에 좋은

질경이 전초로 담그는 질경이 식초

질경이과 여러해살이풀　*Plantago aristata*　꽃 : 5~8월　높이 : 10~20cm

질경이

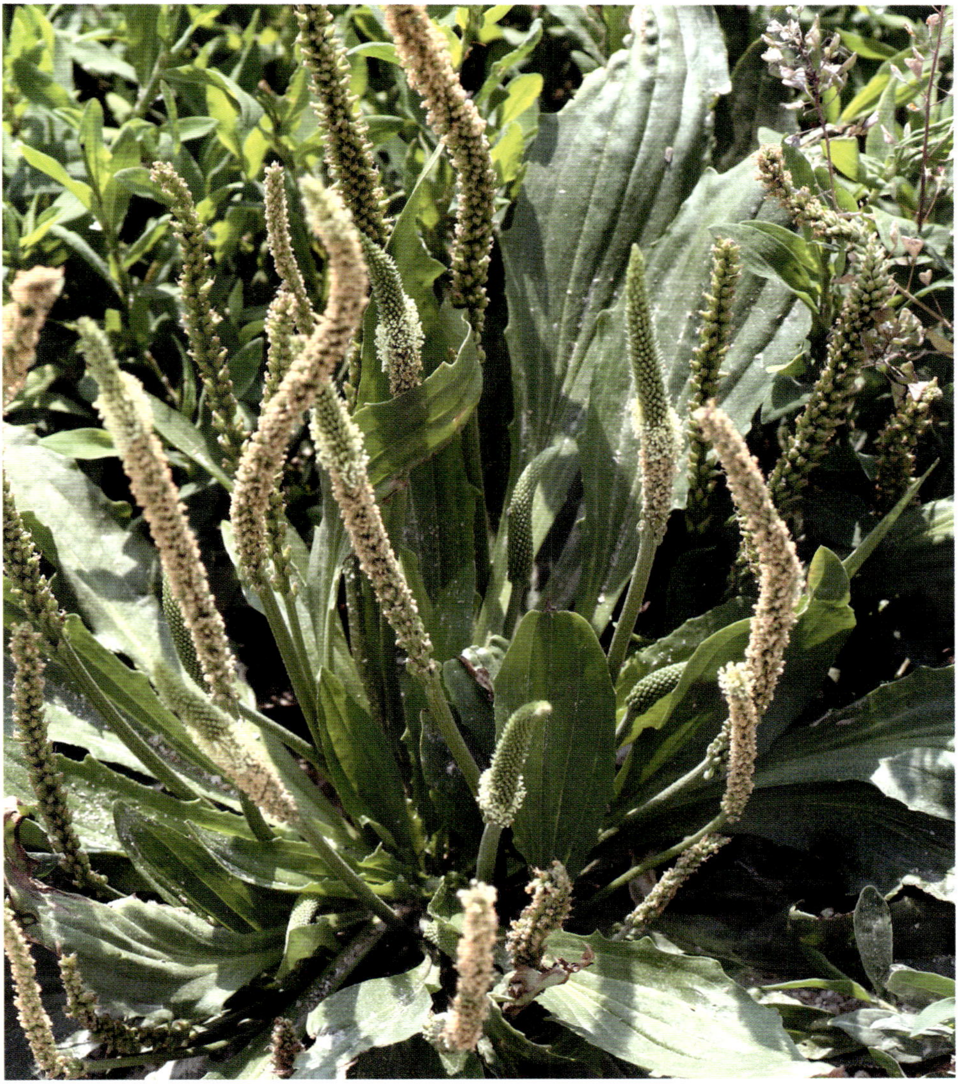

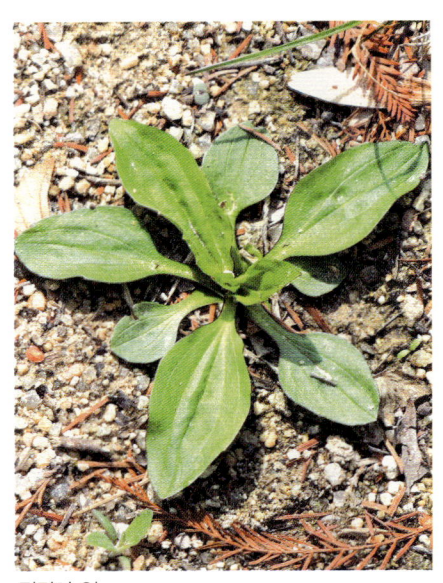
질경이 잎

1. 유래

 농촌의 논둑, 밭둑, 빈터나 산의 등산로, 아파트의 풀밭, 보도 블록 주변에서 흔히 자란다. 마차가 지나간 길에서 흔히 보인다고 하여 차전초(車前草)라고 부른다.

2. 형태

 꽃대는 10~20cm 내외이고 땅에 붙어서 자란다. 잎은 타원~주걱 모양이며 길이 4~15cm이고 표면에 맥이 뚜렷하고 가장자리가 물결 모양이다. 꽃은 5~8월에 피는데 이삭모양화서에서 자잘한 꽃들이 달려 꽃처럼 보이지 않는다. 뿌리가 짧기 때문에 뽑으면 쑥 뽑힌다. 열매는 방추형이고 안에 6~8개의 종자가 들어 있다.

3. 효능

 예로부터 약용 및 염료 식물로 사용한 유명한 식물이다. 종자는 섬유질 성분이고 물에 불어나는 성격이 있어 변비 치료제로 유명하다.
 뿌리를 포함한 전초는 가래, 이뇨, 임탁, 대하에 효능이 있고 눈을 밝게 한다. 또한 황달, 수종, 혈뇨, 비출혈, 편도선염, 결막염 등에 효능이 있다. 종자의 효능도 이와 비슷한데 특히 변비에 효능이 있다.

4. 이용

 전초는 여름에 채취하되 햇볕에 잘 말린 뒤 약용한다. 종자는 가을에 완전히 성숙할 때 수확한다. 어린 잎은 사람이 섭취할 수 있다. 더러 나물이나 변비 약을 만들기 위해 재배하는 경우도 있다.

질경이 발효 식초·효소 만드는 순서

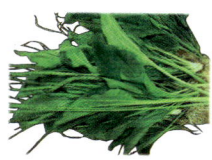

1. 재료 준비
여름에 채취하되 싱싱한 것을 수확해 준비한다.

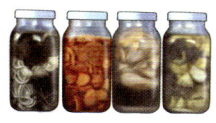

2. 세척 및 준비
재료를 흐르는 물에 세척한다. 듬성듬성 썰어서 동량의 설탕과 재료의 절반에 해당하는 수분을 추가해 버무린다. 유리 단지나 항아리에 밀봉한다.

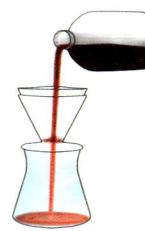

3. 숙성 과정
2~3개월 뒤 효소액이 나오면 건더기를 걸러낸 뒤 효소액을 밀봉하고 12개월 간 숙성시킨다. 몇 개월 간격으로 곰팡이가 보이면 제때 제거한다.

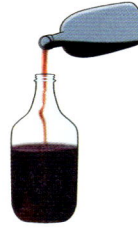

4. 혼합 비율 및 관리 방법
숙성된 효소액을 효소액 1, 발효주 막걸리 0.3, 생수 2 비율로 섞은 뒤 유리병에 넣어 천을 덮고 숨구멍이 있도록 완전 밀봉하지 않는다. 3~12개월 간 발효 및 숙성시키면 식초가 서서히 떠오른다.

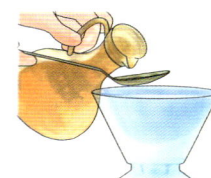

5. 음복 방법
걸러낸 식초를 병에 넣어서 냉장 보관하고, 필요할 때마다 생수를 7~20배 섞어서 음용한다.

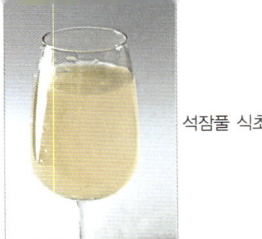
석잠풀 식초

땀을 나게 하고 종기를 치료하는
석잠풀 전초로 담그는 석잠풀 식초

꿀풀과 여러해살이풀　　Stachys japonica　　꽃 : 6~9월　　높이 : 50cm

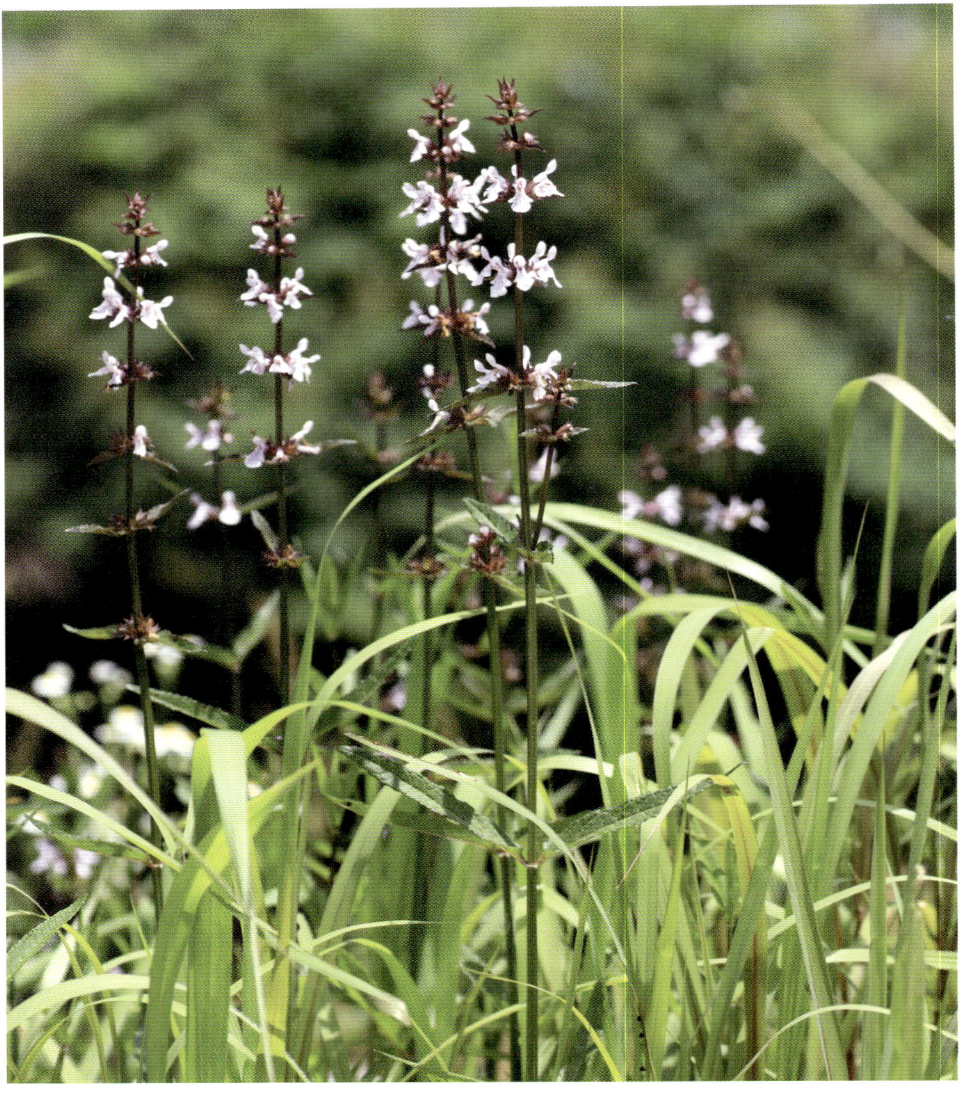

석잠풀

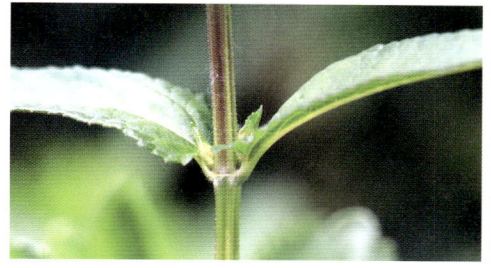
석잠풀 잎

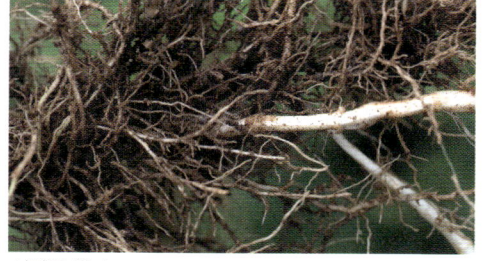
석잠풀 뿌리

1. 유래

농촌의 논둑, 도랑, 빈터에서 흔히 보이고 산의 축축한 풀밭, 등산로 주변에서도 더러 자생한다. 흔히 초석잠 등의 약재라고 오인하는데 이 식물의 정확한 생약명은 광엽수소(廣葉水蘇)이고 초석잠과는 다른 식물이다.

2. 형태

원줄기는 50~60cm로 곧게 자라는 성질이 있다. 줄기는 네모지고 마디에 털이 있다. 잎은 마주나며 피침형이고 약간 각이 지는 마른모형이다. 잎의 가장자리에 톱니가 있다. 꽃은 6~9월에 개화하고 입술 모양이며 색상은 연분홍색이다. 꽃은 줄기의 마디에서 돌려난다. 수술은 4개이고 2개는 길다.

3. 효능

인후종통, 청열, 담, 소종, 항균, 이질, 백일해에 효능이 있고 대상포진에는 잎을 짓이겨 바른다.

4. 이용

이른 봄에 어린 잎을 채취해 나물로 무쳐 먹는다. 봄~초겨울 사이에 채취한 지상부는 햇볕에 건조한 뒤 약용한다. 잘 건조시킨 꽃은 차로 우려 마신다. 벌을 모으는 밀월 식물이다.

석잠풀 발효 식초·효소 만드는 순서

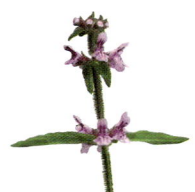

1. 재료 준비
봄~초가을에 전초를 수확하되 싱싱한 상태에서 효소를 담근다.

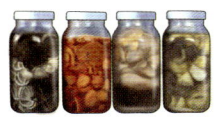

2. 세척 및 준비
재료를 흐르는 물에 세척한다. 물기가 조금 있는 상태에서 듬성듬성 썰어서 동량의 설탕과 버무린 뒤 유리 단지나 항아리에 밀봉하되 버무릴 때 약간 수분을 첨가하는 것이 좋다.

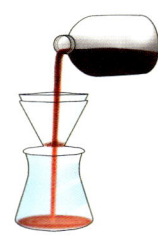

3. 숙성 과정
2~3개월 뒤 효소액이 나오면 건더기를 걸러낸 뒤 효소액을 밀봉하고 12개월 간 숙성시킨다. 몇 개월 간격으로 곰팡이가 보이면 제때 제거한다.

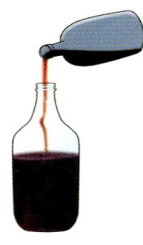

4. 혼합 비율 및 관리 방법
숙성된 효소액을 효소액 1, 발효주 막걸리 0.3, 생수 2 비율로 섞은 뒤 유리병에 넣어 천을 덮고 숨구멍이 있도록 완전 밀봉하지 않는다. 3~12개월 간 발효 및 숙성시키면 식초가 서서히 떠오른다.

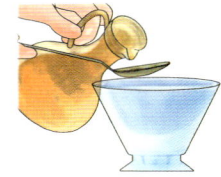

5. 음복 방법
걸러낸 식초를 병에 넣어서 냉장 보관하고, 필요할 때마다 생수를 7~20배 섞어서 음용하되 임산부는 음용을 피한다.

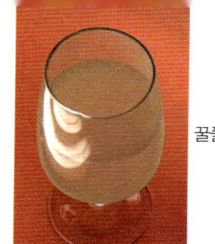

꿀풀 식초

열을 내리게 하고 눈을 밝게 하는

꿀풀 전초로 담그는 꿀풀 식초

국화과 여러해살이풀 Taraxacum platycarpum 꽃 : 5~8월 높이 : 20~30cm

꿀풀 꽃

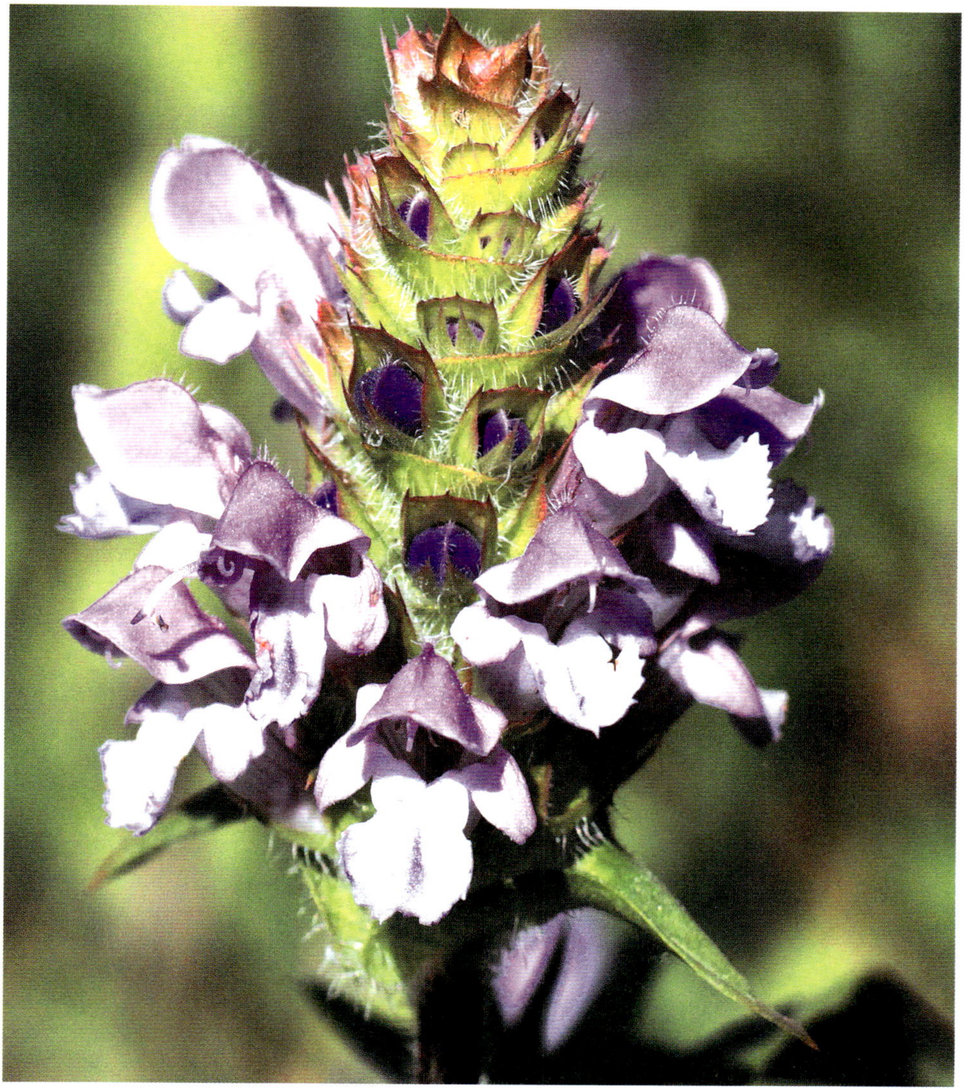

1. 유래

농촌의 논둑, 밭둑, 풀밭, 묘지에서 흔히 보이고 산의 등산로 주변이나 풀밭에서도 볼 수 있다. 주로 양지바른 묘지 부근에서 많이 출현한다. 한방에서는 '하고초'라 부르며 약용한다.

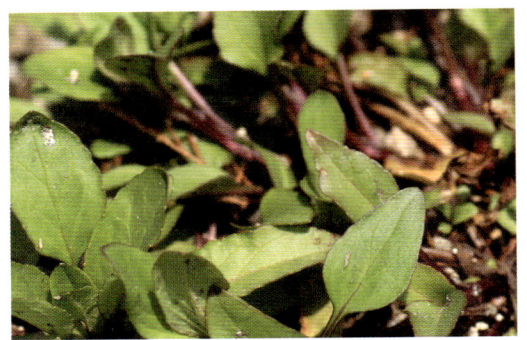
꿀풀 잎

2. 형태

원줄기는 네모지고 양지쪽 풀밭에서 높이 20~30cm 자란다. 잎은 마주나고 타원~주걱 모양이다. 꽃은 5~8월에 수상화서로 자잘한 꽃이 원통 모양으로 모여서 달린다. 꽃의 색상은 자주색, 붉은색, 흰색이 있고 수술은 4개이다. 열매는 7~8월에 황갈색으로 성숙한다.

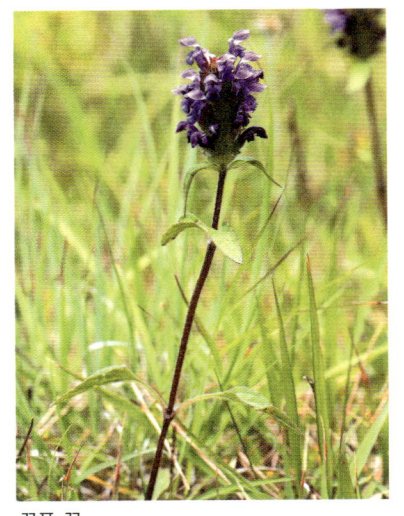
꿀풀 꽃

3. 효능

꽃이 지고 열매가 맺으면서 꽃이 있는 부분이 노랗게 시드는데 이때 채취한다. 전초를 채취한 뒤 그늘에서 말린다. 임질, 결핵, 이뇨, 간염, 인후염, 유선염, 대하, 혈붕, 항균, 머리가 어지러운 증세에 효능이 있고 최근에는 암과 당뇨에 유효한 성분이 발견되었다.

4. 이용

어린 잎은 나물로 무쳐 먹고 꽃은 잘 건조시킨 뒤 차로 우려 마신다. 임산부는 남용을 피한다. 염료 식물로 사용할 수도 있다.

꿀풀 발효 식초·효소 만드는 순서

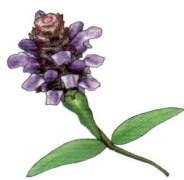

1. 재료 준비
꽃이 진 후 열매가 익어갈 무렵 전초를 수확하되 싱싱한 것을 준비한다.

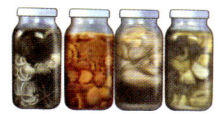

2. 세척 및 준비
재료를 흐르는 물에 세척한다. 물기가 조금 있는 상태에서 듬성듬성 썰어서 동량의 설탕과 재료의 절반에 해당하는 수분을 추가해 버무린 뒤 유리 단지나 항아리에 밀봉한다.

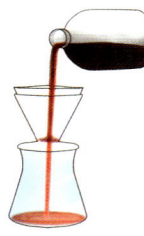

3. 숙성 과정
2~3개월 뒤 효소액이 나오면 건더기를 걸러낸 뒤 효소액을 밀봉하고 12개월 간 숙성시킨다. 몇 개월 간격으로 곰팡이가 보이면 제때 제거한다.

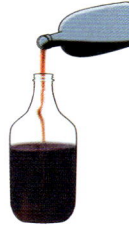

4. 혼합 비율 및 관리 방법
숙성된 효소액을 효소액 1, 발효주 막걸리 0.3, 생수 2 비율로 섞은 뒤 유리병에 넣어 천을 덮고 숨구멍이 있도록 완전 밀봉하지 않는다. 3~12개월 간 발효 및 숙성시키면 식초가 서서히 떠오른다.

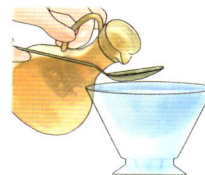

5. 음복 방법
걸러낸 식초를 병에 넣어서 냉장 보관하고, 필요할 때마다 생수를 7~20배 섞어서 음용하되 임산부는 과용을 피한다.

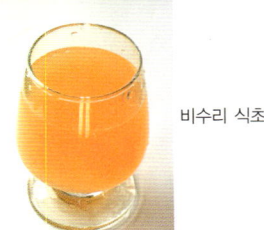
비수리 식초

정력과 시력에 좋은
비수리 지상부로 담그는 비수리 식초

콩과 여러해살이풀/아관목　*Lespedeza cuneata*　꽃 : 8~9월　높이 : 1m

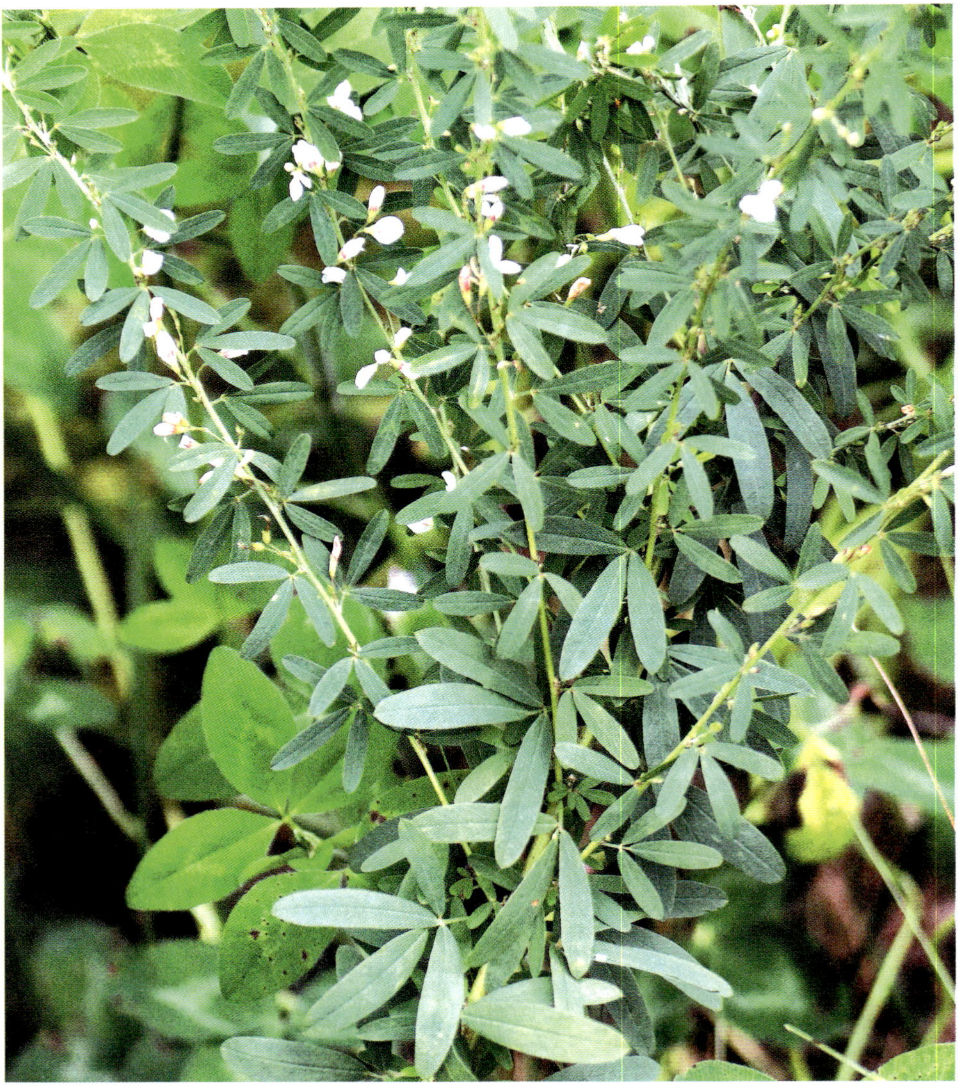

비수리

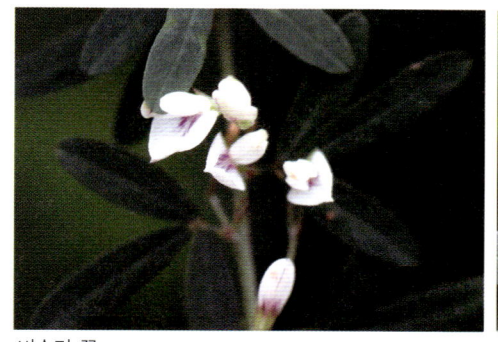 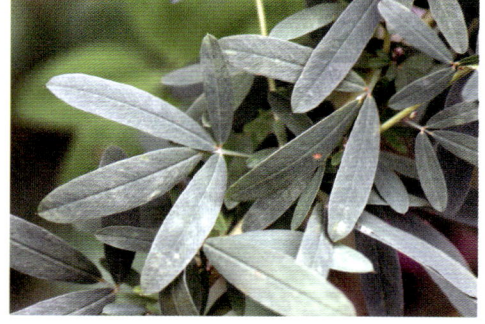

비수리 꽃 비수리 잎

1. 유래

농촌의 논둑, 밭둑, 풀밭, 묘지에서 더러 보이고 강변이나 해안가의 풀밭에서도 종종 보인다. 정력에 좋은 약초로 알려지면서 남획이 심하다. 한방에서는 '야관문(夜關門)'이라고 부른다.

2. 형태

원줄기는 높이 1m 정도 자라고 잔가지가 많이 갈라진다. 잔가지에는 능선이 있다. 잎은 어긋나고 소엽이 3출엽으로 달린다. 소엽의 모양은 거꿀피침모양이고 뒷면에 잔털이 있고 가장자리는 밋밋하다. 꽃은 8~9월에 피지만 요즘은 6~7월에도 꽃을 볼 수 있다. 꽃의 색상은 흰색이고 다른 색 꽃이 피는 품종은 비수리의 유사종으로 본다. 꽃은 잎겨드랑이에서 모여 달린다.

3. 효능

뿌리를 포함한 전초를 약용한다. 간과 신에 좋고 보익, 소종, 유정, 유뇨, 백탁, 위통, 하리, 타박상, 시력, 결막염, 유선염에 효능이 있다.

4. 이용

8~9월에 꽃이 개화했을 때 채취한 후 햇볕에 말리거나 싱싱한 상태일 때 약으로 달여서 복용한다. 정력에 좋다는 소문이 있기 전에는 가축의 사료로 사용되었다.

비수리 발효 식초 · 효소 만드는 순서

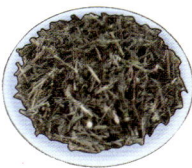

1. 재료 준비
8~9월에 꽃이 개화할 때 채취하되 뿌리를 포함한 전초를 채취하여 약용한다. 뿌리가 없는 지상부도 비슷한 약성을 보인다.

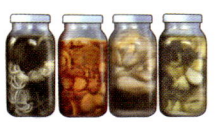

2. 세척 및 준비
싱싱한 재료를 흐르는 물에 세척한다. 듬성듬성 썰어서 동량의 설탕과 재료의 절반 정도의 수분을 추가해 버무린 뒤 유리 단지나 항아리에 밀봉한다.

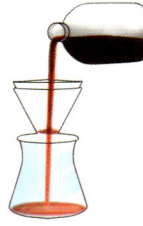

3. 숙성 과정
2~3개월 뒤 효소액이 나오면 건더기를 걸러낸 뒤 효소액을 밀봉하고 12개월 간 숙성시킨다. 몇 개월 간격으로 곰팡이가 보이면 제때 제거한다.

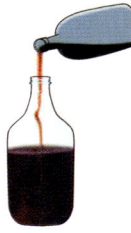

4. 혼합 비율 및 관리 방법
숙성된 효소액을 효소액 1, 발효주 막걸리 0.3, 생수 2 비율로 섞은 뒤 유리병에 넣어 천을 덮고 숨구멍이 있도록 완전 밀봉하지 않는다. 3~12개월 간 발효 및 숙성시키면 식초가 서서히 떠오른다.

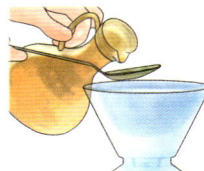

5. 음복 방법
걸러낸 식초를 병에 넣어서 냉장 보관하고, 필요할 때마다 생수를 7~10배 섞어서 음용한다.

항암, 지혈에 좋은
짚신나물 지상부로 담그는 **짚신나물 식초**

장미과 여러해살이풀 *Agrimonia Pilosa* 꽃 : 6~8월   높이 : 50~100cm

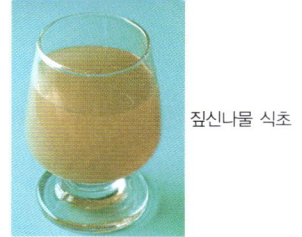
짚신나물 식초

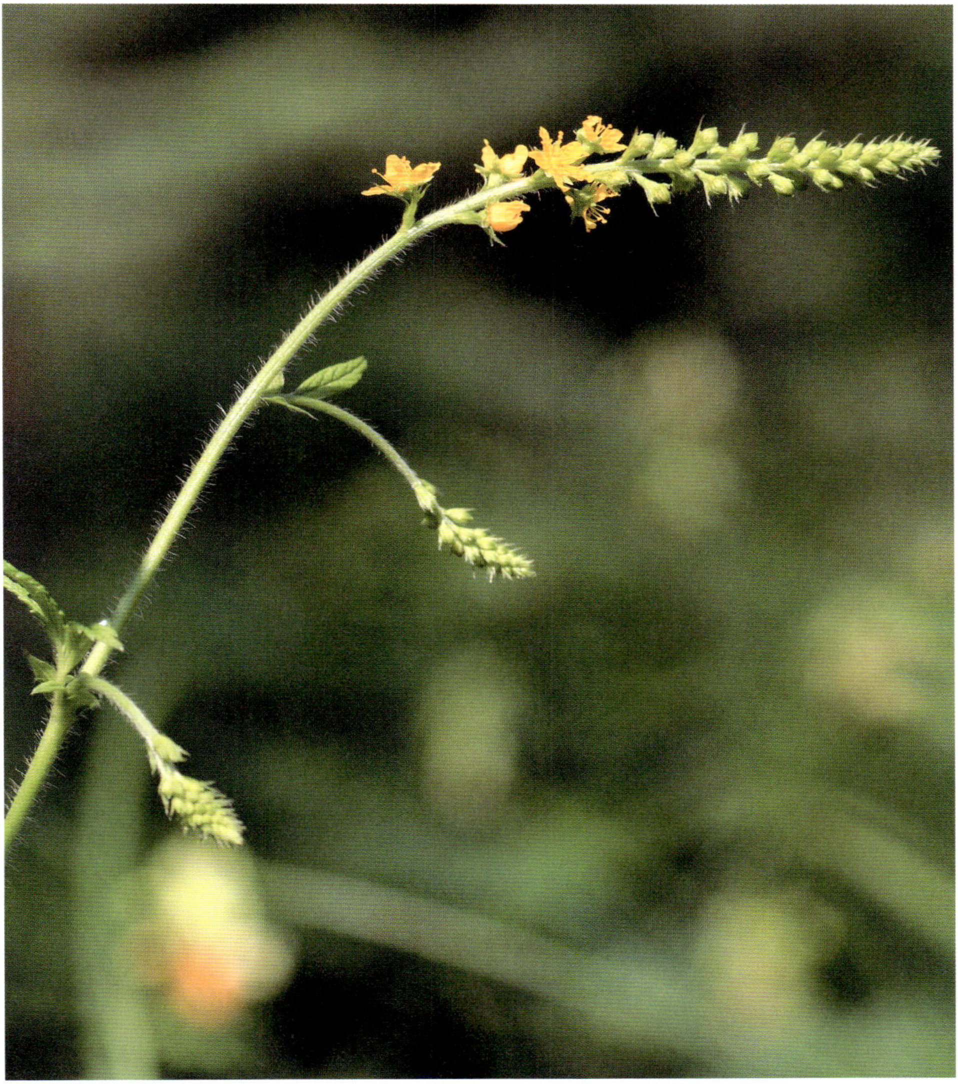

짚신나물

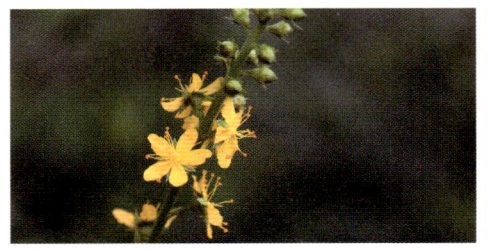
짚신나물 꽃

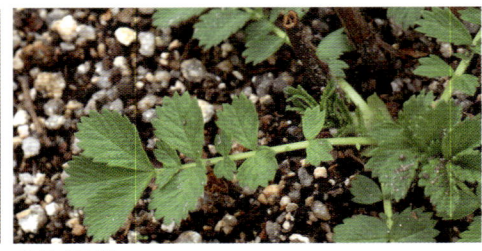
짚신나물 잎

1. 유래

산야의 풀밭, 등산로 주변의 풀밭, 조금 축축한 풀밭에서 흔히 자란다. 열매에 갈고리 모양의 가시가 있어 짚신 따위에 붙어 씨앗이 퍼진다고 하여 짚신나물이란 이름이 붙었다.

2. 형태

원줄기는 높이 1m 내외로 자란다. 잎은 어긋나며 기수우상복생으로서 5~7개의 작은 잎으로 되어 있다. 잎에는 잔털이 있다. 꽃은 6~8월에 이삭화서로 자잘한 노란색 꽃이 원줄기나 가지 끝에 달린다. 꽃잎은 5개이다.

3. 효능

생약명은 '용아초(龍芽草)' 또는 '선학초(仙鶴草)'라고 부르며 약용한다. 지혈 효능이 탁월한 식물로 알려져 있다. 각혈 같은 출혈 증세에 피를 멈추게 하는 지혈 효능, 감기, 이질, 설사, 결핵, 항균에 효능이 있다. 최근에는 각종 암에 유효한 성분이 있는 것으로 밝혀졌다.

4. 이용

꽃이 피어 있을 때 채취한 뒤 약용하거나 효소로 담근다. 어린 잎은 나물로 무쳐 먹거나 볶아 먹는다. 부드러운 잎은 즙을 내어 먹기도 한다. 전초를 염료 식물로 사용하는 식물이다.

짚신나물 발효 식초, 발효 효소 만드는 순서

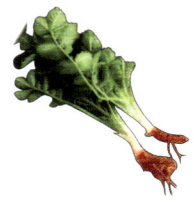

1. 재료 준비
꽃이 개화했을 때 지상부 혹은 뿌리를 포함한 전초를 채취하되 가급적 싱싱한 것을 사용한다.

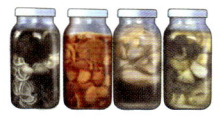

2. 세척 및 준비
재료를 흐르는 물에 세척한다. 듬성듬성 썰어서 동량의 설탕과 재료의 절반에 해당하는 수분을 넣고 버무린 뒤 유리 단지나 항아리에 밀봉한다.

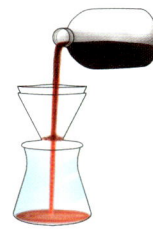

3. 숙성 과정
2~3개월 뒤 효소액이 나오면 건더기를 걸러낸 뒤 효소액을 밀봉하고 12개월 간 숙성시킨다. 몇 개월 간격으로 곰팡이가 보이면 제때 제거한다.

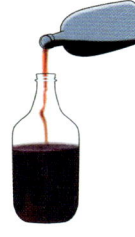

4. 혼합 비율 및 관리 방법
숙성된 효소액을 효소액 1, 발효주 막걸리 0.3, 생수 2 비율로 섞은 뒤 유리병에 넣어 천을 덮고 숨구멍이 있도록 완전 밀봉하지 않는다. 3~12개월 간 발효 및 숙성시키면 식초가 서서히 떠오른다.

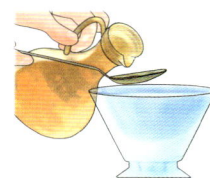

5. 음복 방법
걸러낸 식초를 병에 넣어서 냉장 보관하고, 필요할 때마다 생수를 7~10배 섞어서 음용한다.

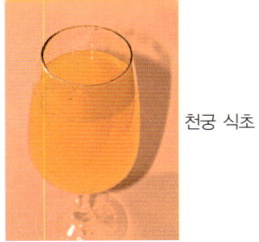
천궁 식초

혈액 순환, 마비 증세에 좋은
천궁·궁궁이로 담그는 천궁 식초

산형과 여러해살이풀　　*Cnidium officinale*　　꽃 : 8월　　높이 : 50~100cm

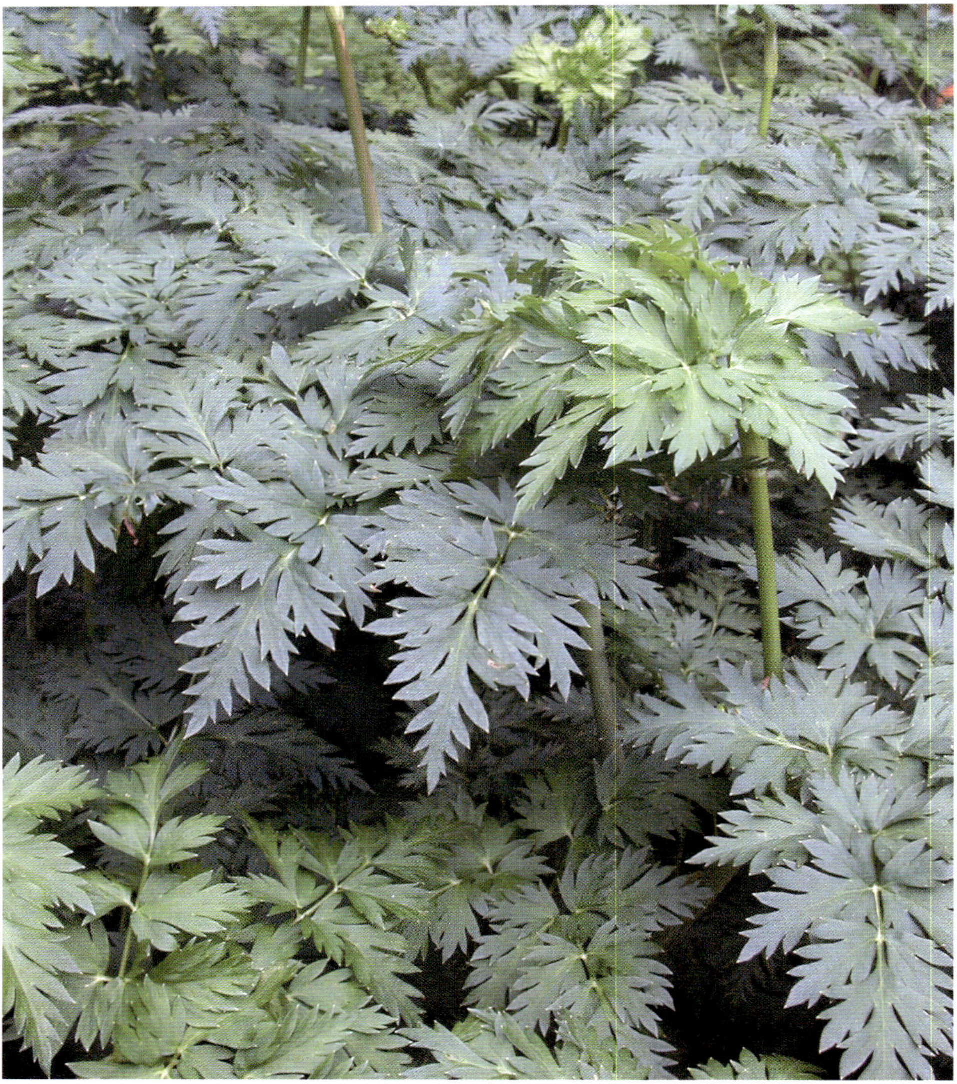

천궁

1. 유래

천궁은 일본산 혹은 중국산 천궁을 재배한 식물이다. 깊은 산에서 자라는 우리나라 토종 천궁은 '궁궁이'라고 부른다. 민간에서는 둘 다 같은 약재로 취급한다. 궁궁이는 깊은 산의 계곡 주변이나 축축한 풀밭에서 더러 자란다.

2. 형태

천궁은 높이 30~60cm, 궁궁이는 높이 100cm까지 자란다. 원줄기는 곧게 자라고 잔가지가 많이 갈라진다. 잎은 어긋나고 2회 우상복엽이고 뿌리잎은 잎자루가 길고 상단부로 갈수록 잎자루가 짧아진다. 잎자루의 밑부분은 원줄기를 감싼다. 잎의 가장자리에 예리한 톱니가 있다. 8~9월에 피는 꽃은 겹우산모양화서이고 총산경은 10개 내외, 소산경은 15개로서 우산이 모여 있는 형태로 자잘한 꽃들이 달린다. 꽃잎은 5개, 보통 안으로 굽어 있고 수술은 5개, 암술은 1개이다.

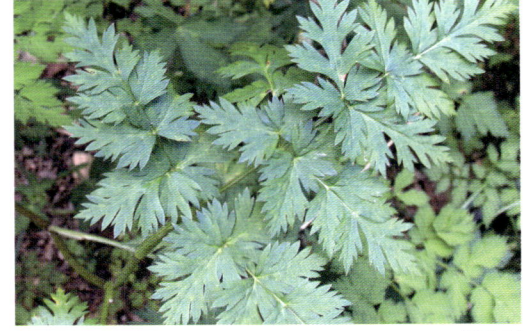

천궁 잎

3. 효능

뿌리를 가을에 캐내어 햇볕에 말린 뒤 약용한다. 거풍, 혈액 순환, 냉증, 마비 증세, 난산, 월경 불순에 효능이 있다. 각종 보약제를 지을 때 흔히 들어가는 약제이다.

4. 이용

9~11월에 뿌리를 캐어 약용하고 어린 잎은 나물로 무쳐 먹는다.

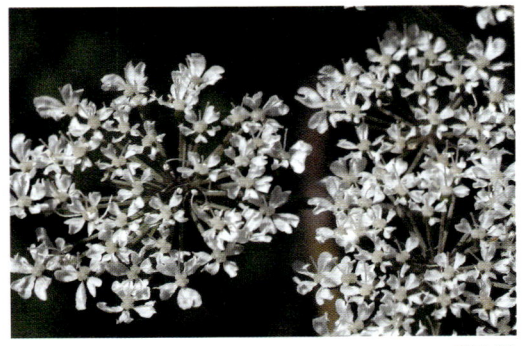

천궁 꽃

천궁·궁궁이 발효 식초·효소 만드는 순서

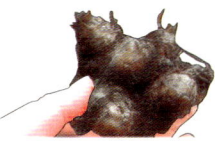

1. 재료 준비
가을에 뿌리를 채취하되 가급적 싱싱한 뿌리를 준비하고 구할 수 없을 경우 건조시킨 천궁 뿌리를 준비한다.

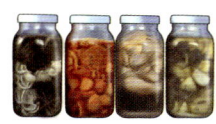

2. 세척 및 준비
재료를 흐르는 물에 세척한다. 듬성듬성 썰어서 동량의 설탕과 동량의 수분을 넣어 버무린 뒤 유리 단지나 항아리에 밀봉한다.

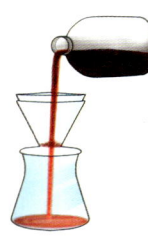

3. 숙성 과정
3개월 뒤 효소액이 나오면 건더기를 걸러낸 뒤 효소액을 밀봉하고 12개월 간 숙성시킨다. 몇 개월 간격으로 곰팡이가 보이면 제때 제거한다.

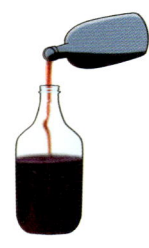

4. 혼합 비율 및 관리 방법
숙성된 효소액을 효소액 1, 발효주 막걸리 0.3, 생수 2 비율로 섞은 뒤 유리병에 넣어 천을 덮고 숨구멍이 있도록 완전 밀봉하지 않는다. 3~12개월 간 발효 및 숙성시키면 식초가 서서히 떠오른다.

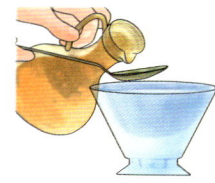

5. 음복 방법
걸러낸 식초를 병에 넣어서 냉장 보관하고, 필요할 때마다 생수를 7~10배 섞어서 음용한다.

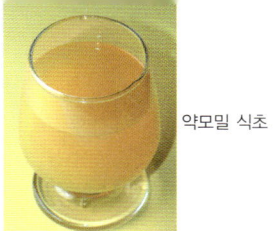
약모밀 식초

천연 항생제인
약모밀로 담그는 약모밀(어성초) 식초

삼백초과 여러해살이풀   *Houttuynia cordata*   꽃 : 5~6월   높이 : 20~50cm

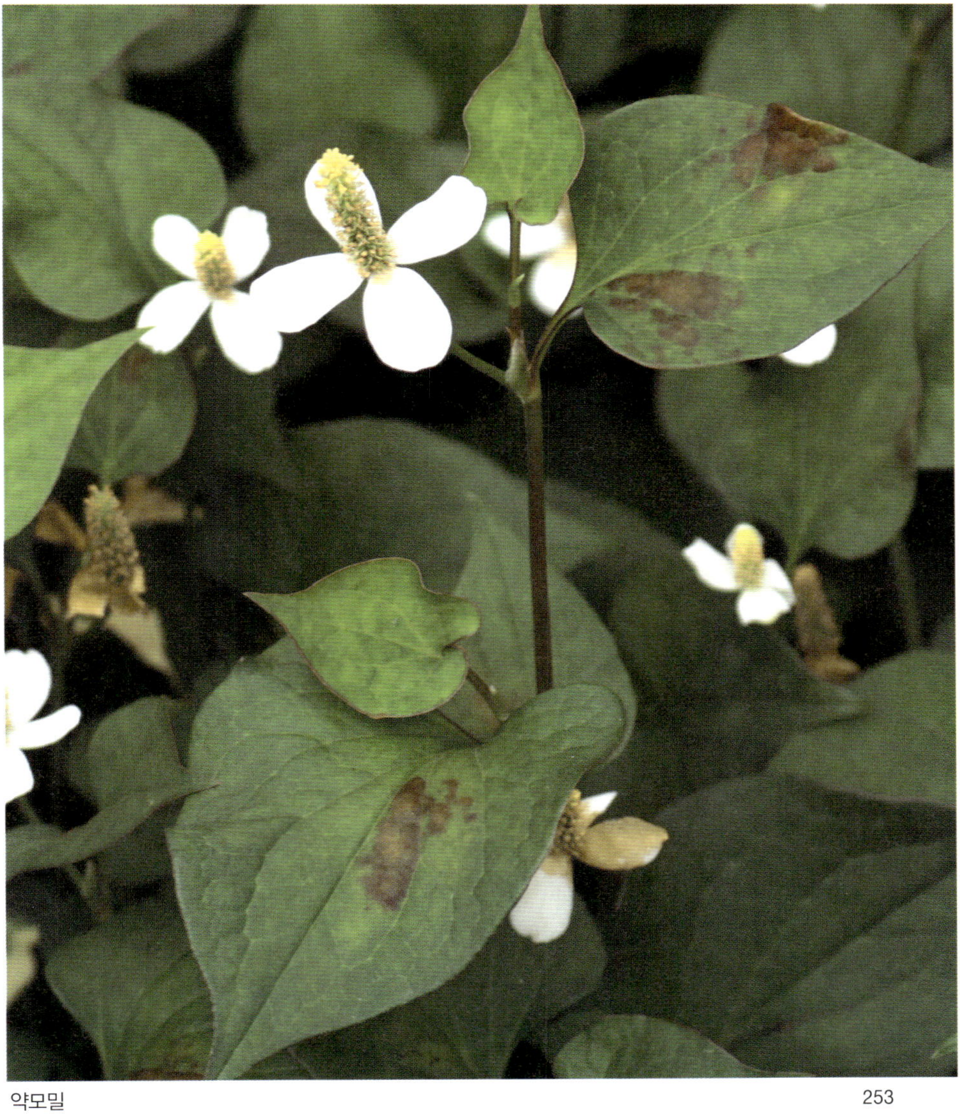

약모밀

1. 유래

중부지방에서 남부지방의 습한 곳, 습지 주변에서 자생한다. 항균 성능이 탁월해 민간에서는 항생제 대용으로 사용한다. 잎의 생김새가 메밀 잎과 비슷하다고 하여 약으로 사용하는 메밀이라는 뜻에서 약모밀이란 이름이 붙었고 생약명은 잎과 줄기에서 생선 비린내가 난다고 하여 '어성초'라고 한다.

2. 형태

줄기는 높이 20~50cm로 자라고 잎은 어긋난다. 잎의 생김새는 심장 모양이고 가장자리는 밋밋하다. 5~6월에 피는 꽃은 수상화서로 동전만한 꽃이 여러 개 달린다. 꽃잎처럼 보이는 흰색 잎은 총포이고 봉처럼 튀어나온 곳에 자잘한 꽃이 달리는데 꽃잎은 없다. 수술과 암술대는 3개이다.

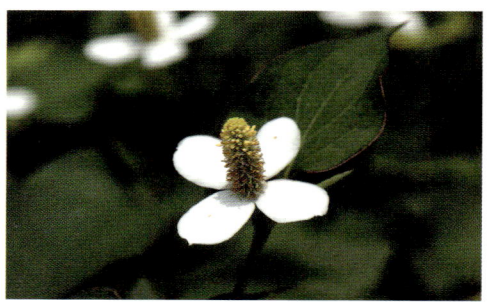
약모밀 꽃

3. 효능

여름~가을에 뿌리를 포함한 전초를 채취한 뒤 햇볕에 말려 약용한다. 항균, 항염에 효능이 있다. 기침, 감기, 기관지염, 폐렴 같은 각종 호흡기 질환과 임병, 탈항, 백대 등에 효능이 있다.

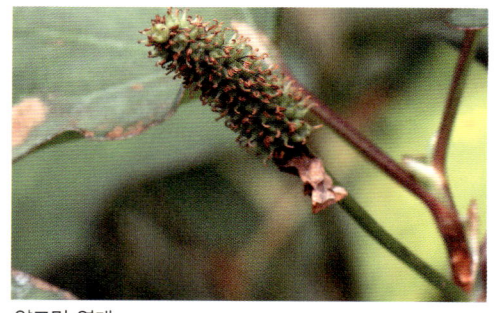
약모밀 열매

4. 이용

싱싱한 어린 잎을 주스처럼 갈아서 마실 수 있지만 생선 비린내 같은 악취가 있으므로 다른 재료와 섞어서 주스를 만든다. 뿌리를 익혀서 식용하기도 한다. 전초를 양파 즙처럼 즙을 내어 약용할 수 있다.

약모밀 발효 식초·효소 만드는 순서

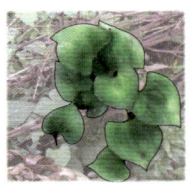

1. 재료 준비
여름~가을에 뿌리를 포함한 전초를 채취하되 가급적 싱싱한 것을 사용한다.

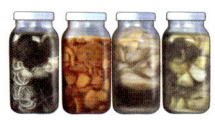

2. 세척 및 준비
재료를 흐르는 물에 세척한다. 물기가 조금 있는 상태에서 듬성듬성 썰어서 동량의 설탕에 약간의 수분을 넣어 버무린 뒤 유리 단지나 항아리에 밀봉한다.

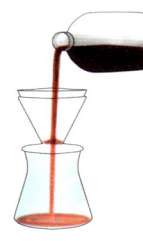

3. 숙성 과정
3개월 뒤 효소액이 나오면 건더기를 걸러낸 뒤 효소액을 밀봉하고 12개월 간 숙성시킨다. 몇 개월 간격으로 곰팡이가 보이면 제때 제거한다.

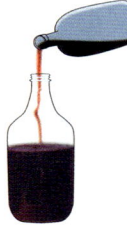

4. 혼합 비율 및 관리 방법
숙성된 효소액을 효소액 1, 발효주 막걸리 0.3, 생수 2 비율로 섞은 뒤 유리병에 넣어 천을 덮고 숨구멍이 있도록 완전 밀봉하지 않는다. 3~12개월 간 발효 및 숙성시키면 식초가 서서히 떠오른다.

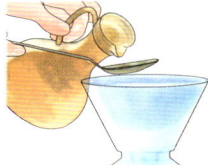

5. 음복 방법
걸러낸 식초를 병에 넣어서 냉장 보관하고, 필요할 때마다 생수를 7~20배 섞어서 음용한다.

우산나물 식초

혈액 순환, 마비 증세에 좋은
우산나물로 담그는 우산나물 식초

국화과 여러해살이풀 Syneilesis palmata 꽃 : 6~9월   높이 : 1.2m

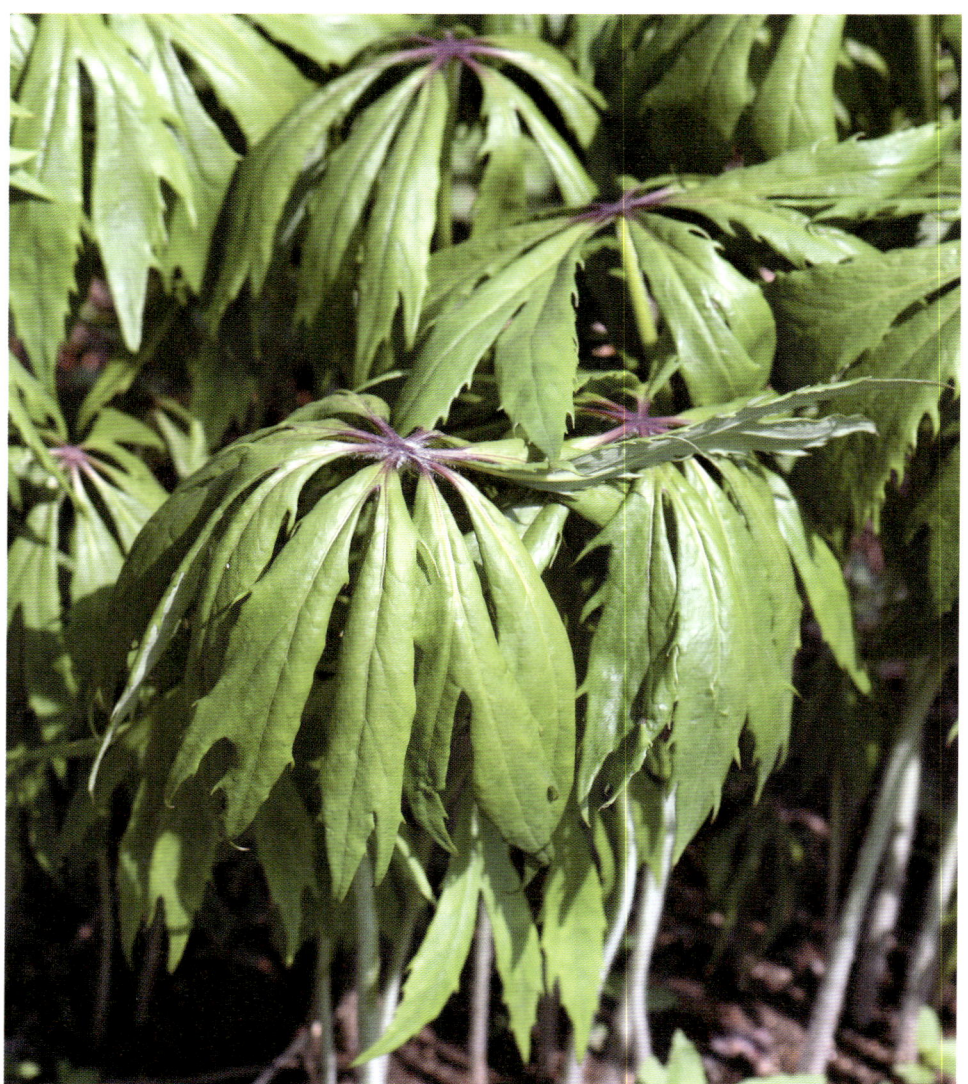

우산나물

1. 유래

깊은 산의 축축한 계곡가에서 흔히 자란다. 잎이 우산 모양으로 달린다고 하여 우산나물이란 이름이 붙었다. 주로 활엽수 밑의 비탈진 풀밭에서 볼 수 있다.

2. 형태

원줄기는 높이 50cm 내외로 자라지만 긴 꽃대가 올라오면서 전체 높이 70~120cm 내외로 자란다. 잎은 7~9개가 깊게 갈라져 우산 모양으로 갈라지고 갈라진 부분은 다시 2회 얇게 갈라진다. 6~9월에 개화하는 꽃은 원뿔모양화서로 자잘한 꽃들이 달리고 꽃부리는 꽃이 5개로 갈라진다. 열매는 원통형이고 관모가 있다.

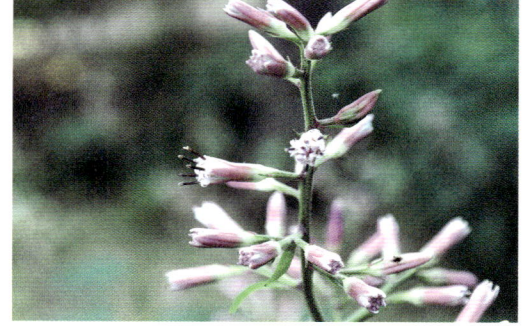

우산나물 꽃

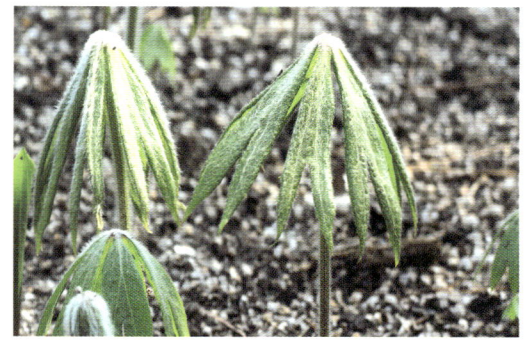

우산나물 어린 잎

3. 효능

가을에 뿌리를 포함한 전초를 채취하여 약용한다. 거풍, 혈액 순환, 소종, 마비증, 관절통, 종기에 효능이 있다.

4. 이용

봄에 채취한 어린 잎은 나물처럼 데쳐서 먹을 수 있다. 사진에 있는 어린 잎을 먹을 수 있다.

우산나물 발효 식초·효소 만드는 순서

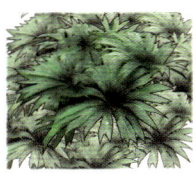

1. 재료 준비
가을에 뿌리를 포함한 전초를 준비하되 가급적 싱싱한 것을 사용한다.

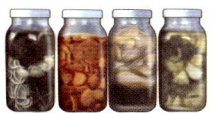

2. 세척 및 준비
재료를 흐르는 물에 세척한다. 물기가 조금 있는 상태에서 듬성듬성 썰어서 동량의 설탕에 약간의 수분을 넣어 버무린 뒤 유리 단지나 항아리에 밀봉한다.

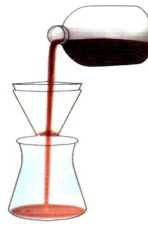

3. 숙성 과정
3개월 뒤 효소액이 나오면 건더기를 걸러낸 뒤 효소액을 밀봉하고 12개월 간 숙성시킨다. 몇 개월 간격으로 곰팡이가 보이면 제때 제거한다.

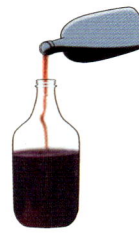

4. 혼합 비율 및 관리 방법
숙성된 효소액을 효소액 1, 발효주 막걸리 0.3, 생수 2 비율로 섞은 뒤 유리병에 넣어 천을 덮고 숨구멍이 있도록 완전 밀봉하지 않는다. 3~12개월 간 발효 및 숙성시키면 식초가 서서히 떠오른다.

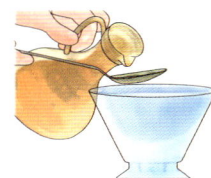

5. 음복 방법
걸러낸 식초를 병에 넣어서 냉장 보관하고, 필요할 때마다 생수를 7~10배 섞어서 음용한다.

피로 회복, 고혈압에 효능이 있는
구기자 열매로 담그는 구기자 식초

가지과 낙엽활엽관목　　*Lycium chinense*　　꽃 : 6~9월　　높이 : 2~4m

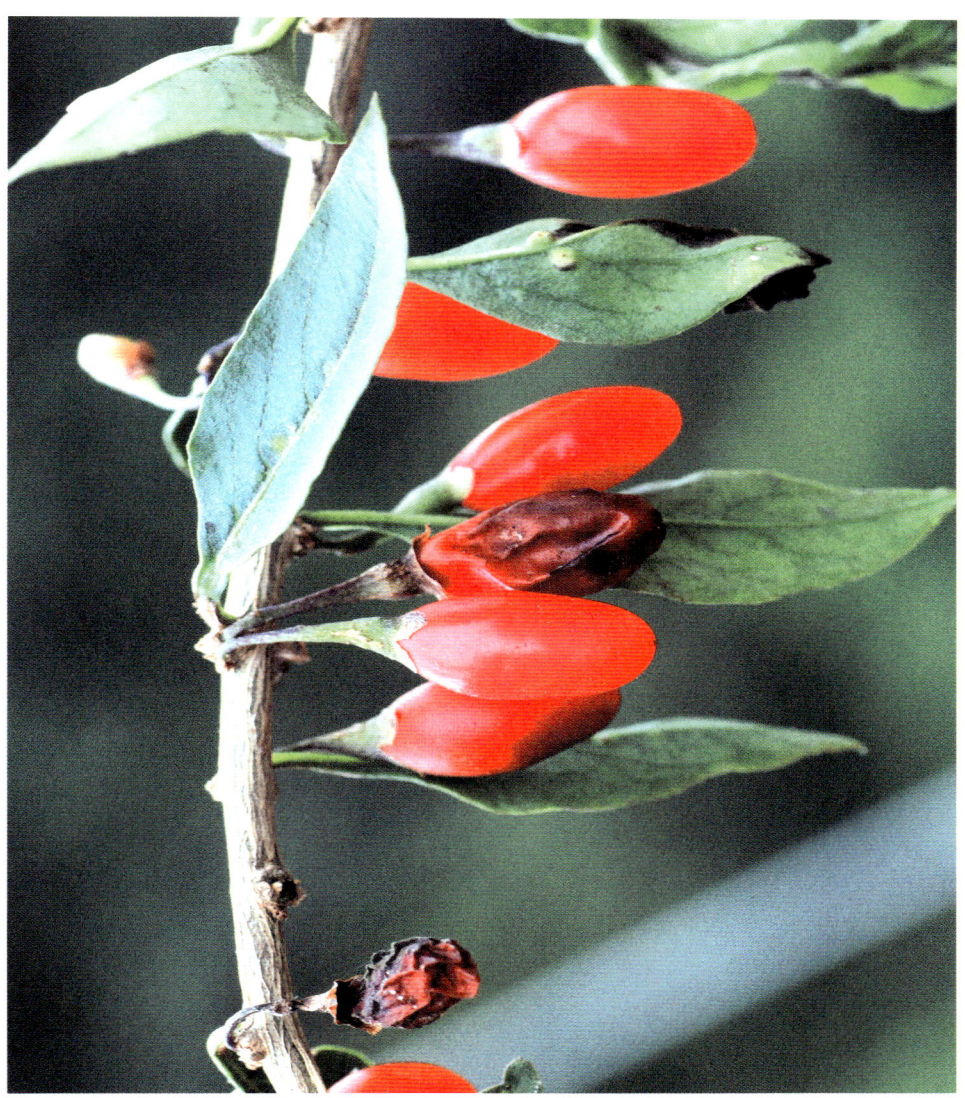

구기자 식초

구기자 열매

1. 유래

가지의 가시는 헛개나무 가시처럼 생겼고, 잎은 버드나무 잎을 닮았다 하여 구기자(拘杞子)라는 이름이 붙었다. 우리나라에서는 약욕 목적으로 심어 기른다.

2. 형태

원줄기는 높이 2~4m로 자라고 잔가지가 치렁치렁 돋아나면서 대부분 비스듬히 자란다. 잎은 어긋나거나 모여나고 가장자리는 밋밋하고 털이 없다. 꽃은 6~9월에 잎겨드랑이에서 1~4개씩 개화한다. 꽃잎은 보라색이고 가장자리가 5개로 갈라진다. 수술은 5개, 암술은 1개이다. 열매는 긴 타원형이고 9월 말~10월 중순에 붉은색으로 성숙한다. 이 열매를 생약명으로 '구기자'라고 한다.

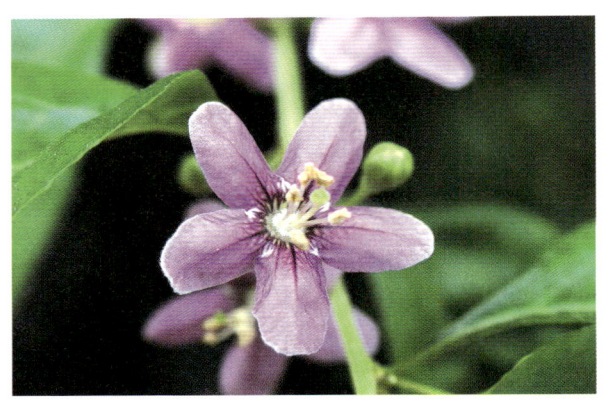

구기자 꽃

3. 효능

뿌리껍질, 열매, 잎을 약용하는데 뿌리껍질의 약성이 가장 좋다. 피로 회복, 당뇨, 코피, 고혈압에 효능이 있다. 근육을 튼튼하게 해 주고 피와 음을 보한다.

4. 이용

가을에 채취한 열매를 술로 담가 먹거나 약용한다. 뿌리껍질은 입춘 전후와 입추 전후에 채취한 것이 약성이 좋다. 잎은 봄~여름에 채취한다.

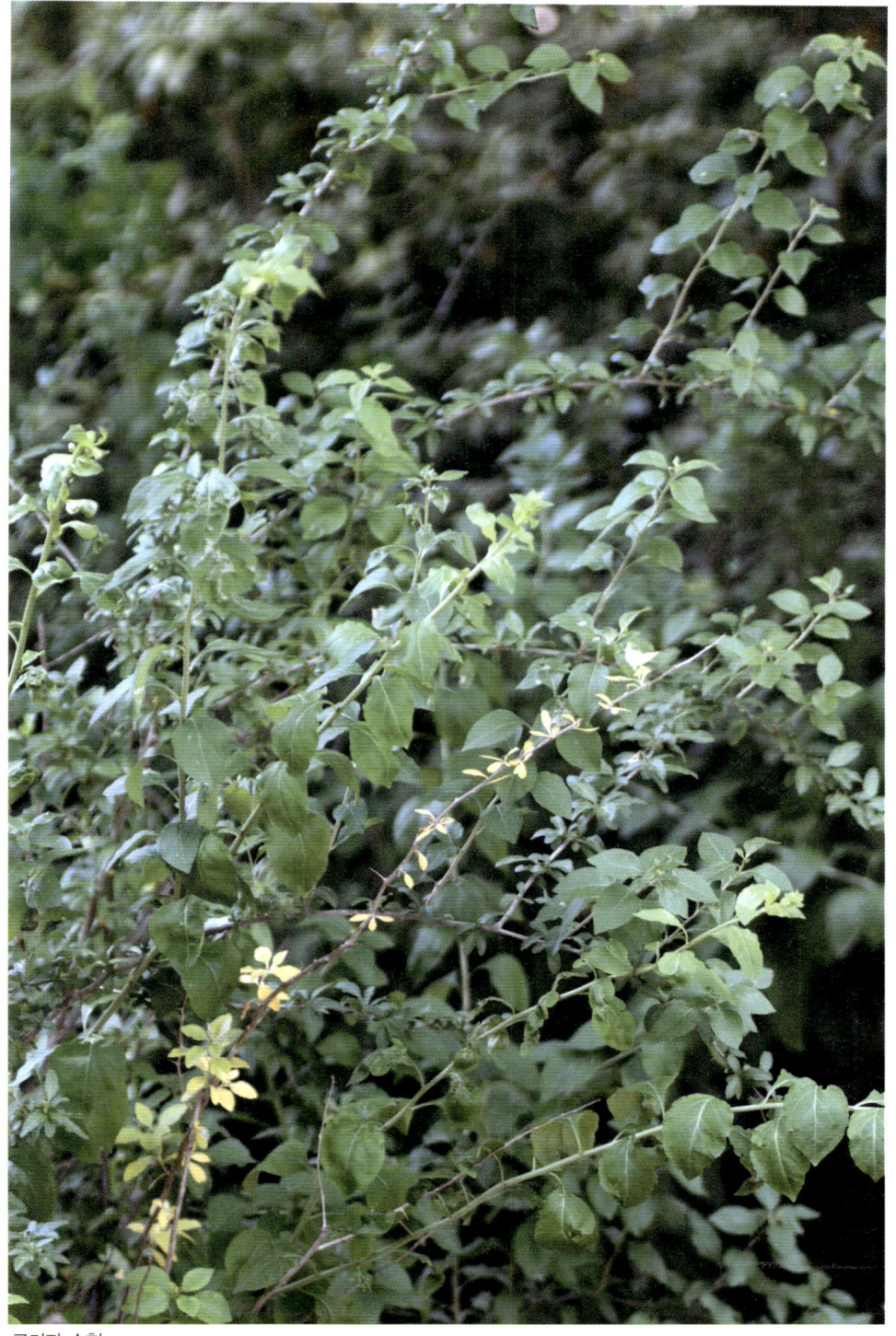

구기자 수형

구기자 발효 식초 · 효소 만드는 순서

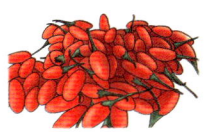

1. 재료 준비
열매, 뿌리, 잎 중에서 구하기 쉬운 것을 준비하되 가급적 싱싱한 것을 사용한다.

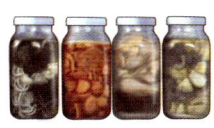

2. 세척 및 준비
재료를 흐르는 물에 세척한다. 열매의 경우 물기가 조금 있는 상태에서 듬성듬성 썰어서 동량의 설탕과 버무린 뒤 유리 단지나 항아리에 밀봉한다. 뿌리 껍질이나 잎으로 담글 경우에는 동량의 수분을 첨가하는 것이 좋다.

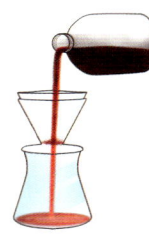

3. 숙성 과정
3개월 뒤 효소액이 나오면 건더기를 걸러낸 뒤 효소액을 밀봉하고 12개월 간 숙성시킨다. 몇 개월 간격으로 곰팡이가 보이면 제때 제거한다.

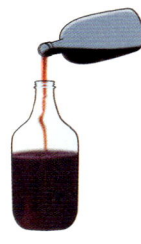

4. 혼합 비율 및 관리 방법
숙성된 효소액을 효소액 1, 발효주 막걸리 0.3, 생수 2 비율로 섞은 뒤 유리병에 넣어 천을 덮고 숨구멍이 있도록 완전 밀봉하지 않는다. 3~12개월 간 발효 및 숙성시키면 식초가 서서히 떠오른다.

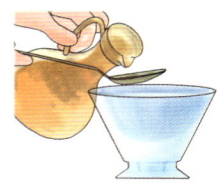

5. 음복 방법
걸러낸 식초를 병에 넣어서 냉장 보관하고, 필요할 때마다 생수를 7~10배 섞어서 음용한다.

마가목 식초

강장, 폐결핵에 효능이 있는

마가목 열매로 담그는 마가목 식초

장미과 낙엽활엽소교목 *Sorbus commixta* 꽃 : 5~6월 높이 : 5~10m

마가목

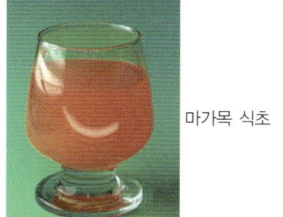

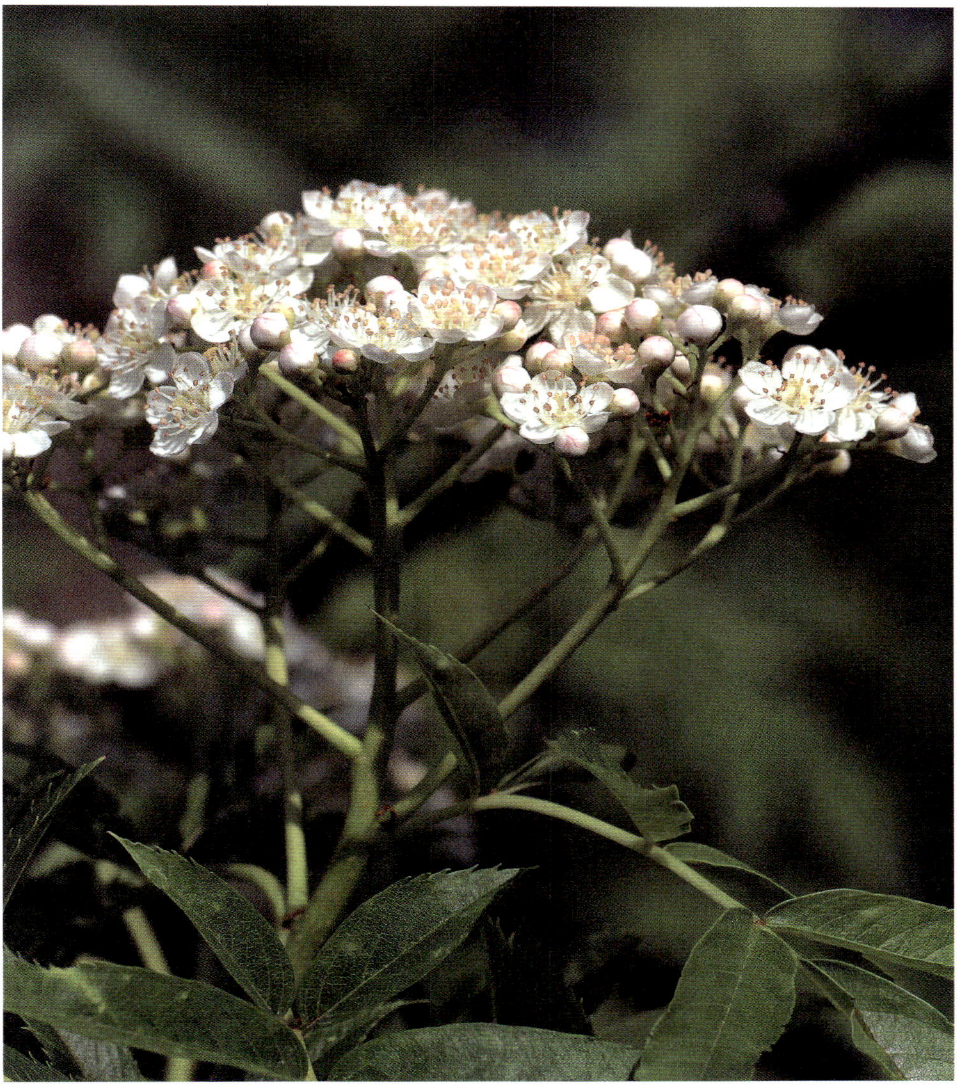

1. 유래

봄에 돋아나는 새순이 말의 이빨처럼 힘차게 돋아난다고 하여 마아목(馬牙木)이라고 부르다가 지금의 마가목이 되었다.

2. 형태

원줄기는 높이 10m로 자라고 잔가지가 갈라진다. 잎은 어긋나고 깃꼴겹잎이고 작은 잎의 개수는 9~13개이고 잎의 양면에 털이 없고 톱니가 있다. 유사종이 많으므로 작은 잎 개수와 털의 유무를 보고 판단한다. 턱잎은 일찍 떨어진다.

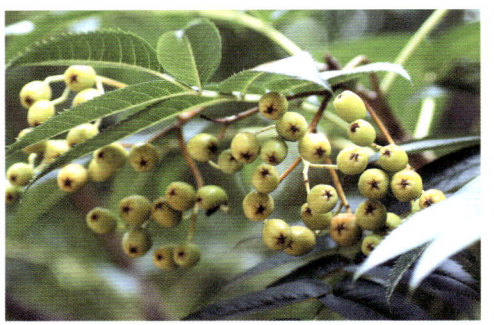

마가목 열매

꽃은 5~7월에 개화하는데 복산방화서로 자잘한 꽃이 우산 모양으로 둥글게 모여달린다. 꽃자루에 털이 없으므로 유사종과 구별하는 포인트로 삼는다. 열매는 9~10월에 붉은색으로 성숙한다.

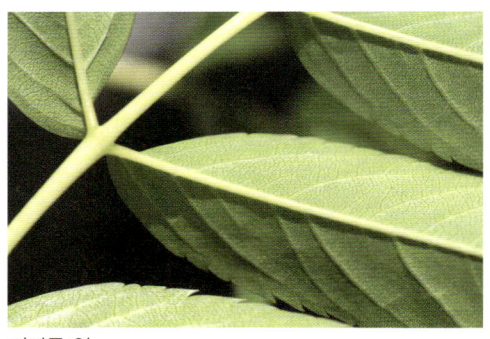

마가목 잎

3. 효능

나무껍질과 종자를 약용한다. 신체허약, 강장, 거풍, 진해, 해수, 기관지염, 폐결핵에 효능이 있고 백발을 치료한다.

4. 이용

10월에 채취한 열매를 술로 담가 먹거나 약용한다. 수피는 그대로 사용한다.

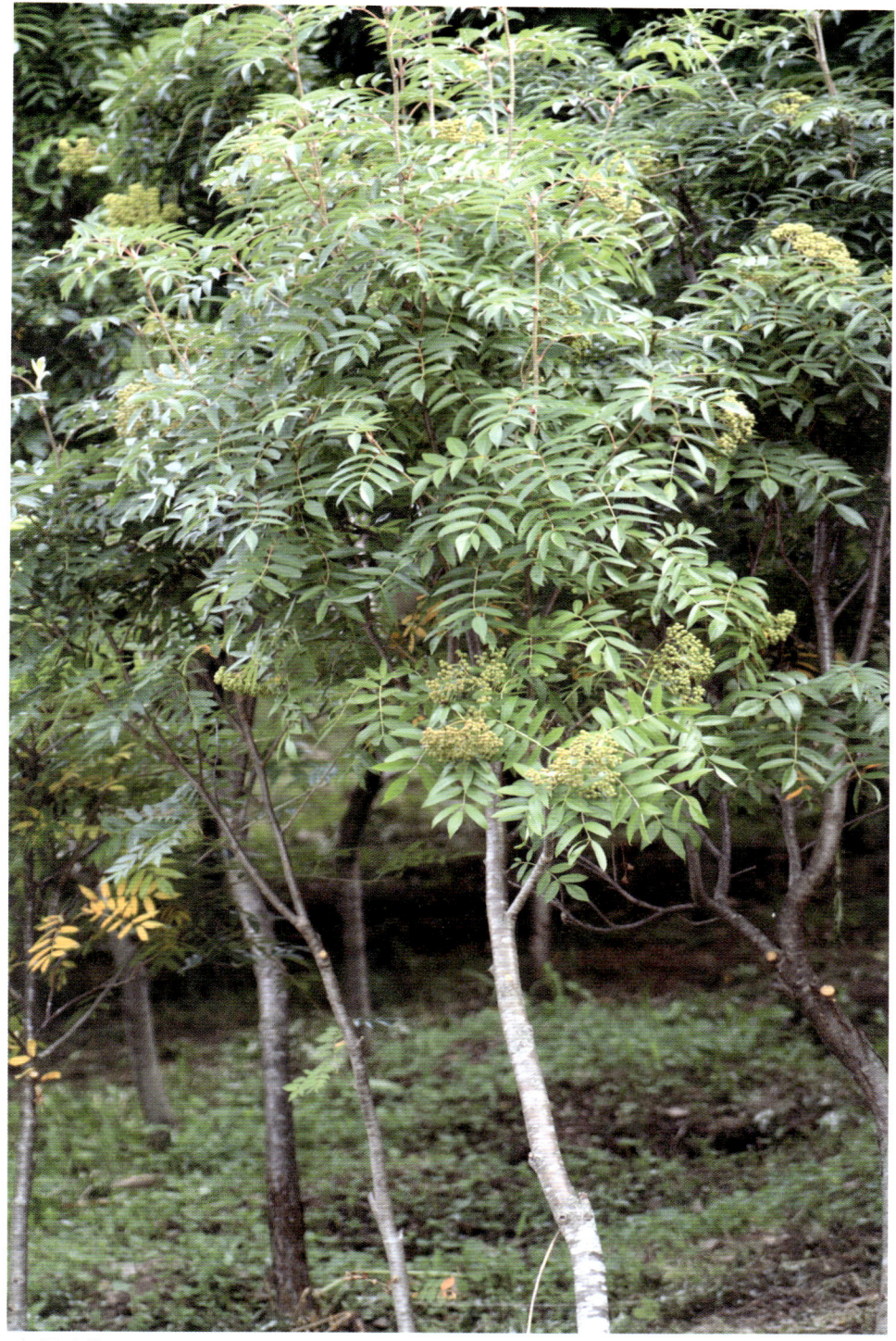

마가목 수형

마가목 발효 식초·효소 만드는 순서

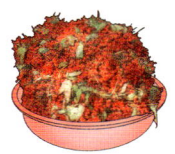

1. 재료 준비
가을에 열매를 통째로 효소를 담그거나 수피를 채취해 담근다. 가급적 싱싱한 것을 사용한다.

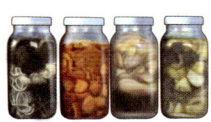

2. 세척 및 준비
재료를 흐르는 물에 세척한다. 열매의 경우 물기가 조금 있는 상태에서 동량의 설탕과 버무린 뒤 유리 단지나 항아리에 밀봉한다. 나무 껍질로 담글 경우에는 동량의 수분을 첨가한 후 버무린다.

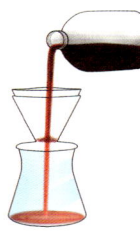

3. 숙성 과정
3개월 뒤 효소액이 나오면 건더기를 걸러낸 뒤 효소액을 밀봉하고 12개월 간 숙성시킨다. 몇 개월 간격으로 곰팡이가 보이면 제때 제거한다.

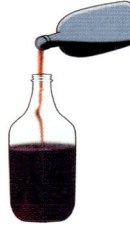

4. 혼합 비율 및 관리 방법
숙성된 효소액을 효소액 1, 발효주 막걸리 0.3, 생수 2 비율로 섞은 뒤 유리병에 넣어 천을 덮고 숨구멍이 있도록 완전 밀봉하지 않는다. 3~12개월 간 발효 및 숙성시키면 식초가 서서히 떠오른다.

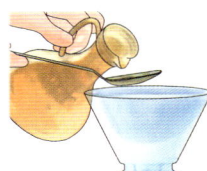

5. 음복 방법
걸러낸 식초를 병에 넣어서 냉장 보관하고, 필요할 때마다 생수를 7~10배 섞어서 음용한다.

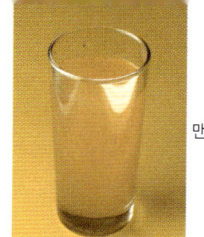
맨드라미 식초

지혈, 간장병에 좋은
맨드라미 꽃으로 담그는 맨드라미 식초

비름과 한해살이풀 *Celosia cristata* 꽃 : 6~8월 높이 : 30~100cm

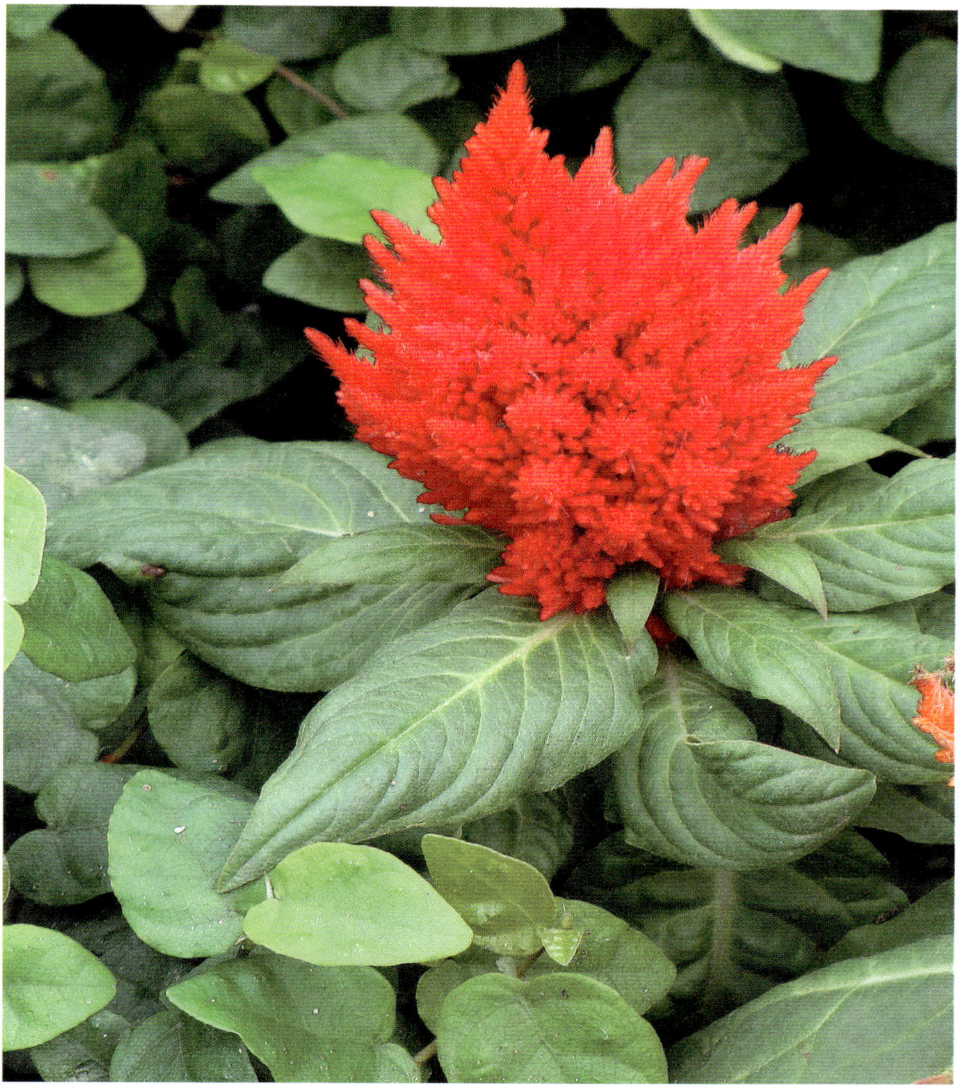

맨드라미

1. 유래

열대 지방 원산으로 전 세계에 전래되어 화단 식물로 흔히 기른다. 인도, 아프리카, 남미에서는 꽃과 잎을 식용할 목적으로 더러 재배하는데 비름과 식물이므로 비름에 준해 식용할 수 있다. 꽃을 '계관화(鷄冠花)'라 하며 약용한다.

2. 형태

현재 우리나라에 도입된 맨드라미는 꽃 모양에 따라 '주먹맨드라미', '닭벼슬맨드라미', '촛불맨드라미' 등으로 나누어진다.

줄기는 곧게 자라고 더러 붉은빛을 띤다. 꽃의 색상은 품종에 따라 붉은색, 자주색, 노란색, 흰색 등이 있다. 잎은 비름 잎과 닮았다. 꽃은 품종에 따라 6~8월에 개화한다. 열매는 달걀 모양이고 그 안에 3~5개의 종자가 들어 있다.

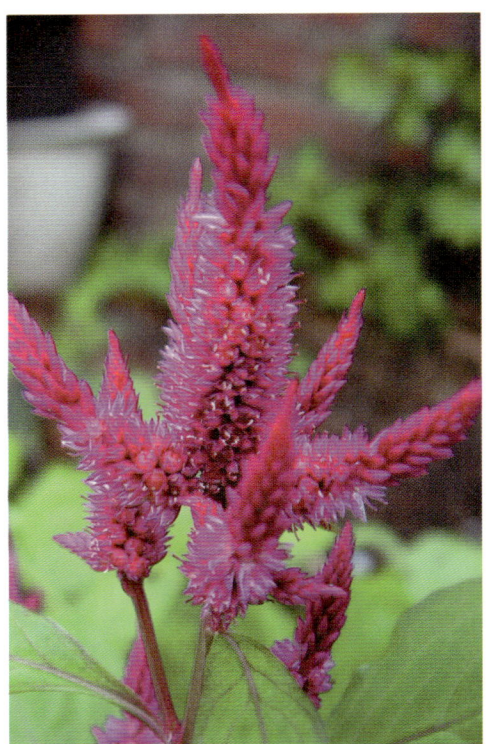

맨드라미

3. 효능

꽃, 잎, 종자를 약용한다. 지혈 효능이 탁월해 객혈, 하혈, 혈변, 적백대하, 이질, 임탁, 간장병에 효능이 있고 피를 보한다.

4. 이용

꽃은 8~10월경 한창 무르익을 때 채취한다. 종자는 10~11월에 채취한다. 어린 잎은 나물로 무쳐 먹는다. 꽃은 붉은색 식용 염료로 사용한다.

맨드라미 발효 식초·효소 만드는 순서

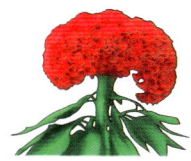

1. 재료 준비
맨드라미 꽃이나 잎, 종자를 준비하되 가급적 싱싱한 것을 사용한다. 꽃은 약재 상가에서 가을에 판매한다.

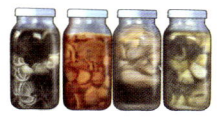

2. 세척 및 준비
재료를 흐르는 물에 세척한다. 물기가 조금 있는 상태에서 듬성듬성 썰어서 동량의 설탕과 버무린 뒤 유리 단지나 항아리에 밀봉하되 약간 수분을 첨가하는 것이 좋다.

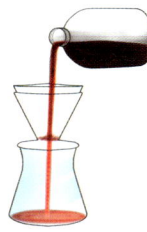

3. 숙성 과정
2~3개월 뒤 효소액이 나오면 건더기를 걸러낸 뒤 효소액을 밀봉하고 12개월 간 숙성시킨다. 몇 개월 간격으로 곰팡이가 보이면 제때 제거한다.

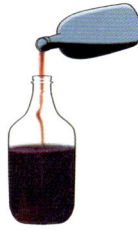

4. 혼합 비율 및 관리 방법
숙성된 효소액을 효소액 1, 발효주 막걸리 0.3, 생수 2 비율로 섞은 뒤 유리병에 넣어 천을 덮고 숨구멍이 있도록 완전 밀봉하지 않는다. 3~12개월 간 발효 및 숙성시키면 식초가 서서히 떠오른다.

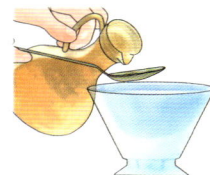

5. 음복 방법
걸러낸 식초를 병에 넣어서 냉장 보관하고, 필요할 때마다 생수를 7~10배 섞어서 음용한다.

비만증, 노화 예방에 좋은
달맞이꽃 열매로 담그는 달맞이꽃 식초

바늘꽃과 두해살이풀　　*Oenothera biennis*　　꽃 : 6~9월　　높이 : 1.5m

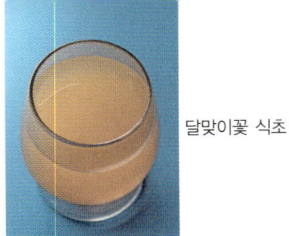
달맞이꽃 식초

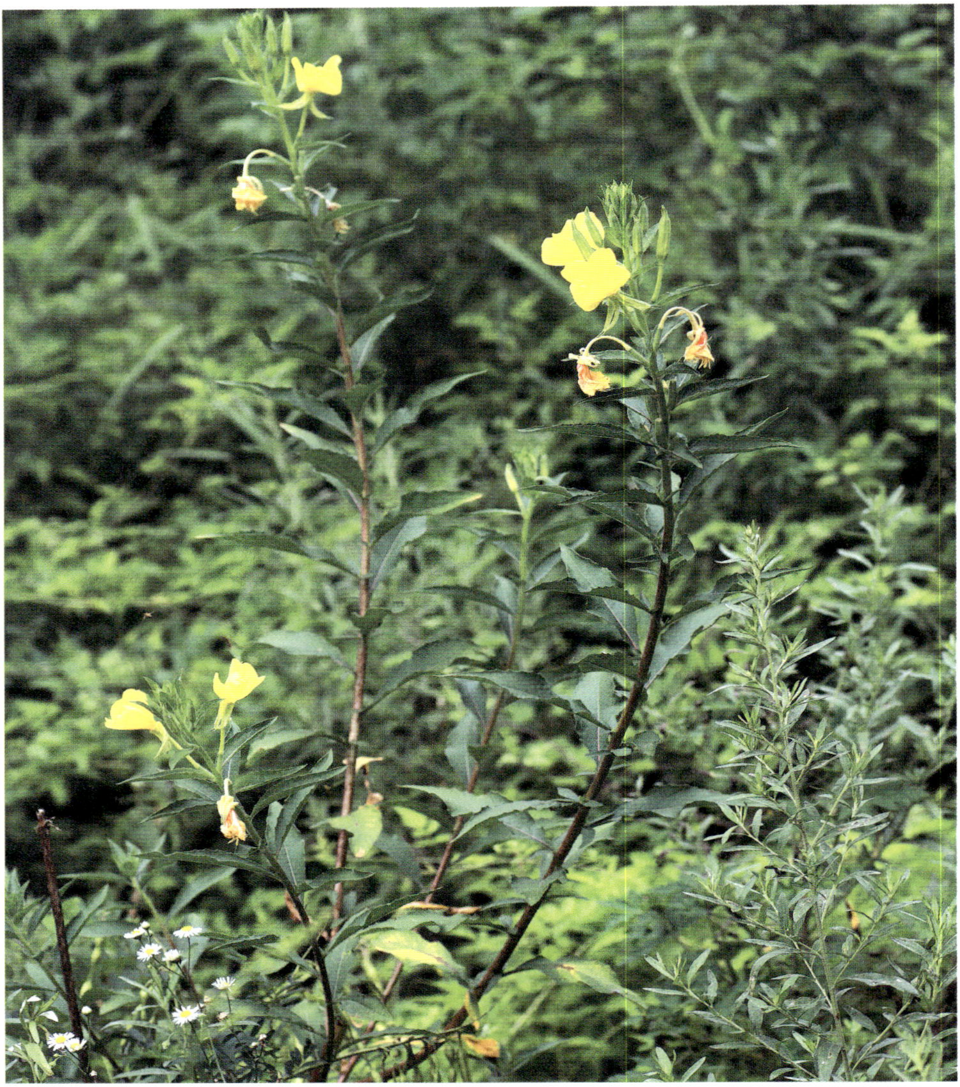

달맞이꽃

1. 유래

북미~열대 중남미 원산으로 전세계에 전래되어 지금은 세계 어느 나라에서나 흔히 볼 수 있다. 우리나라의 경우 강변이나 해안가 백사장, 농촌의 빈터, 논둑, 밭둑에서 흔히 보인다.

2. 형태

원줄기는 높이 1,5m로 자라고 잔털이 많고 잔가지가 갈라진다. 잎은 어긋나고 넓은 선형으로서 잎 하단부가 줄기에 달린다.

꽃은 6~9월에 줄기 상단의 잎겨드랑이에서 개화하는데 밤에만 꽃잎을 벌린다고 하여 달맞이꽃이라는 이름이 붙었다. 꽃잎은 4개, 수술은 8개, 암술대는 4개이다. 꽃잎에도 기름 성분이 함유된 것으로 추정된다. 열매는 곤봉형이고 끝 부분이 4개로 갈라진다.

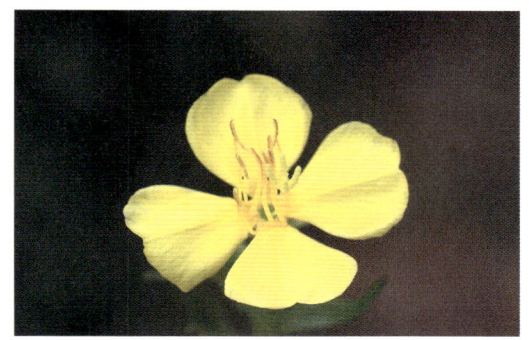

달맞이꽃

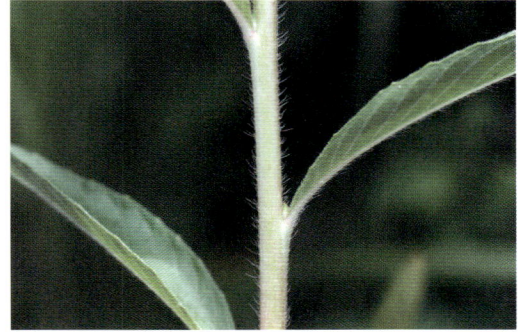

달맞이꽃 잎

3. 효능

주로 달맞이꽃 종자를 약용한다. 비만에 특히 효능이 있고 그 외에 감기, 천식, 인후염, 위장병, 당뇨, 체력 개선, 노화 예방에 효능이 있다.

4. 이용

10월에 채취한 열매로 술을 담가 먹거나 약용한다. 종자에서 리놀렌산이 풍부한 기름을 압착할 수 있다.

달맞이꽃 발효 식초·효소 만드는 순서

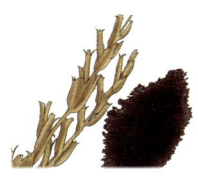

1. 재료 준비
여름~가을에 갈색으로 익기 전에 달맞이꽃의 꽃·열매를 채취하거나 겨울에 달맞이꽃 종자를 채취한다. 가급적 싱싱한 것을 사용한다.

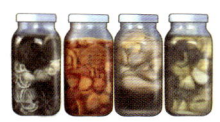

2. 세척 및 준비
재료를 흐르는 물에 세척한다. 듬성듬성 썰어서 동량의 설탕과 동량의 수분을 넣고 버무린 뒤 유리 단지나 항아리에 밀봉한다.

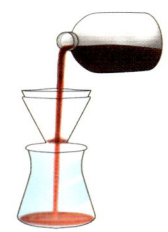

3개월 뒤 효소액이 나오면 건더기를 걸러낸 뒤 효소액을 밀봉하고 12개월 간 숙성시킨다. 몇 개월 간격으로 곰팡이가 보이면 제때 제거한다.

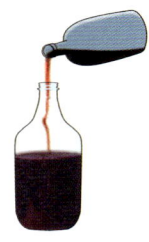

4. 혼합 비율 및 관리 방법
숙성된 효소액을 효소액 1, 발효주 막걸리 0.3, 생수 2 비율로 섞은 뒤 유리병에 넣어 천을 덮고 숨구멍이 있도록 완전 밀봉하지 않는다. 3~12개월 간 발효 및 숙성시키면 식초가 서서히 떠오른다.

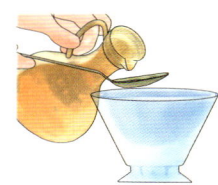

5. 음복 방법
걸러낸 식초를 병에 넣어서 냉장 보관하고, 필요할 때마다 생수를 7~10배 섞어서 음용한다.

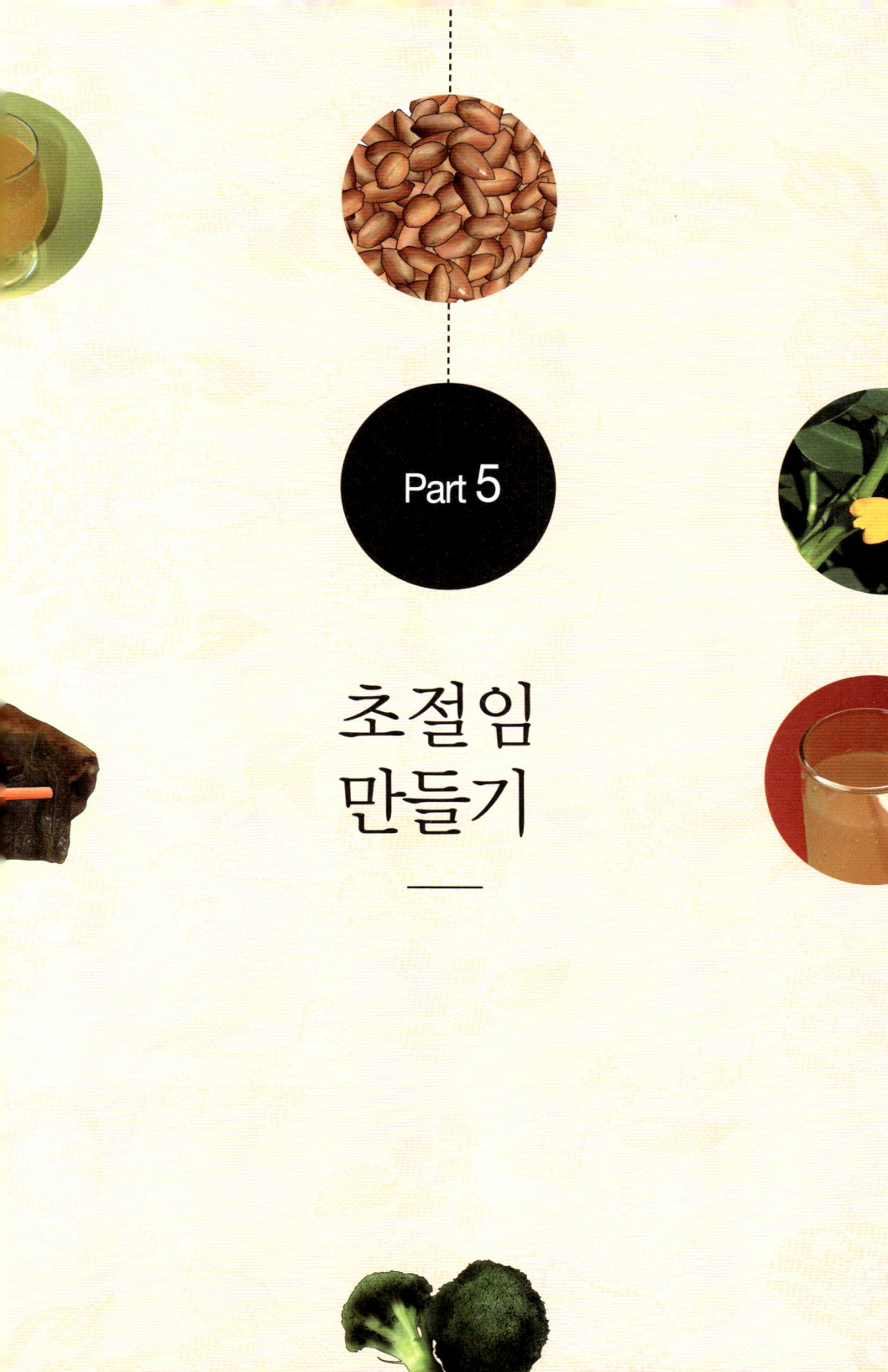

Part 5

초절임 만들기

항균, 항암에 좋은 반찬
깻잎으로 만드는 **깻잎 초절임**

꿀풀과 한해살이풀   Perilla frutescens   꽃 : 8~9월   높이 : 60~120cm

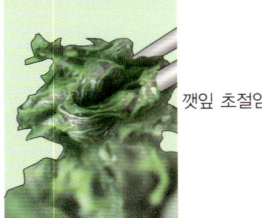

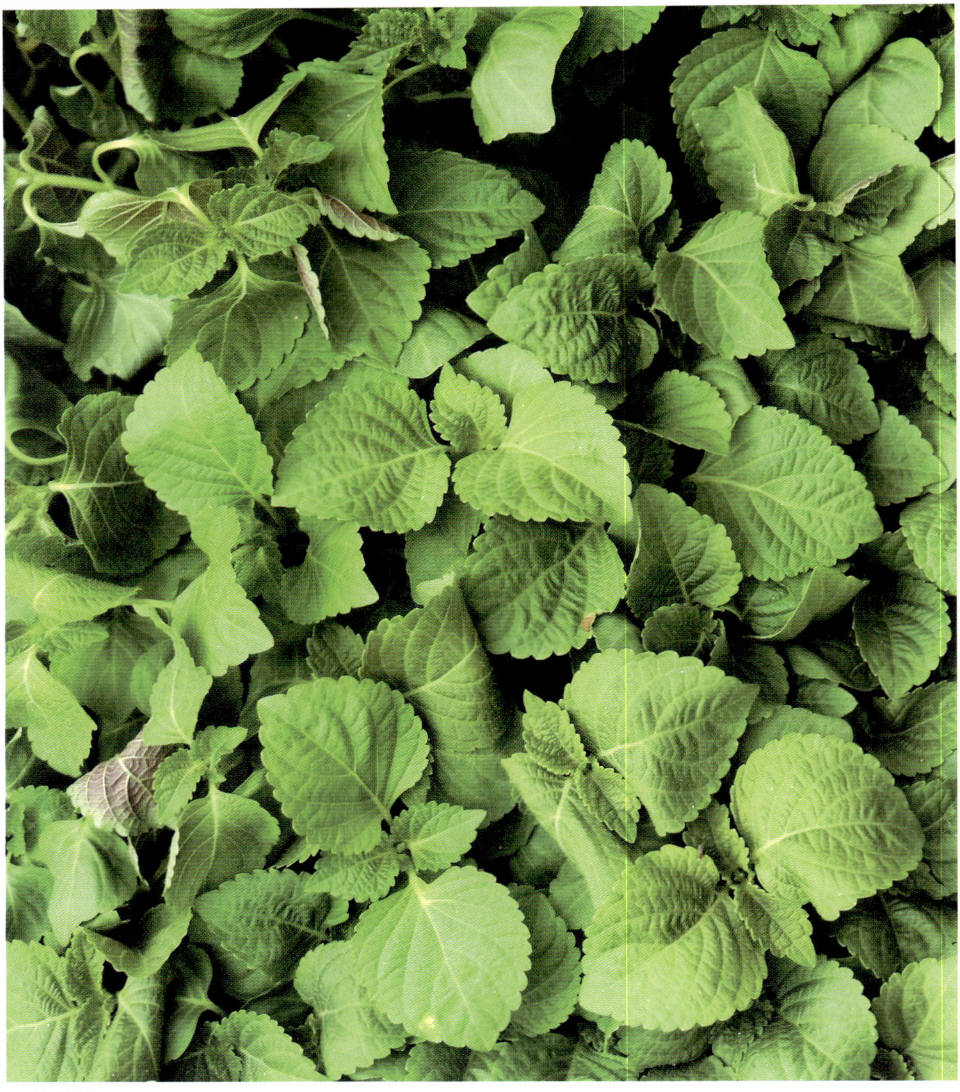

깻잎 초절임

들깨 모종들

1. 유래

들깨의 원산지는 인도, 동남아시아 고지대이지만 이미 기원전에 중국을 포함한 우리나라에 널리 전래된 것으로 추정된다. 우리나라에서는 통일 신라시대 때 들깨를 작물로 재배한 것으로 보아서 그 이전인 삼국시대부터 들깨를 식용한 것으로 보인다.

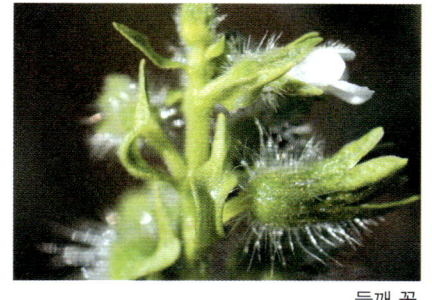

들깨 꽃

2. 형태

원줄기는 높이 50~120cm로 자라고 잔가지가 많이 갈라진다. 꽃은 8~9월에 줄기 끝에서 작은 꽃들이 총상화서로 모여 달린다.

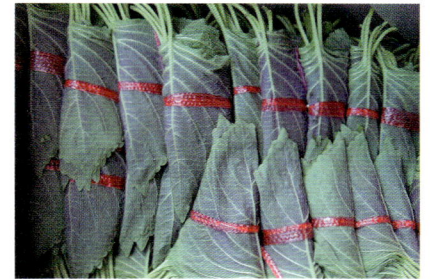

깻잎

잎은 마주나고 긴 잎자루가 있고 잎의 가장자리에 톱니가 있다. 잎의 색상은 녹색이지만 때때로 잎 뒷면이 붉은색이 돌기도 한다.

3. 효능

들깨(종자)를 달여서 약용한다. 해수, 가래, 변비, 강기(기를 억누르는 것)에 효능이 있다. 잎도 달여서 복용하는데 변비, 해열, 기관지염, 천식, 감기, 해독, 식중독, 항암에 효능이 있다. 꿀풀과 특성상 항균, 살균에도 효능이 있다.

4. 이용

잎은 날것으로 식용하는데 보통은 쌈으로 먹는다. 간장 절임, 들깨 잎 볶음으로 섭취할 수 있고 김밥 재료로 사용할 수 있다. 종자인 들깨는 양념으로 사용한다. 들깨를 건조시킨 후 압착하여 들기름을 만들어 섭취할 수 있다. 과거에는 들기름을 등잔불로 사용한 기록이 있다. 들기름을 짜고 남은 깻묵은 가축 사료로 사용한다.

깻잎 초절임 만드는 순서

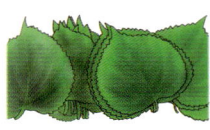

1. 재료 준비
원하는 만큼의 깻잎을 준비한다. 초절임 액체 재료는 깻잎 재료가 잠길 만큼만 준비하면 되는데 간장(2), 식초(2), 설탕(1), 매실청(1) 비율로 준비한다. 식초는 현미·과일·발효 식초 아무것이나 상관없다.

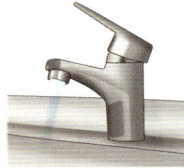

2. 세척 및 준비
깻잎을 흐르는 물에 세척한 뒤 물기를 털어낸다.

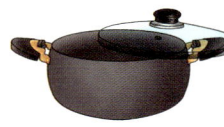

3. 초간장 제조
간장(2), 설탕(1), 매실청(1), 식초(2) 비율로 냄비에 넣고 저어가면서 끓여낸다. 식힌 간장 설탕물에 넣고 잘 섞어 준다.

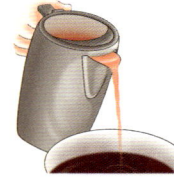

4. 초절임 만들기
준비한 깻잎에 완성된 초간장을 흠뻑 잠기도록 부어 준다.

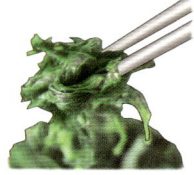

5. 섭취 방법
만든 그날부터 반찬으로 먹을 수 있다. 또는 냉장고 등의 건냉암소에서 3~4일 숙성시킨 후 냉장 보관하면서 섭취한다.

기억력 증진, 두뇌에 좋은
땅콩으로 만드는 땅콩 초절임

콩과 한해살이풀　*Arachis hypogaea*　꽃 : 7~9월　높이 : 50m

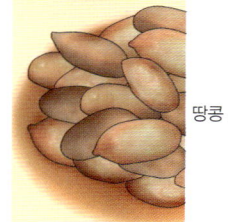
땅콩 초절임

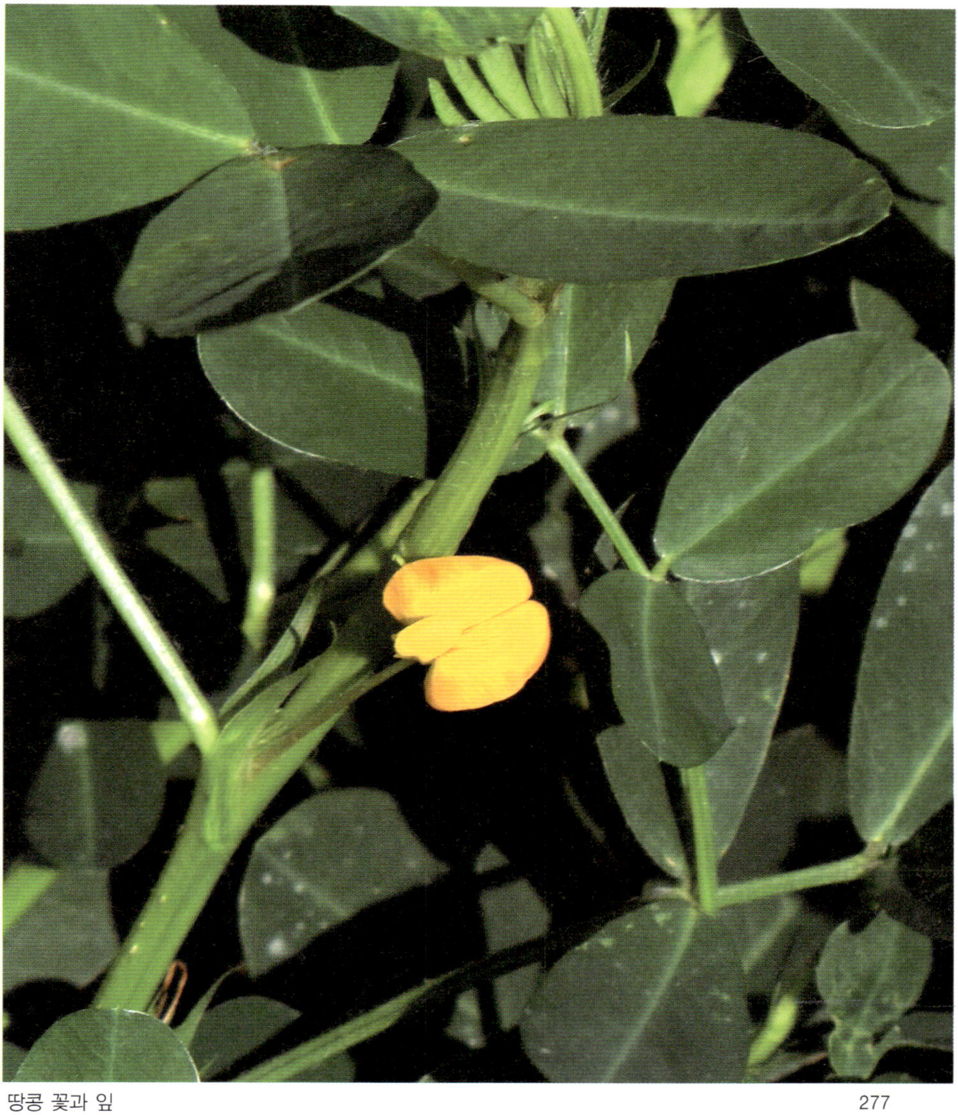

땅콩 꽃과 잎

1. 유래

남아메리카 원산의 땅콩은 지금처럼 땅콩 모양을 가진 것이 아니라 여러 야생종이 교잡을 하면서 만들어진 품종이다. 페루, 볼리비아 일대에서 기원전 5,000년부터 재배를 한 것으로 보이는 땅콩은 신대륙 발견 후 유럽에 전래되었고 국내에는 조선 말에 전래되었다.

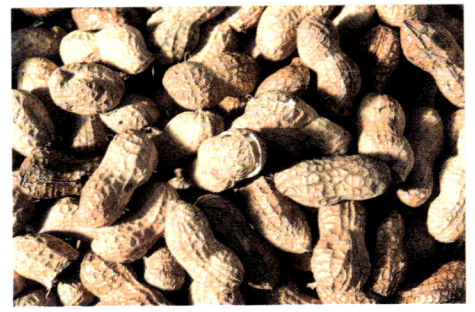
땅콩

2. 형태

땅콩의 원줄기는 높이 50cm 내외로 자란다. 꽃은 여름에 피는데 보통 2개월 이상 볼 수 있다. 잎은 깃꼴겹잎으로 작은 잎이 보통 2장씩 마주보고 달린다. 꽃이 수정을 하면 씨방자루가 생겨나고 씨방자루는 원줄기 아래 땅속으로 파고 들어간다. 씨방자루 끝은 두툼하게 부풀어오르면서 땅콩 꼬투리가 생성되고 땅콩 꼬투리 안에 땅콩이 들어 있다.

3. 효능

변비, 항염, 허약 체질, 혈액 순환, 동맥 경화, 두뇌 개선, 기억력 증진, 피로 회복에 효능이 있다. 대표적인 고지방, 고단백질, 고칼로리 음식이기 때문에 과다 섭취하면 비만이 될 수도 있다. 매일 적량을 섭취하면 혈액 순환과 두뇌 발달에 도움이 된다.

4. 이용

날것으로 식용하지만 일부 서양에서는 전통적인 조리 방식의 하나로 소금물에 삶아서 식용한다. 땅콩 분말을 만들어 제과, 제빵, 여러 음식에 고명으로 넣을 수 있다. 땅콩 분말은 땅콩 버터를 만들 수 있고 압착하여 땅콩 기름을 만들 수 있다. 땅콩 기름은 식용유 대용으로 사용할 수 있다.

땅콩 초절임 만드는 순서

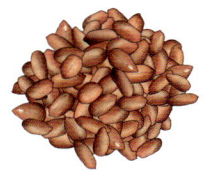

1. 재료 준비
원하는 만큼의 얇은 껍질이 붙어 있는 땅콩을 준비한다. 초절임액 재료는 식초만 준비하는데 현미·과일·발효 식초 아무거나 상관없다. 땅콩 재료가 잠길 만큼만 준비한다.

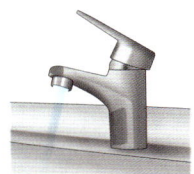

2. 세척 및 준비
얇은 껍질이 붙어 있는 상태의 땅콩을 뜨거운 물에 세척한 뒤 물기를 털어낸다.

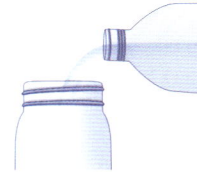

3. 1차 초절임 만들기
땅콩을 유리 단지에 넣고 그 위에 식초를 잠길 만큼 부어 준다.

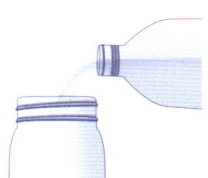

4. 2차 초절임 만들기
2~3일 뒤 땅콩이 부풀어 오르면 땅콩이 잠기도록 식초를 다시 추가해 준다.

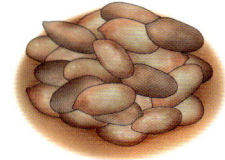

5. 섭취 방법
건냉암소에서 10일 숙성시킨 후 하루에 10여 개 정도만 섭취한다.

근골통, 두통, 풍을 예방하는
방풍나물(갯기름나물)로 만드는 **방풍 초절임**

산형과 여러해살이풀   Peucedanum japonicum   꽃 : 6~8월   높이 : 60~100cm

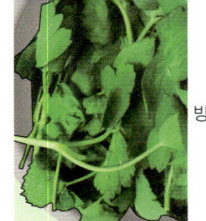
방풍 초절임

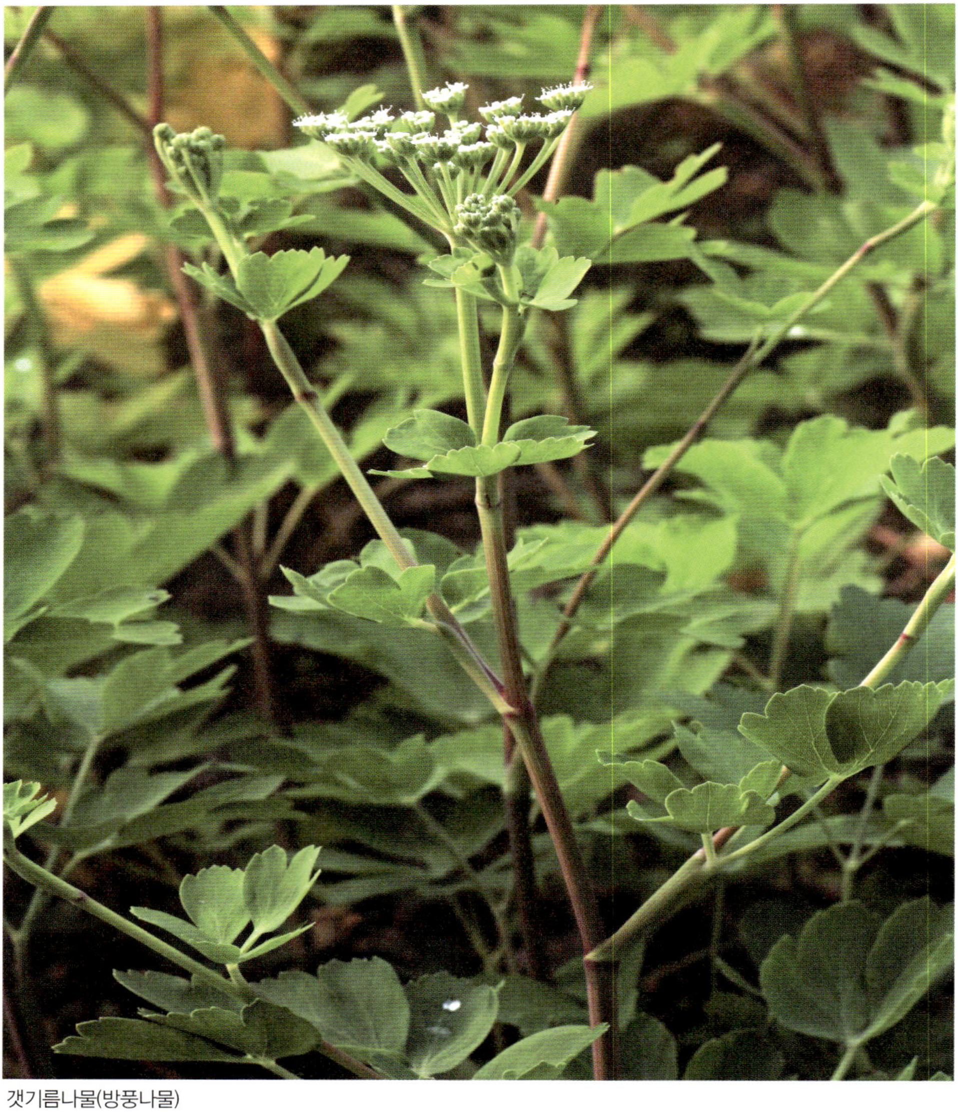

갯기름나물(방풍나물)

1. 유래

우리나라의 서남해안 해안 지방과 일본, 중국, 대만, 필리핀 등에서 분포하거나 자생한다. 흔히 '방풍나물'이라고 불린다. 어린 잎을 나물로 섭취하기 위해 남부 지방에서 많이 재배한다.

2. 형태

원줄기는 높이 60~100cm로 자라고 잔가지가 많이 갈라진다. 꽃은 6~8월에 겹우산 모양으로 자잘한 꽃들이 줄기나 가지 끝에서 개화한다. 잎은 어긋나고 잎자루가 있으며 잎의 표면은 회록색, 약간 흰가루를 칠한 듯하다. 잎의 가장자리는 보통 3개로 불규칙하게 갈라진다.

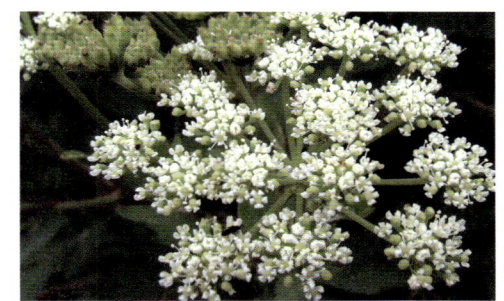

갯기름나물(방풍나물) 꽃

3. 효능

뿌리, 잎, 꽃을 약용한다. 뿌리는 통증, 거풍, 두통, 파상풍, 근골통, 어지러움증에 효능이 있다. 잎은 중풍에 의한 열을 해열한다. 꽃은 복통, 등골통에 효능이 있다. 뿌리와 꽃은 약성이 좋은 반면 잎은 약성이 낮다. 민간에서는 풍을 예방하는 나물로 유명하다.

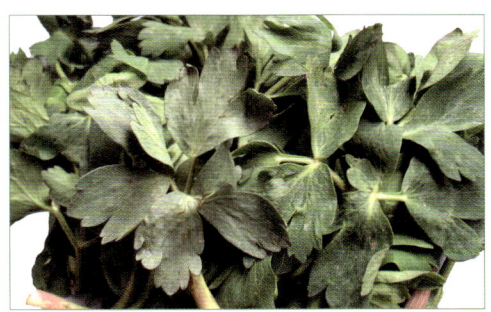

갯기름나물(방풍나물) 잎

4. 이용

꽃이 피기 전 어린 잎을 수확해 나물로 무쳐 먹는다. 뿌리, 잎, 꽃을 효소나 식초로 담글 수 있다.

갯기름나물(방풍나물) 초절임 만드는 순서

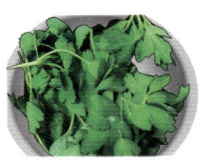

1. 재료 준비
원하는 만큼의 뿌리 또는 잎, 꽃을 준비한다. 여기서는 반찬으로 섭취해야 하므로 방풍나물의 잎을 준비한다. 초절임액은 간장(10), 매실액(5), 설탕(5), 물(7), 식초(3) 비율로 준비한다.

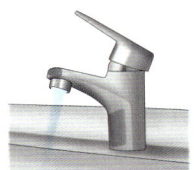

2. 세척 및 준비
재료를 깨끗이 세척하고 물기를 털어낸다. 장아찌가 되므로 자르지 않아도 된다.

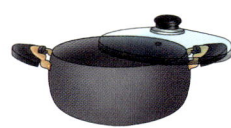

3. 초간장 제조
간장(10), 매실액(3), 설탕(3), 물(7), 식초(3)를 냄비에 넣고 끓인 뒤 식힌다.

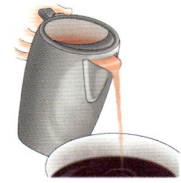

4. 초절임 만들기
유리 단지에 방풍나물을 차곡차곡 쌓고 그 위에 초절임액을 방풍나물이 살짝 잠길 때까지 붓는다.

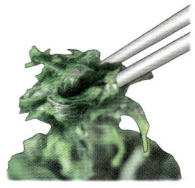

5. 섭취 방법
냉장고 등의 건냉암소에서 3~4일 숙성시킨 뒤 냉장 보관하면서 반찬으로 섭취한다. 중풍 예방, 각종 근육통 예방에 효능이 있다.

갯기름나물(방풍나물) 발효 식초 만드는 순서

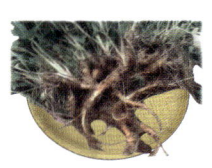

1. 재료 준비
밭에서 토양에 오염되지 않은 방풍나물의 뿌리와 꽃을 채취한다. 잎에 비해 뿌리와 꽃이 약성이 좋기 때문에 가급적 뿌리와 꽃을 준비하되 필요한 경우 잎을 사용한다.

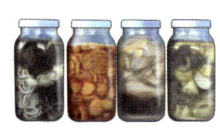

2. 세척 및 준비
흐르는 물에 뿌리와 꽃을 깨끗이 세척한 뒤 대충 물기를 털어낸다. 듬성듬성 썰어서 동량의 설탕, 동량의 수분을 넣어 버무린 뒤 유리 단지나 항아리에 밀봉한다.

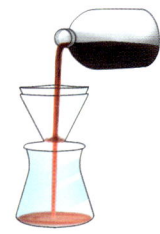

3. 숙성 과정
3개월 뒤 효소액이 나오면 건더기를 걸러낸 뒤 효소액을 밀봉하고 12개월 간 숙성시킨다. 몇 개월 간격으로 곰팡이가 보이면 제때 제거한다.

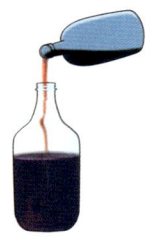

4. 혼합 비율 및 관리 방법
숙성된 효소액을 효소액 1, 발효주 막걸리 0.3, 생수 2 비율로 섞은 뒤 유리병에 넣어 천을 덮고 숨구멍이 있도록 완전 밀봉하지 않는다. 3~12개월 간 발효 및 숙성시키면 식초가 서서히 떠오른다.

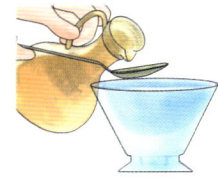

5. 음복 방법
걸러낸 식초를 병에 넣어서 냉장 보관하고, 필요할 때마다 생수를 7배 섞어서 음용한다.

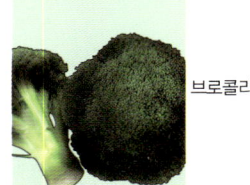
브로콜리 초절임

항암, 혈액 순환에 좋은
브로콜리 초절임 & 브로콜리 식초

십자화과 두해살이풀   *Brassica oleracea italica*   꽃 : 6~8월   높이 : 70~120cm

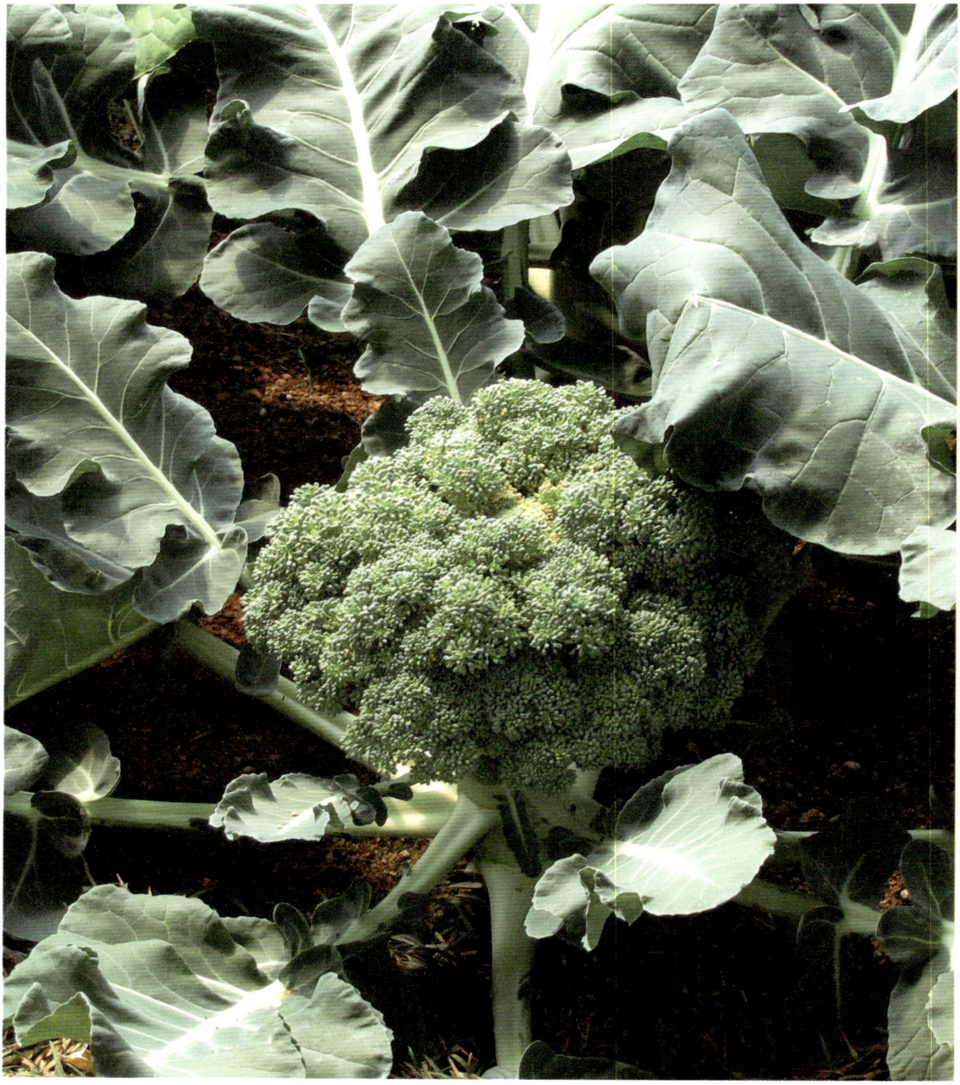

브로콜리

1. 유래

브로콜리는 양배추의 변종으로 6세기 전후 지중해 일대에서 발견되었다. 이 식물은 주로 이태리 지역에서 식용 목적으로 재배가 되면서 근근이 명맥을 유지해 왔다. 브로콜리가 건강 채소의 대명사로 큰 인기를 끈 것은 고작 100년이 되지 않는다.

2. 형태

브로콜리는 크게 녹색 브로콜리와 보라색 브로콜리 품종이 있다. 브로콜리처럼 생겼으나 흰색인 경우에는 콜리플라워 품종이라고 한다. 원줄기는 높이 1m 이상으로 자라고 잎의 모양은 양배추 잎과 비슷하다. 국내에서는 남부 지방에서 노지 재배를 하기도 하지만 겨울에 동사되는 경우가 있다. 가식 부위는 꽃이 피기 전의 꽃눈과 줄기이다.

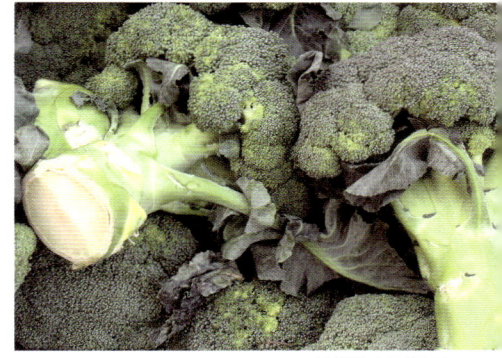

채취한 브로콜리

3. 효능

브로콜리는 항암 효능으로 유명하다. 그 외 노화 방지, 면역력 증진, 위염, 피부 미용, 변비, 시력이 나빠지는 것을 예방하고 뇌졸중 같은 심혈관 질환을 예방하는 효능이 있다.

4. 이용

주로 꽃눈을 데쳐서 식용하지만 꽃눈 아래쪽의 줄기와 어린 잎도 식용할 수 있다. 약간 데친 뒤 고추장에 찍어 먹는다. 각종 볶음 요리에 잘게 썰어서 넣으면 맛있다. 라면 같은 국물 요리에 넣어 먹어도 맛있는데 이 경우 브로콜리의 단맛이 매운맛을 가감시킨다. 서양에서는 각종 육류 요리에 데친 브로콜리를 고명으로 올려 내온다.

브로콜리 초절임 만드는 순서

1. 재료 준비

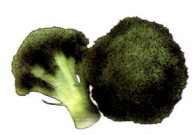

원하는 만큼의 브로콜리를 준비하되 꽃대(줄기)의 약성이 더 좋으므로 꽃대까지 준비한다. 초절임액 재료는 물(10), 식초(4), 설탕(2), 소금(1) 비율로 준비하는데 식초는 현미·과일·발효 식초 아무거나 상관없다. 브로콜리 재료가 잠길 만큼만 준비한다.

2. 세척 및 준비

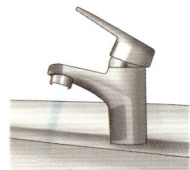

소금물에 브로콜리를 잘 세척한 후 다시 흐르는 물에 깨끗이 세척한 뒤 먹기 좋은 크기로 자른다.

3. 초간장 제조

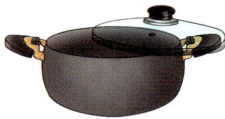

냄비에 물(10), 식초(4), 설탕(2), 소금(1)을 비율대로 넣고 팔팔 끓인 후 식힌다.

4. 초절임 만들기

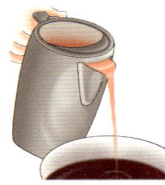

유리 단지에 브로콜리 재료를 넣은 뒤 그 위에 초절임액을 브로콜리가 잠기도록 붓는다. 냉장고 등의 건냉암소에서 일주일 정도 숙성시킨다.

5. 섭취 방법

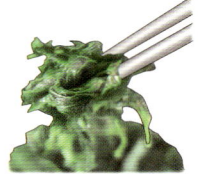

일주일 뒤 유리 단지에서 초절임액을 꺼내 다시 끓여서 식힌 뒤 유리 단지에 붓는다. 다시 며칠 정도 숙성시킨 후 필요할 때 반찬으로 섭취한다.

브로콜리 발효 식초 만드는 순서

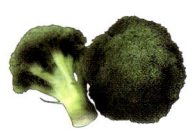

1. 재료 준비
원하는 만큼의 브로콜리를 준비하되 꽃대(줄기)의 약성이 더 좋으므로 꽃대까지 준비한다.

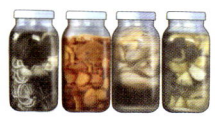

2. 세척 및 준비
준비한 재료를 소금물에 세척한 후 흐르는 물에 다시 세척한다. 듬성듬성 썰어서 동량의 설탕과 버무린 뒤 유리 단지나 항아리에 밀봉한다.

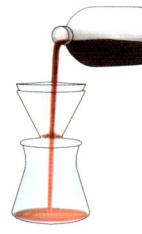

3. 숙성 과정
3개월 뒤 효소액이 나오면 건더기를 걸러내어서 효소액을 밀봉하고 12개월 간 숙성시킨다. 몇 개월 간격으로 곰팡이가 보이면 제때 제거한다.

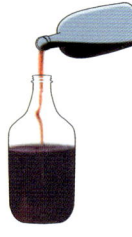

4. 혼합 비율 및 관리 방법
숙성된 효소액을 효소액 1, 발효주 막걸리 0.3, 생수 2 비율로 섞은 뒤 유리병에 넣어 천을 덮고 숨구멍이 있도록 완전 밀봉하지 않는다. 3~12개월 간 발효 및 숙성시키면 식초가 서서히 떠오른다.

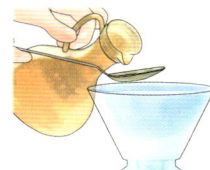

5. 음복 방법
걸러낸 식초를 병에 넣어서 냉장 보관하고, 필요할 때마다 생수를 7배 섞어서 음용한다.

항암에 좋은
신선초 잎과 줄기로 만드는 신선초 초절임

산형과 여러해살이풀   Angelica Keiskei   꽃 : 7~10월   높이 : 1~1.5m

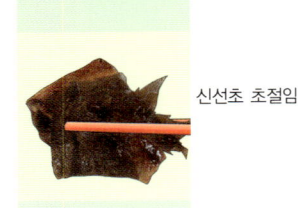
신선초 초절임

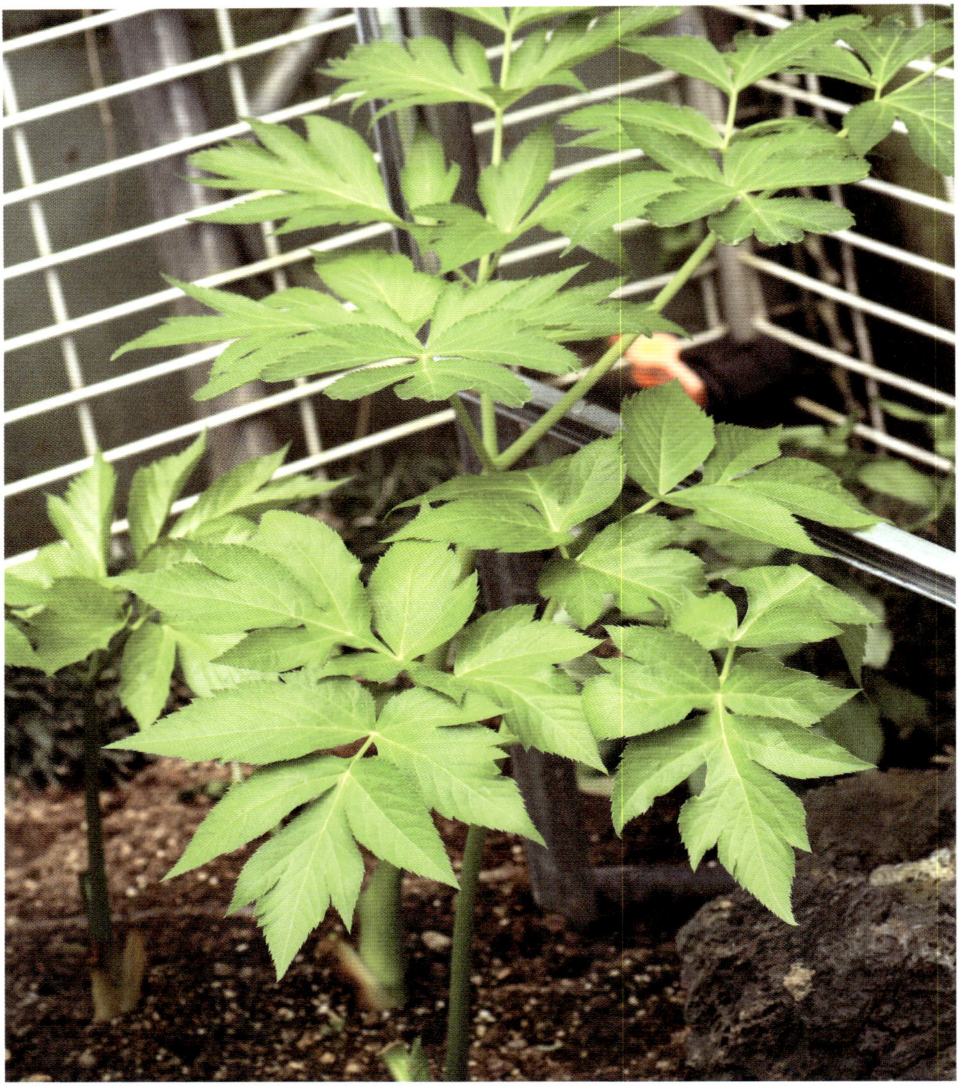

신선초

1. 유래

신선초의 원산지는 일본의 남쪽 섬 지역 해안가이다. 일본에서는 명일엽(明日葉)이라고 부르며 건강 약초로 즐겨 먹는데 이것이 우리나라에 전파되어 신선초 녹즙 같은 건강 녹즙으로 널리 알려졌다.

2. 형태

원줄기는 높이 1~1.5m로 강건하게 자라고 뿌리는 굵다. 줄기는 잔가지가 많이 갈라지는데 굵은 편이다. 꽃은 7~10월에 복산형화서로 개화한다. 잎은 1~2회 깃꼴겹잎으로서 작은 잎이 3장씩 달려 있다. 잎은 다른 산형과 식물에 비해 두껍다. 줄기나 잎에 상처를 내면 연한 노란색 수액이 흐른다.

3. 효능

신선초의 줄기나 잎에서 나오는 노란색 수액에 항암 유효 성분이 함유되어 있다. 이 수액은 상처, 천연두에 외용한다. 뿌리 역시 약성이 있는데 주로 이뇨, 자양강장에 좋다.

4. 이용

신선초의 줄기와 잎을 믹서로 갈거나 녹즙을 내어 마신다. 맛은 별로 없다. 나물 무침이나 조림으로 섭취할 수도 있다. 뿌리 역시 식용할 수 있다.

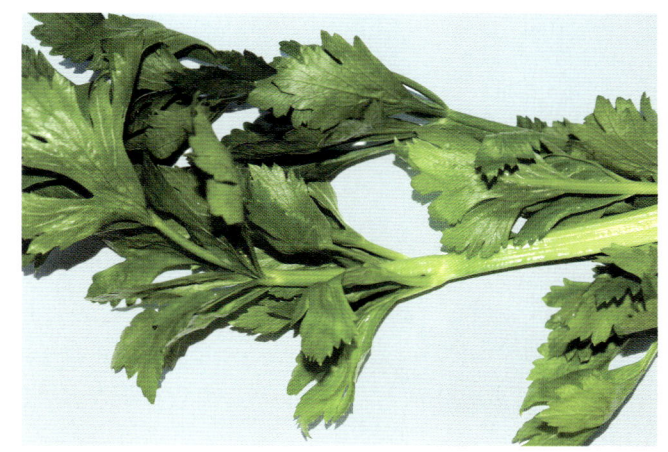

신선초 잎

신선초 초절임 만드는 순서

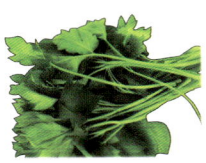

1. 재료 준비
원하는 만큼의 신산초를 준비하되 잎자루(줄기)까지 준비한다. 초절임액 재료는 물(5), 식초(2), 설탕(2), 간장(2) 비율로 준비하는데 식초는 현미·과일·발효 식초 아무거나 상관없다. 신선초 재료가 잠길 만큼만 준비한다.

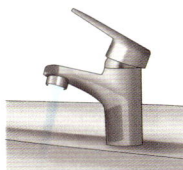

2. 세척 및 준비
신선초를 흐르는 물에 깨끗이 세척한 뒤 반찬으로 먹기 좋은 크기로 자르되, 장아찌가 되므로 잘게 자르지 말고 조금 길게 자른다.

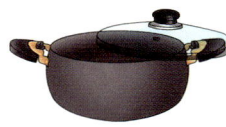

3. 초절임 만들기
냄비에 물(4), 설탕(2), 간장(2), 식초(2) 비율로 넣고 팔팔 끓인 후 식힌다.

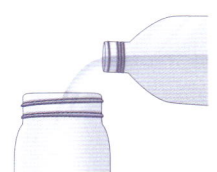

4. 혼합하기
유리 단지에 신선초 재료를 넣은 뒤 그 위에 초절임액을 신선초가 잠기도록 붓는다.

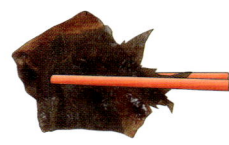

5. 섭취 방법
냉장고 등의 건냉암소에서 3~4일 간 숙성시킨 뒤 필요할 때 반찬으로 섭취한다.

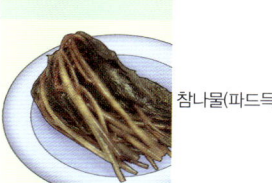
참나물(파드득나물) 초절임

혈액 순환, 해독에 좋은
참나물(파드득나물) 초절임

산형과 여러해살이풀   *Pimpinella brachycarpa*   꽃 : 6~8월   높이 : 1m

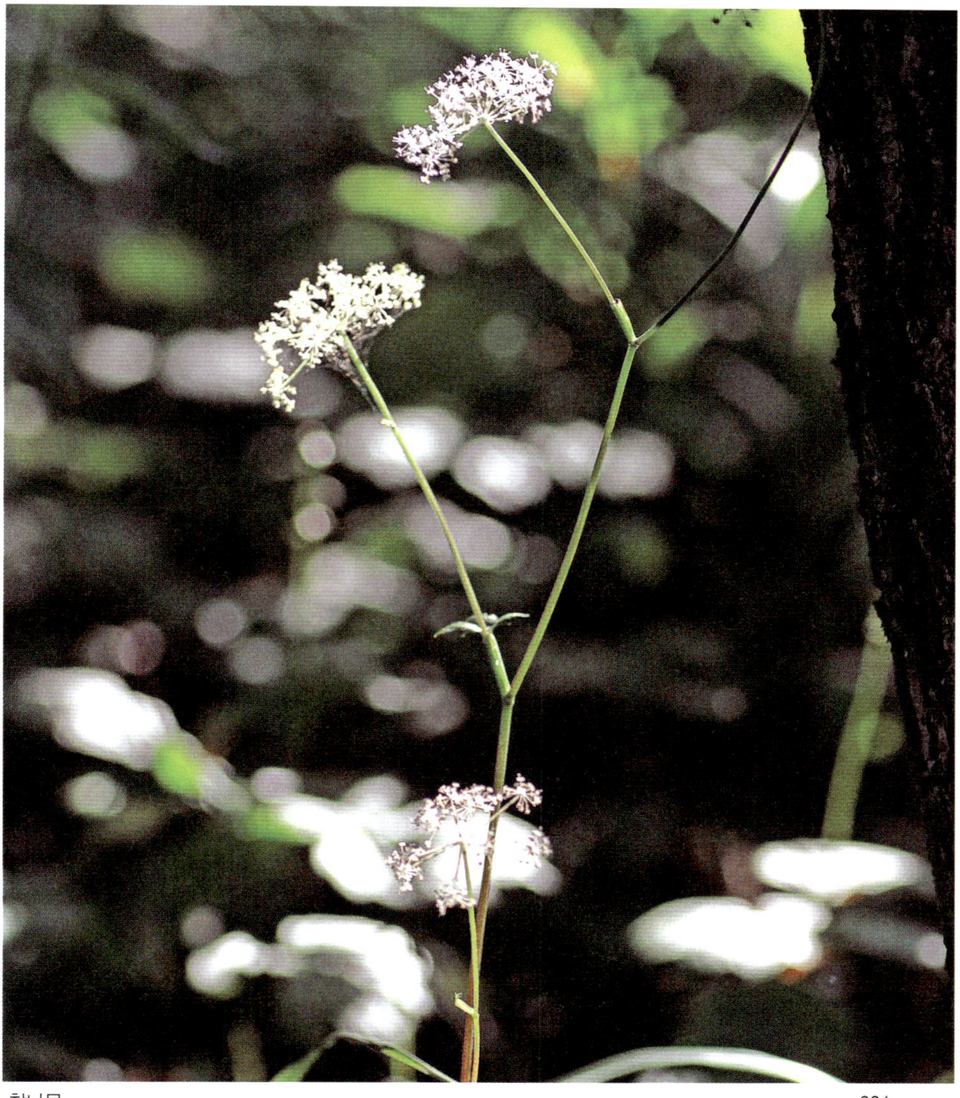

1. 유래

참나물은 우리나라와 중국, 일본 등의 깊은 산의 축축한 토양에서 자란다. 나물로 인기 있는 산나물이지만 시장에서 판매하는 참나물은 재배가 더 용이한 '파드득나물'이다. 참나물과 파드득나물을 구별하는 방법은 소엽의 잎자루 모양인데 소엽의 잎자루에 비교적 길고 날개가 없으면 참나물, 소엽의 잎자루가 상대적으로 짧고 잎자루에 날개가 있으면 파드득나물이다. 이런 기준으로 동정하면 시장에서 판매하는 참나물은 99%가 사실은 파드득나물이다.

2. 형태

참나물은 높이 1m 내외로 자란다. 파드득나물 역시 높이 1m 내외로 자란다.

참나물의 꽃은 6~8월에 가지와 줄기 끝의 겹우산모양꽃차례로 개화하고 소엽에 약간 긴 잎자루가 있다. 파드득나물의 꽃은 6~7월에 줄기 끝과 잎겨드랑이에서 겹우산모양꽃차례로 개화하고 소엽의 잎자루가 짧고 날개가 있기 때문에 거의 잎자루가 없는 듯 보인다.

3. 효능

시장에서 판매하는 참나물은 99%가 파드득나물이므로 파드득나물에 준해 약용한다. 잎은 압아근(鴨兒根)이라 하며 혈액 순환, 소염, 해독, 폐렴, 임병, 치통, 피부 소양에 효능이 있다. 뿌리는 압아근근(鴨兒芹根)이라고 하며 가래, 감기, 해수, 타박상에 효능에 있다.

4. 이용

참나물(파드득나물)의 잎을 나물로 흔히 무쳐 먹는다.

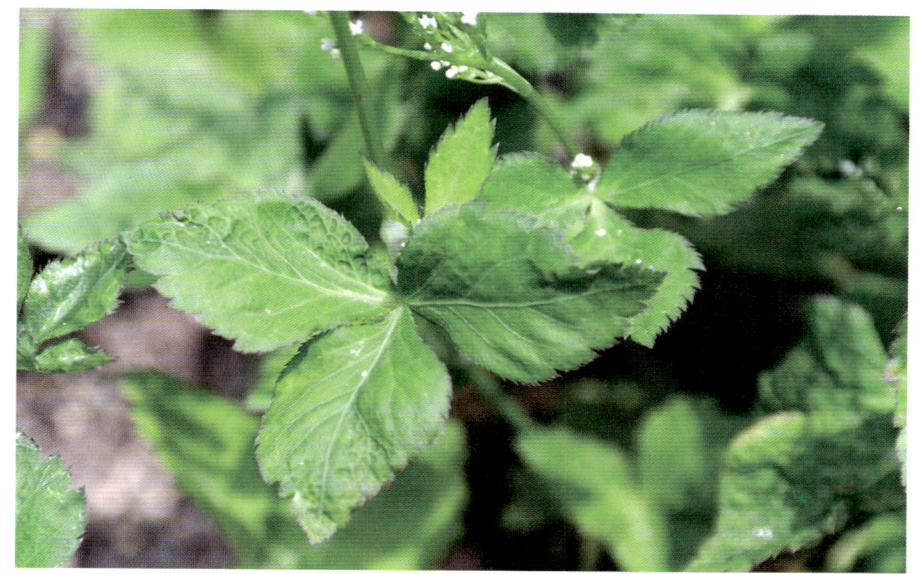

파드득나물

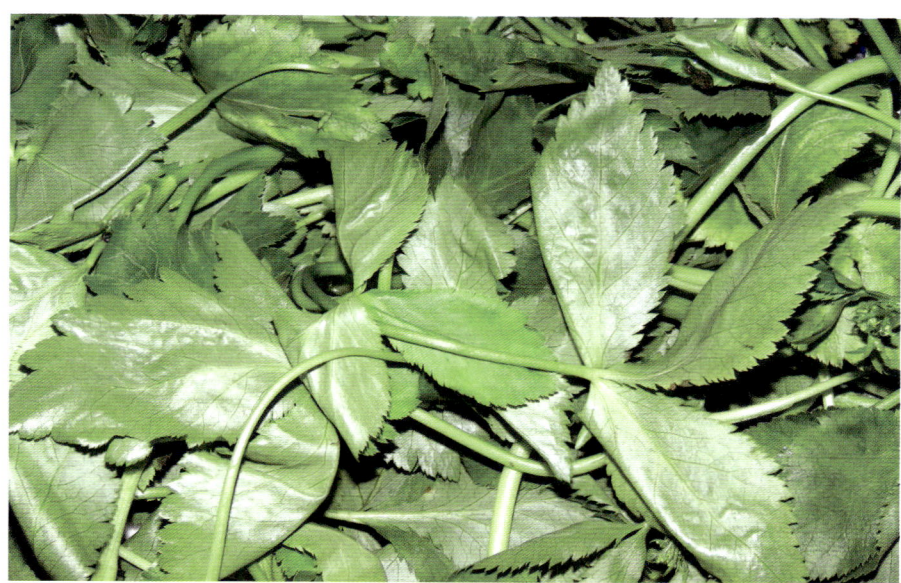

시장에서 참나물로 팔리는 파드득나물

참나물 초절임 만드는 순서

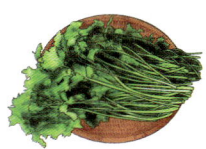

1. 재료 준비
참나물(파드득나물)은 뿌리보다는 잎의 약성이 좋으므로 시장에서 구입한 참나물을 바로 재료로 사용한다. 초절임액 재료는 간장(10), 물(10), 설탕(3), 식초(3) 비율로 준비한다.

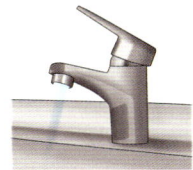

2. 세척 및 준비
참나물을 깨끗이 세척하고 물기를 털어낸다. 살짝 데쳐 놓는 것도 좋은 생각이다. 잎을 먹을 수 있는 나물이므로 줄기 아래만 자르고 통째로 담근다.

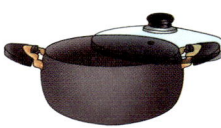

3. 초절임 만들기
간장(10), 물(10), 설탕(3) 비율로 냄비에 넣고 끓인 뒤 미지근할 때까지 식힌 뒤 식초(3)를 비율대로 넣고 혼합한다.

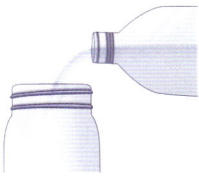

4. 혼합하기
유리 단지에 참나물을 차곡차곡 쌓고 그 위에 미지근한 초절임액을 참나물이 살짝 잠길 때까지 붓는다.

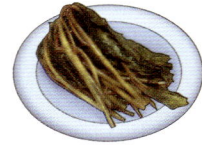

5. 섭취 방법
냉장고 등의 건냉암소에서 3~4일 숙성시킨 뒤 반찬으로 섭취한다. 혈액 순환과 몸 속 독성 성분을 없애는 효능이 있다.

찾아보기

ㄱ

가지 식초 _140
갓 식초 _20
갯기름나물 식초 _280
갯기름나물 초절임 _280
겨자 식초 _24
고구마 식초 _100
고추 식초 _143
곰보배추 식초 _53
구기자 식초 _259
구절초 식초 _210
귤 식초 _146
깻잎 초절임 _274
꿀풀 식초 _241

ㄷ

달래 식초 _27
달맞이꽃 식초 _270
당귀 식초 _31
당근 식초 _103
대파·쪽파 식초 _35
더덕 식초 _106
도라지 식초 _109
돈나물 식초 _40
돌나물 식초 _40
동아 식초 _149
돼지감자 식초 _112
딸기 식초 _152
땅콩 초절임 _277

ㅁ

마가목 식초 _263
마늘 식초 _116
맥문동 식초 _216
맨드라미 식초 _267
머위 식초 _43
멜론 식초 _155
목련 식초 _158
무 식초 _120
무화과 식초 _161
미나리 식초 _46
민들레 식초 _49

ㅂ

바나나 식초 _164
방울토마토 식초 _198

방풍 초절임 _280
방풍나물 식초 _280
방풍나물 초절임 _280
배암차즈기 식초 _53
배초향 식초 _220
배추 식초 _56
백선 식초 _223
뱀딸기 식초 _232
보리 식초 _62
브로콜리 식초 _284
브로콜리 초절임 _284
비름나물 식초 _65
비수리 식초 _244

ㅅ

사과 식초 _167
산딸기 식초 _152
삼채 식초 _71
상추 식초 _74
석류 식초 _170
석잠풀 식초 _238
쇠뜨기 식초 _229
수박 식초 _173
수세미 식초 _176

시금치 식초 _86
신선초 초절임 _288
쑥 식초 _78
쑥갓 식초 _82

ㅇ

아마란스 식초 _68
아욱 식초 _89
야콘 식초 _123
약모밀 식초 _253
양배추 식초 _92
양파 식초 _126
어성초 식초 _253
여주 식초 _179
영양부추 식초 _96
오미자 식초 _182
오이 식초 _189
옥수수 식초 _185
우산나물 식초 _256
울금 식초 _129
유자 식초 _192
율무 식초 _132
익모초 식초 _213
인삼 식초 _136

ㅈ

자몽 식초 _192
질경이 식초 _235
짚신나물 식초 _247

ㅊ · ㅌ

참나물 초절임 _291
참외 식초 _195
천궁 식초 _250
청경채 식초 _59
토마토 _198

ㅍ · ㅎ

파드득나물 초절임 _291
파프리카 식초 _205
포도 식초 _202
피망 식초 _205
황기 식초 _226

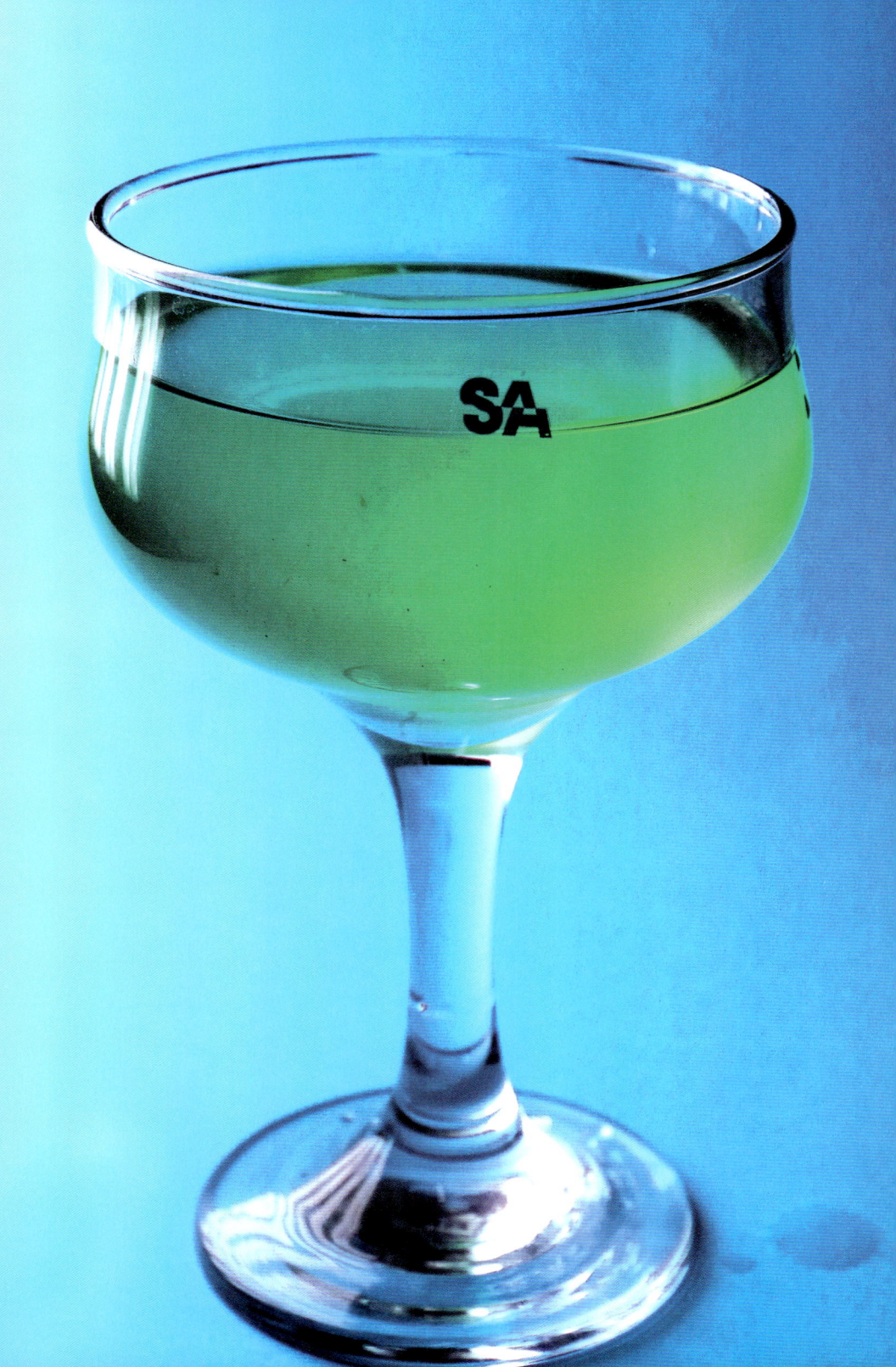

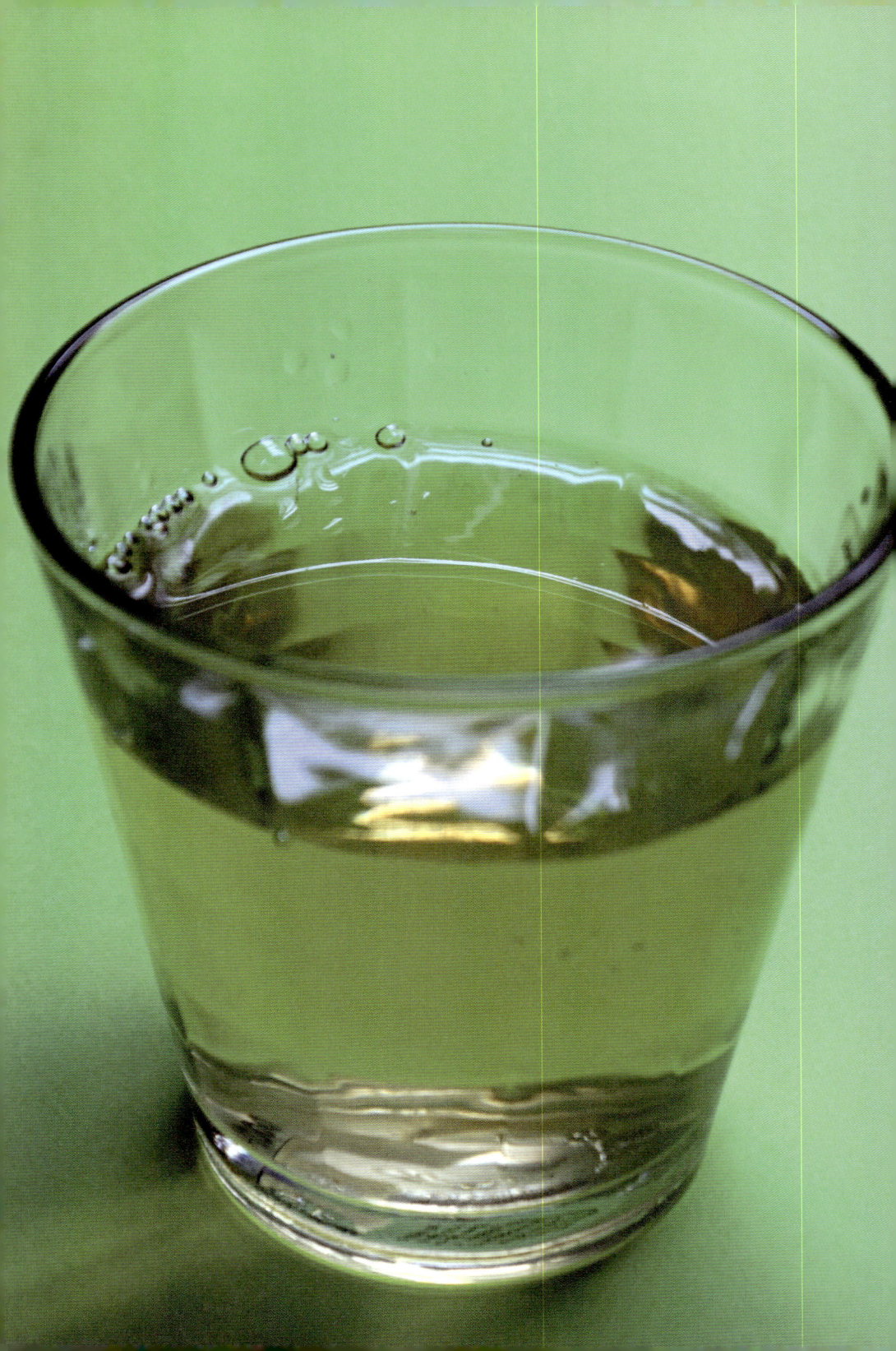

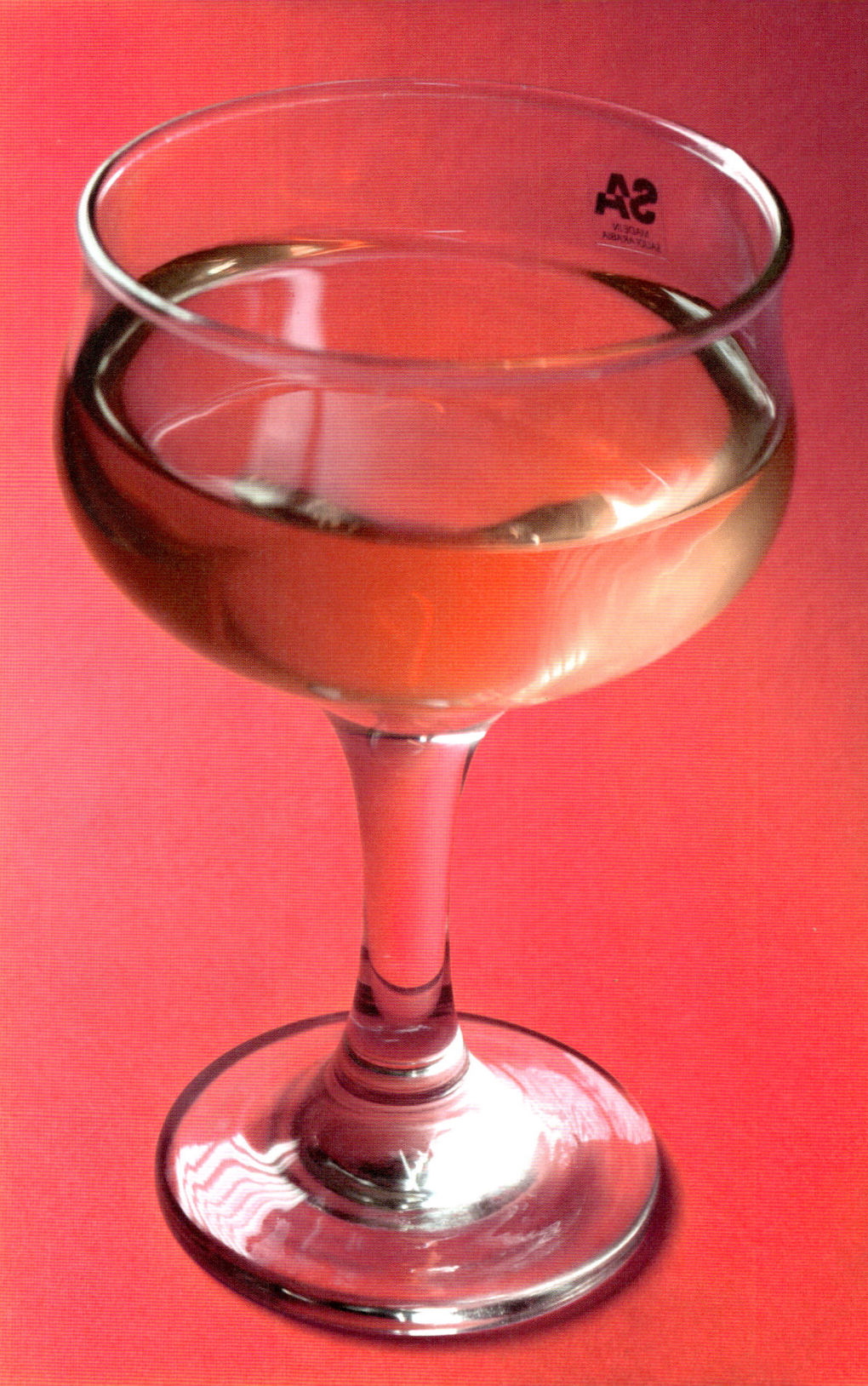

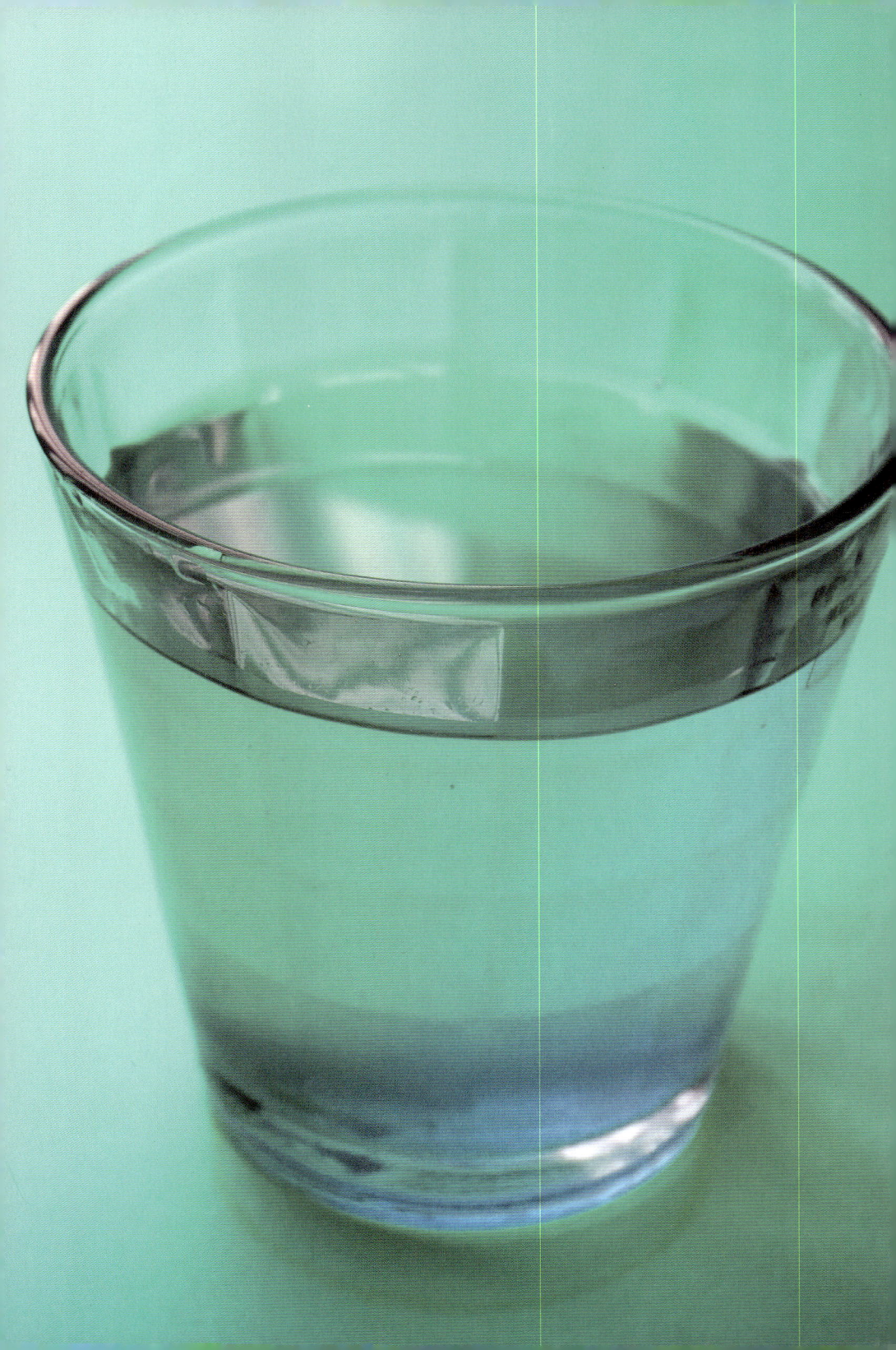